卫生部"十二五"规划教材精讲与同步练习

U0741694

妇 产 科 学

主　编　谢晓英
副主编　韩文玲　李　峰
编　委　（以姓氏笔画为序）
　　　　王　琴　　朱亚飞　　刘朝霞
　　　　李　峰　　宋春花　　姚细保
　　　　徐小琴　　唐　琛　　唐海珍
　　　　唐海璐　　韩文玲　　曾韶英
　　　　谢小青　　谢晓英　　廖凌芸

中国医药科技出版社

内 容 提 要

为了减轻高等医药院校学生的学习负担，使他们用最少的时间全面掌握、准确理解和记住妇产科学的内容，我们根据教学大纲，结合编者多年的教学经验与体会，参考相关书籍，编写了本书。

本书章节编排与规划教材基本一致，分39章讲述妇产科学知识。每章共分四大块：教学目的、内容精讲、同步练习和参考答案。每章教学目的列出了本章重点掌握、熟悉和了解内容，内容精讲将教材内容做全面系统归纳总结，重点、难点、考点处用特殊符号标记。书后附一套综合模拟试卷，以供学习者检查自己对知识的掌握程度。

本书适于高等医学院校基础、临床类本科学生使用，也可作为报考研究生的专业课复习及教师教学、临床医师的参考书。

图书在版编目（CIP）数据

妇产科学/谢晓英主编．—北京：中国医药科技出版社，2014.3

卫生部"十二五"规划教材精讲与同步练习

ISBN 978 - 7 - 5067 - 6645 - 6

Ⅰ．①妇…　Ⅱ．①谢…　Ⅲ．①妇产科学—医学院校—教学参考资料　Ⅳ．①R71

中国版本图书馆 CIP 数据核字（2014）第 019079 号

美术编辑　陈君杞
版式设计　郭小平

出版　中国医药科技出版社
地址　北京市海淀区文慧园北路甲 22 号
邮编　100082
电话　发行：010 - 62227427　邮购：010 - 62236938
网址　www.cmstp.com
规格　787 × 1092mm $\frac{1}{16}$
印张　15 $\frac{3}{4}$
字数　394 千字
版次　2014 年 3 月第 1 版
印次　2014 年 3 月第 1 次印刷
印刷　三河市百盛印装有限公司
经销　全国各地新华书店
书号　ISBN 978 - 7 - 5067 - 6645 - 6
定价　36.00 元

本社图书如存在印装质量问题请与本社联系调换

丛书编委会

妇产科学是临床医学专业的一门主干课程之一，研究有关女性生殖系统疾病和妇女保健的临床学科。主要研究女性生殖器官病变的病因、病理、诊断及防治：妊娠、分娩的生理和病理变化：高危妊娠及难产的预防和诊治：女性生殖内分泌、计划生育及妇女保健等。

为了激发医学院校学生的学习兴趣，减轻他们的学习负担，用较少的时间掌握和记住教材的基本内容，轻松学好该课程，提高理论水平和应试能力，我们组织了有丰富一线教学经验和深厚学术功底的教师，经过谨慎遴选到教材内容的反复推敲、字斟句酌，通过数轮探讨、分析、总结、归纳、整理、精简，编写了本书。全书共39章，内容编排根据妇产科亚学科分类，章节编排与第8版规划教材一致，每章开始列出本章重点掌握、熟悉和内容了解。正文中重点内容已经用★在开始位置标出，并在特别需要强调出（重点、难点、考点）用点线标出。每章后附若干复习题，有参考答案。书后附一套综合模拟试卷，以供学习者检查自己对知识的掌握程度。

本书能帮助学生课前预习，提高听课效率，更有助于在课后复习时对知识的总结归纳，融会贯通，从而减轻学习负担，增强学习效果。本书适用于高等医学院校基础、临床、预防、口腔、检查及护理学专业本科师生、临床医师使用。

由于编者水平有限，加之编写时间仓促，书中疏漏之处在所难免，殷切希望使用本书的师生和妇产科同道们给予指正，以便再次修订时纠正和改进。

编　者
2013 年 12 月

Contents 目录

第1章 绪 论

　　妇产科学是临床医学学科组成部分之一，已逐渐发展成为一门独立的学科，是临床医学本科生的主干课程之一。

一、妇产科学的范畴

　　妇产科学（obstetrics and gynecology）分产科学（gynecology）和妇科学（obstetrics）两部分，主要研究女性特有的生理、病理变化及生育调控。

　　产科学包括产科学基础、生理产科学、病理产科学及胎儿医学四部分，主要研究女性在妊娠期、分娩期及产褥期全过程中孕产妇、胚胎及胎儿所发生的生理与病理变化，并对病理改变进行预防、诊断和处理。

　　妇科学包括妇科学基础、女性生殖器炎症、女性生殖器损伤及发育异常、女性生殖器肿瘤、女性生殖内分泌异常等部分，主要研究女性在非妊娠期生殖系统的病理生理变化并对其进行预防、诊断和处理。

　　生育调控包括生育时期的选择、生育数量和间隔的调控及非意愿妊娠的预防和处理等。

二、妇产科学的发展与展望

　　公元前500年左右，Hippocrates第一次对女性生殖器官进行了描述。古罗马医学家Soranus（公元98～138年）对月经、分娩、胎儿护理等作了详细论述，被誉为妇产科学的创始人。意大利解剖学家Fallopio首次发现了输卵管病，完整描述了女性内生殖器官。解剖学的发展推动了产科学的进步。1609年Bourgeois出版了最早的助产术专著。18世纪产钳的应用极大地降低了孕产妇及新生儿死亡率。1774年Hunter的《图解人类妊娠子宫解剖》描述了胎儿发育的各个阶段，标志着独立的产科学基本形成。

　　与此同时，妇科学也在飞速发展。1801年窥阴器的使用使妇科检查发生了重大改变。1813年完成阴式子宫切除术。1853年成功完成经腹子宫切除术。1878年开始采用手术治疗宫颈癌。1957年，李敏求成功应用甲氨蝶呤治愈绒癌，开创了实体瘤化疗的先河。1960年口服避孕药的上市通过控制生育极大地改变了妇女的生活。1967年第一部腹腔镜手术专著出版，使得这一技术在世界上广泛传播，迄今绝大多数妇科手术均能在腹腔镜下完成。1978年诞生的第一例"试管婴儿"促进人类辅助生殖技术发展。1980～1990年间确立了人乳头瘤病毒与子宫颈癌的因果关系，并直接导致了2006年人类第一个肿瘤疫苗的问世。

　　近年来，我国妇产科学取得了许多新成果。产科方面，通过对妊娠期高血压等多种妊娠并发症及合并症的研究不断深入，催产、引产及剖宫产技术的改进，各种胎儿检测技术的应用普及，以及围产保健制度的建立，使产科已迈入世界中等以上发达国家水平。妇科方面，以腹腔镜和宫腔镜为主的各种微创手术发展迅速，形成我国自己的诊治特色。肿瘤发展机制研究的深入及手术、化疗等治疗措施的完善，卵巢癌等妇科恶性肿瘤生存率及妊娠滋养细胞肿瘤的治愈率已达世界先进水平。而我国的辅助生育技术及计划生育也早已进入世界先进行列。

　　现代医学和生物技术的进步将改变妇产科疾病的诊治模式。医学将进入"个体化、预测性、预防性和参与性"的时代。而医学工程的进步也将开创手术的新时代，同时也将把分子成像、干细胞移植、生物治疗、器官克隆等新兴技术引入妇产科疾病的防治，从而在妇产科领域真正实现疾病预防与健康维护。

◀ 三、妇产科学课程的特点与学习要点

妇产科学是一门独立且特殊的学科。妇产科学虽然主要涉及女性生殖系统，但其与其他系统密不可分。其次，妇产科学的产科学与妇科学两部分有着共同的基础即女性生殖系统，许多产科疾病与妇科疾病互为因果。最后，妇产科学不仅是临床科学，同时也是预防医学。

学习妇产科学课程，要充分认清理论学习和临床实习两个阶段学习的重要性，牢固掌握理论知识，积极进入临床实践，坚持为妇女健康服务的理念，同时具备高尚的医德风尚，努力成为一名合格的妇产科医师。

第2章 女性生殖系统解剖

教学目的

1. **掌握** 女性外、内生殖器官解剖及邻近器官的关系。
2. **熟悉** 女性骨盆的形态，与分娩有关的解剖特点。
3. **了解** 盆腔血管、淋巴、神经的分布及骨盆底的解剖。

第1节 外生殖器

★女性外生殖器是指两股内侧从耻骨联合到会阴之间的组织，包括阴阜、大小阴唇、阴蒂和阴道前庭。

1. 阴阜 外观呈皮肤隆起，位于耻骨联合前方，皮下脂肪丰富，青春期始阴毛生长。

2. 大阴唇 两股内侧纵形隆起的皮肤皱襞，外侧面为皮肤，内侧面湿润如黏膜。大阴唇皮下含丰富血管，外伤后易形成血肿。

3. 小阴唇 大阴唇内侧的薄皮肤皱襞，表面湿润、无毛、色褐。

4. 阴蒂 位于两侧小阴唇顶端下方，由海绵体构成。小阴唇和阴蒂富含神经末梢，对性刺激敏感。

5. 阴道前庭 前方为阴蒂，后方为阴唇系带，两侧为小阴唇之间形成的菱形区域，此区域内包括前庭球、前庭大腺、尿道外口、阴道口及处女膜。前庭大腺若腺管口闭塞，可形成囊肿或脓肿。阴道口周缘覆盖的薄黏膜皱襞称为处女膜，性交或剧烈运动可致破裂。

第2节 内生殖器

★女性内生殖器包括阴道、子宫、输卵管及卵巢。

1. 阴道 为性交器官，也是月经血排出及胎儿娩出的通道，上宽下窄，前壁 7~9cm，后壁 10~12cm。环绕宫颈周围的部分称为阴道穹窿，按其位置分为前、后、左、右四部分，其中后穹窿最深，与直肠子宫陷凹紧密相邻，为盆腔最低部位，临床上可经此处穿刺或引流。阴道壁因富有静脉丛，局部受损伤易出血或形成血肿。

2. 子宫 孕育胚胎、胎儿和产生月经的肌性器官，重约 50~70g，容量约 5ml，分为宫体及宫颈两部分。子宫体由浆膜层、肌层及子宫内膜层构成。子宫内膜层分致密层、海绵层和基底层3层，致密层和海绵层为功能层，可受卵巢性激素影响，发生周期性变化而脱落。基底层靠近子宫肌层不受卵巢激素影响，不发生周期性变化。子宫颈由结缔组织构成，宫颈管覆盖单层高柱状上皮，可分泌碱性黏液，形成黏液栓，预防宫腔感染。宫颈阴道部覆盖复层鳞状上皮，宫颈外口为柱状上皮与鳞状上皮交界处，是宫颈癌的好发部位。子宫体与宫颈之间的交接部最狭窄，为子宫峡部，非孕期长约1cm，妊娠后峡部可逐渐伸展拉长，末期长约7～10cm，形成子宫下段，成为软产道一部分。

子宫位于盆腔中央，前为膀胱，后为直肠，下端接阴道，宫颈外口位于坐骨棘水平上方。子宫韧带、骨盆底肌及筋膜共同支托，使成人子宫大多呈轻度前倾前屈位。子宫韧带共有4对：圆韧带、阔韧带、主韧带及宫骶韧带。

3. 输卵管 为一对细长、弯曲的管道，是卵子与精子相遇的场所，也是运送受精卵的管道。输卵管全长8～14cm，由内向外可分为四部分：间质部、峡部、壶腹部、伞部。峡部细而直，管腔窄；壶腹部管腔宽大，为受精场所；伞端管口处有许多指状凸起，有"拾卵"作用。输卵管壁由3层构成：由外至内依次为浆膜层、平滑肌层、黏膜层。

4. 卵巢 呈扁椭圆形，是排卵及分泌性激素的器官。育龄期妇女卵巢大小约4cm×3cm×1cm，表面无腹膜，由单层立方上皮覆盖。卵巢分皮质与髓质，外层为皮质，有数以万计的始基卵泡和发育程度不同的囊状卵泡。髓质与卵巢门连接，含疏松结缔组织及丰富血管、神经、淋巴管。

第3节 血管、淋巴及神经

◢ 一、动脉

★女性内外生殖器官的血液供应主要来自卵巢动脉、子宫动脉、阴道动脉及阴部内动脉。

1. 卵巢动脉 自腹主动脉分出（左侧可来自左肾动脉）。

2. 子宫动脉 为髂内动脉前干分支，于子宫外侧（相当于宫颈内口水平）约2cm处横跨输尿管至子宫侧缘，此后分为上、下两支。上支较粗，由宫体支、宫底支、卵巢支及输卵管支组成；下支较细，称为宫颈－阴道支。

3. 阴道动脉 为髂内动脉前干分支，有许多小分支分布于阴道中下段的前后面及膀胱顶与膀胱颈。

4. 阴部内动脉 为髂内动脉前干终支，分出4支：痔下动脉、会阴动脉、阴唇动脉及阴蒂动脉。

◢ 二、静脉

盆腔静脉均与同名动脉伴行，并在相应器官及其周围形成静脉丛，且互相吻合，故盆腔静脉感染容易蔓延。卵巢静脉与同名动脉伴行，右侧汇入下腔静脉，左侧汇入左肾静脉，故左侧盆腔静脉曲张较多。

◢ 三、淋巴分布

★女性盆腔具有丰富的淋巴系统，淋巴结一般沿相应的血管排列，其数目、大小和位置均不恒定。主要分为外生殖器淋巴与盆腔淋巴两组。

（1）外生殖器淋巴分为腹股沟浅、深淋巴结两部分。

（2）盆腔淋巴分为3组：髂淋巴组、骶前淋巴组、腰淋巴组。

当内、外生殖器官发生感染或癌瘤时，往往沿各部回流的淋巴管扩散或转移，导致相应淋巴结肿大。

◢ 四、神经

女性内外生殖器器官由躯体神经和自主神经共同支配。

1. 外生殖器的神经支配 主要由阴部神经支配。由第Ⅱ、Ⅲ、Ⅳ骶神经分支组成，分成3

支：会阴神经、阴蒂背神经及肛门神经。

2. 内生殖器的神经支配 主要由交感神经与副交感神经所支配。交感神经纤维自腹主动脉前神经丛分出，下行入盆腔分为两部分：卵巢神经丛、骶前神经丛。骨盆神经丛中有来自第Ⅱ、Ⅲ、Ⅳ骶神经的副交感神经纤维及向心传导的感觉神经纤维。子宫平滑肌有自主节律活动，完全切除其神经后仍能有节律收缩，还能完成分娩活动。临床上可见下半身截瘫的产妇能顺利自然分娩。

第4节 骨　盆

女性骨盆是胎儿阴道娩出时必经的骨性产道。其大小、形状对分娩有直接影响。

★ 一、骨盆的类型

根据骨盆形状分为4种：女型骨盆、扁平型、类人猿型、男型。女型骨盆入口呈横椭圆形，髂骨翼宽而浅，入口横径较前后径稍长，耻骨弓较宽，两侧坐骨棘间径≥10cm。

二、骨盆的组成

骨盆由骶骨、尾骨及左右髋骨组成，每块髋骨由髂骨、坐骨及耻骨融合而成。骨盆的关节中骶尾关节有一定的活动度，骨盆的韧带中有2对重要的韧带，一对是骶结节韧带，另一对是骶棘韧带。骶棘韧带宽度即坐骨切迹宽度，是判断中骨盆是否狭窄的重要指标。妊娠期受激素影响，韧带较松弛，各关节的活动性亦稍有增加，有利于分娩时胎儿通过骨产道。

三、骨盆的分界

以耻骨联合上缘、髂耻缘及骶岬上缘的连线（即髂耻线）为界，将骨盆分为假骨盆和真骨盆两部分。真骨盆又称为小骨盆，位于骨盆分界线之下，又称为骨产道，是胎儿娩出的骨产道。坐骨棘位于真骨盆中部，在分娩过程中是衡量胎先露部下降程度的重要标志。

第5节 骨　盆　底

骨盆底由多层肌肉和筋膜所组成，封闭骨盆出口；承载盆腔脏器并保持其正常位置。在骨盆底肌肉中，肛提肌起最重要的支持作用；若骨盆底结构和功能发生异常，可导致盆腔脏器膨出、脱垂或引起功能障碍。分娩处理不当可损伤骨盆底。

骨盆底有3层组织。

（一）外层

即浅层筋膜与肌肉。肌肉由3对肌肉：球海绵体肌、坐骨海绵体肌、会阴浅横肌及括约肌组成。

（二）中层

中层为泌尿生殖膈。由上、下两层坚韧筋膜及其间的一对会阴深横肌及尿道括约肌组成。

（三）内层

内层即盆膈。为骨盆底最坚韧层，由肛提肌及其内、外面各覆一层筋膜所组成，自前向后依次有尿道、阴道及直肠通过。肛提肌由前内向后外由三部分组成：耻尾肌、髂尾肌、坐尾肌。肛提肌起最重要的支持作用，部分肌纤维在阴道及直肠周围密切交织，还有加强肛门与阴道括约肌的作用。

骨盆腔从垂直方向可分为前、中、后三部分，当骨盆底组织支持作用减弱时，容易发生相应部位器官松弛脱垂或功能缺陷。在前骨盆腔可发生膀胱和阴道前壁脱垂，在中骨盆腔可发生子宫和阴道穹窿脱垂，在后盆腔可发生直肠和阴道后壁脱垂。

第6节 邻近器官

女性生殖器官与骨盆腔其他器官不仅在位置上互相邻接，而且血管、淋巴及神经也相互有密切联系。子宫的前方有尿道、膀胱；两侧有输尿管；后方为直肠；右侧附件区有阑尾。当某一器官有病变时，如创伤、感染、肿瘤等，易累及邻近器官。女性尿道短而直，接近阴道，易引起泌尿系统感染。结扎子宫动脉时应避免损伤输尿管，妇科手术及分娩处理时应避免损伤直肠。

同步练习

1. 内生殖器包括哪些组织？
2. 宫颈外口由什么组织组成？有何特点？
3. 根据骨盆形状分几种类型？女型骨盆有哪些特点？
4. 女性生殖器官淋巴分哪几组？

参考答案

1. 内生殖器包括阴道、子宫、输卵管及卵巢，后两者称为附件。
2. 宫颈外口由鳞状上皮和柱状上皮组成。特点：是宫颈癌的好发部位。
3. 按骨盆形状分为女型、扁平型、类人猿型和男型4种类型。女型骨盆入口呈横椭圆形，髂骨翼宽而浅，入口横径较前后径稍长，耻骨弓较宽，两侧坐骨棘间径≥10cm。最常见。
4. 主要分为外生殖器淋巴与盆腔淋巴两组。外生殖器淋巴分为深浅两部分：腹股沟浅淋巴结、腹股沟深淋巴结；盆腔淋巴分为3组：①淋巴组由髂内、髂外及髂总淋巴结组成；②前淋巴组；③腰淋巴组。

第3章 女性生殖系统生理

教学目的

1. 掌握 卵巢功能周期性变化及月经周期的调节。
2. 熟悉 女性青春期、性成熟期、绝经过渡期、绝经后期各阶段的生理特点，月经及月经期的临床表现、子宫内膜及生殖器其他部位的周期性变化。

第1节 女性一生各阶段的生理特点

女性从新生儿到老年，是一个渐进的生理过程。虽可按年龄划分为几个时期，但并无截然的界限，可因遗传、环境、营养等条件影响而有个体上的差异。

（一）新生儿期

出生后4周内称为新生儿期。

（二）幼年期

从出生4周到12岁称为幼年期。

（三）青春期

从月经初潮至生殖器官逐渐发育成熟的时期称为青春期。这一时期的生理特点是身体及生殖器官发育迅速，第二性征形成，开始出现月经。

1. 全身发育 随着青春期的到来，全身成长迅速，逐步向成熟过渡。

2. 生殖器官的发育 下丘脑与垂体促性腺激素分泌量的增加及作用的加强，使卵巢发育与性激素分泌逐渐增加，内、外生殖器亦有明显变化，称为第一性征。

3. 第二性征 除生殖器官以外，女性所特有的征象称为第二性征。此时女孩的音调变高；乳房丰满而隆起；出现阴毛及腋毛；骨盆横径的发育大于前后径；胸、肩部的皮下脂肪更多，显现女性特有的体态。

4. 月经来潮 是青春期开始的一个重要标志。由于卵巢功能尚不健全，故初潮后月经周期也多无一定规律，须经逐步调整方能接近正常。

（四）性成熟期

卵巢功能成熟并有性激素分泌及周期性排卵的时期称为性成熟期。一般自18岁左右开始逐渐成熟，持续约30年。在性成熟期，生殖器各部和乳房也都有不同程度的周期性改变。此期妇女生育活动最旺盛，故称为生育期。

（五）绝经过渡期

女性卵巢功能逐渐衰退，生殖器官开始萎缩向衰退过渡的时期称为绝经过渡期。

（六）绝经后期

此期卵巢功能进一步衰退、老化。

第2节　月经及月经期的临床表现

★**1. 月经的定义**　月经是指有规律的、周期性的子宫出血，是生殖功能成熟的外在标志之一。

2. 月经初潮　月经第一次来潮称为月经初潮。月经初潮年龄多在 13～15 岁之间，但可能早在 11～12 岁，晚至 17～18 岁。体弱或营养不良者月经初潮可较迟，而体质强壮及营养好者，月经初潮可提早。

3. 月经周期　出血的第 1 日为月经周期的开始，两次月经第 1 日的间隔时间称为一个月经周期，一般为 28～30 日。提前或延后 5 日左右仍属正常范围，周期长短因人而异。

4. 月经持续时间及出血量　正常月经持续时间为 2～7 日，少数为 3～5 日。月经血量多于80ml 即为病理状态。一般月经第 2～3 日的出血量最多。

5. 月经血的特征　月经血一般呈暗红色，除血液外，尚含有子宫内膜碎片、宫颈黏液及脱落的阴道上皮细胞。月经血的主要特点是不凝固，但在正常情况下偶尔亦有些小凝块。

第3节　卵巢功能与卵巢周期性变化

一、卵巢的生理功能

卵巢为女性的性腺，其主要功能为排卵及分泌女性激素，这两种功能分别称为卵巢的生殖功能和卵巢的内分泌功能。

二、卵巢发育、黄体形成的周期改变

1. 卵泡的发育及成熟　未发育的卵泡称为原始卵泡。在新生儿卵巢内约有 10 万个以上的原始卵泡，但在妇女一生中仅 400～500 个卵泡发育成熟，其余的卵泡发育到一定程度即自行退化，这个过程称为卵泡闭锁。临近青春期，原始卵泡开始发育，在卵细胞成长的同时，周围的梭形细胞变为方形，并由单层增生成复层，因其细胞胞浆内含有颗粒称为颗粒细胞。颗粒细胞增生很快，卵细胞最后被多层无血管的颗粒细胞群所围绕，并可出现含有液体的空腔，这时卵泡周围的间质细胞亦环绕卵泡排列，并逐渐增厚形成两层卵泡膜，即卵泡内膜与卵泡外膜，这时的卵泡称为生长卵泡。在上述许多生长卵泡中，每一个月经周期一般只有 1 个卵泡达到成熟程度，称为成熟卵泡。成熟卵泡直径可达 10～20mm。

2. 排卵　排卵多发生在两次月经中间，一般在下次月经来潮前 14 日左右。

3. 黄体形成　排卵后 7～8 日（相当于月经周期第 22 日左右）黄体发育达最高峰，称为成熟黄体，它的大小差异很大，其直径一般为 1～2cm，程度不等地突出于卵巢表面，外观色黄。

4. 黄体退化　若卵子未受精，在排卵 9～10 日黄体开始萎缩，血管减少，细胞呈脂肪变性，黄色消退，一般黄体寿命为 12～16 日，平均为 14 日。

★三、卵巢的内分泌功能

卵巢主要合成及分泌两种女性激素，即雌激素和孕激素，同时亦合成与分泌少量雄激素。除卵巢外，肾上腺皮质亦能分泌少量雌激素和孕激素。

1. 雌、孕激素的周期性变化

（1）雌激素　卵巢主要合成雌二醇及雌酮两种雌激素，在卵泡开始发育时，雌激素分泌量很少，随着卵泡渐趋成熟，雌激素分泌也逐渐增加，于排卵前形成一高峰，排卵后分泌稍减少，在排卵后7～8日黄体成熟时，形成又一高峰，但第二高峰较平坦，峰的均值低于第一高峰。黄体萎缩时，雌激素水平急剧下降，在月经前达最低水平。

（2）孕激素　孕酮是卵巢分泌具有生物活性的主要孕激素，于排卵后孕激素的分泌量开始增加，在排卵后7～8日黄体成熟时，分泌量达最高峰，以后逐渐下降，到月经来潮时回复到排卵前水平。

2. 雌、孕激素的生理作用

（1）雌激素的生理作用

①促使子宫发育，肌层变厚，血运增加，并使子宫收缩力增强，以及增加子宫平滑肌对催产素的敏感性。

②使子宫内膜增生。

③使宫颈口松弛，宫颈黏液分泌增加，质变稀薄，易拉成丝状。

④促进输卵管发育，加强输卵管节律性收缩的振幅。

⑤使阴道上皮细胞增生和角化，阴唇发育、丰满。

⑥使乳腺管增生，乳头、乳晕着色。促进其他第二性征的发育。

⑦雌激素对卵巢的卵泡发育是必需的，从原始卵泡发育到成熟卵泡，均起一定的作用；有助于卵巢积储胆固醇。

⑧雌激素通过对下丘脑的正负反馈调节，控制脑垂体促性腺激素的分泌。

⑨促进钠与水的潴留。

⑩促进骨中钙的沉积，青春期在雌激素影响下可使骨骺闭合；绝经期后由于雌激素缺乏而发生骨质疏松。

（2）孕激素的生理作用

①使子宫肌松弛，活动能力降低，对外界刺激的反应能力低落；降低妊娠子宫对催产素的敏感性，有利于受精卵在子宫腔内生长发育。

②使增生期子宫内膜转化为分泌期内膜，为受精卵着床做好准备。

③使宫颈口闭合，黏液减少、变稠，拉丝度减少。

④抑制输卵管节律性收缩的振幅。

⑤使阴道上皮细胞脱落加快。

⑥在已有雌激素影响的基础上，促进乳腺腺泡发育。

⑦孕激素通过对下丘脑的负反馈作用，影响脑垂体促性腺激素的分泌。

⑧孕激素通过中枢神经系统有升温作用，正常妇女在排卵后基础体温可升高0.3℃～0.5℃，这种基础体温的改变，可作为排卵的重要指标，亦即排卵前基础体温低，排卵后由于孕激素作用基础体温升高。

⑨孕激素能促进水与钠的排泄。

（3）孕激素与雌激素的协同和拮抗作用　雌激素的作用主要在于促使女性生殖器和乳房的发育，而孕激素则在雌激素作用的基础上，进一步促使它们的发育，为妊娠准备条件，可见二者有协同作用；另一方面，雌激素和孕激素又有拮抗作用，表现在子宫的收缩、输卵管的蠕动、宫颈黏液的变化、阴道上皮细胞角化和脱落，以及钠和水的潴留与排泄等。

4. 雄激素　卵巢能分泌少量雄激素——睾酮，它不仅是合成雌激素的前体，而且是维持女性正常生殖功能的重要激素，能促进阴毛和腋毛的生长。性激素还与性欲有关。

第4节　子宫内膜及生殖器其他部位的周期性变化

一、子宫内膜的周期性变化

在卵巢周期的卵泡期雌激素作用下，子宫内膜上皮与间质细胞呈增生状态，称为增生期；至黄体形成后孕激素作用下，使子宫内膜呈分泌反应，称为分泌期。

1. 增生期　行经时功能层子宫内膜剥脱，随月经血排出，仅留下基底层。在雌激素影响下，内膜很快修复，逐渐生长变厚，细胞增生。增生期又可分早、中、晚3期。

（1）增生期早期　内膜的增生与修复在月经期已开始。在月经周期的第5~7日。

（2）增生期中期　在月经周期的第8~10日。

（3）增生期晚期　在月经周期的第11~14日。

2. 分泌期　占月经周期的后一半。排卵后，卵巢内形成黄体，分泌雌激素与孕激素，能使子宫内膜继续增厚，腺体增大。分泌期也分早、中、晚期3期。

（1）分泌期早期　在月经周期的第15~19日。此期内膜腺体更长，屈曲更明显。腺上皮细胞的核下开始出现含糖原的小泡，间质水肿，螺旋小动脉继续增生。

（2）分泌期中期　在月经周期的第20~23日。

（3）分泌期晚期　在月经周期的第24~28日。

二、生殖器其他部位的周期性变化

1. 阴道黏膜的周期性变化　在月经周期中，阴道黏膜呈现周期性改变，这种改变在阴道上段最明显。

2. 宫颈黏液的周期性变化　在卵巢性激素的影响下，宫颈腺细胞分泌黏液，其物理、化学性状及其分泌量均有明显的周期性改变。排卵期宫颈黏液最适宜精子通过。雌、孕激素的作用使宫颈在月经周期中对精子穿透发挥着生物阀作用。

3. 输卵管的周期性变化　输卵管的周期性变化包括形态和功能两方面。

第5节　月经周期的调节

★卵巢功能受垂体控制，垂体的活动受下丘脑的调节，下丘脑又接受大脑皮层的支配。但卵巢所产生的激素还可以反过来影响下丘脑与垂体的功能，即所谓反馈作用。通常将三者合称为下丘脑－垂体－卵巢轴。

卵巢具有排卵与产生激素两种功能。卵巢周期性变化可分为卵泡成熟期、排卵期及黄体期。

卵巢分泌的性激素作用于子宫内膜，使其发生周期性变化。卵巢性激素不断升高则反过来影响下丘脑的分泌功能，这种作用称为反馈作用。使下丘脑兴奋，分泌性激素增多者称为正反馈；反之，使下丘脑抑制，分泌性激素减少者称为负反馈。大量雌激素抑制下丘脑分泌 FSH – RH（负反馈）；同时又兴奋下丘脑分泌 LH – RH（正反馈）。大量孕激素对 LH – RH 呈抑制作用（负反馈）。

垂体在下丘脑所产生的激素控制下，分泌 FSH 与 LH，二者直接控制卵巢的周期性变化。FSH 在整个月经周期中亦都有产生，但在排卵前1~2日水平最高，形成高峰，能刺激成熟的卵泡排卵，促使排卵后的卵泡变成黄体，并产生孕激素与雌激素。

腺垂体嗜酸粒细胞能分泌一种纯蛋白质，称为催乳激素（PRL），其功能与刺激泌乳有关；其分泌的调节与下丘脑有关：下丘脑分泌的催乳激素抑制激素（PIH）能抑制催乳激素的分泌，而促甲状腺素释放激素（TRH）除能促使垂体分泌甲状腺激素外，还能刺激催乳激素的分泌。PIH 与促性腺激素释放激素（Gn-RH）对同一刺激或抑制作用常同时发生效应，因此，Gn-RH 受到抑制可出现促性腺激素水平下降，而催乳激素水平上升。临床上所见闭经泌乳综合征，其原因可能即在于此。而某些甲状腺功能减退的妇女，由于 TRH 的升高，也可能出现乳汁分泌现象。

同步练习

女性青春期的生理特点正确的是：

A. 月经初潮

B. 卵巢体积无明显变化

C. 乳房发育一般在月经初潮之后

D. 肾上腺功能无明显变化

E. 性腺轴功能已成熟

参考答案

A

第4章 妊娠生理

教学目的

1. 掌握 受精、着床的定义；胎儿附属物的结构及功能。
2. 熟悉 妊娠期母体的生殖系统、乳房、血液、心血管系统及泌尿系统的变化特点。
3. 了解 受精的过程；胎儿的生长发育及其生理特点。

妊娠是胚胎和胎儿在母体内发育成长的过程，成熟卵子受精是妊娠的开始，胎儿及附属物自母体排出是妊娠的终止。妊娠过程复杂但变化协调。

第1节 受精及受精卵发育、输送与着床

一、受精卵形成

获能的精子与次级卵母细胞在输卵管结合形成受精卵的过程称为受精，受精发生在排卵后12小时内，整个受精过程需24小时。阴道内的精子经宫颈管、子宫腔进入输卵管腔，经历7小时左右完成精子获能，与停留在输卵管处的卵子相遇，发生顶体反应。只有经过顶体反应后，精子才能穿过卵子外围的放射冠和透明带，与次级卵母细胞融合。当精子头部与卵子表面接触时，发生透明带反应，卵子细胞质内皮质颗粒释放溶酶体酶，引起透明带结构改变，阻止其他精子进入透明带。精原核与卵原核融合，核膜消失，染色体相互混合，形成二倍体的受精卵，完成受精过程。

受精后30小时，在输卵管蠕动和上皮纤毛推动下，受精卵逐渐向宫腔方向运送，同时进行有丝分裂。受精后第4天早期囊胚形成并进入宫腔。

二、受精卵着床

受精后第5~6天早期囊胚透明带消失，总体积迅速增大，分裂发育成晚期囊胚。晚期囊胚种植于子宫内膜的过程称为受精卵着床。着床需经过定位、黏附、侵入3个过程。

第2节 胚胎、胎儿发育特征及胎儿生理特点

孕周从末次月经第一天算起，全过程约280天，40周。孕10周（受精后8周）内的人胚称为胚胎，是器官分化、形成的时期。自孕11周（受精第9周）起称为胎儿，是生长、成熟的时期。

一、胚胎、胎儿发育特征

以4周为一孕龄单位进行描述，8周末：胚胎初具人形，心脏形成。12周末：外生殖器可初辨性别，四肢可活动，以后胎儿各项器官逐渐发育成熟，出现呼吸运动、吞咽、排尿功能等。妊

娠 24 周后胎儿出生可能存活,但生存力极差;28 周后生存力逐渐增强;37~42 周为足月成熟儿,此时胎儿体重约 3400g,身长约 50cm,皮肤粉红,体形丰满,女性大小阴唇发育良好,男性睾丸降至阴囊内。

二、胎儿生理特点

(一) 循环系统

1. 胎儿血循环特点 胎儿的营养供应和代谢产物排出,均通过胎盘转输后由母体完成。来自胎盘的血液含氧量较高,经脐静脉进入胎儿体内分为 3 支:一支直接入肝,一支与门静脉汇合入肝,此 2 支再经肝静脉入下腔静脉;第 3 支经静脉导管直接入下腔静脉。卵圆孔位于左右心房之间,下腔静脉血进入右心房后绝大部分通过卵圆孔进入左心房。动脉导管位于肺动脉及主动脉弓之间,由于肺循环阻力较大,肺动脉血液绝大部分经动脉导管流入主动脉,少部分经肺静脉进入左心房。胎儿体内是动静脉混合血,无纯动脉血,进入肝、心、头部及上肢的血液氧含量及营养较丰富;而进入肺及身体下半部的血液氧含量及营养较少。

2. 新生儿血循环特点 胎儿出生后,胎盘脐带循环中断,肺开始呼吸,肺循环阻力降低,脐静脉和脐动脉分别闭锁成肝圆韧带和腹下韧带,动脉导管 2~3 个月闭锁成动脉韧带,卵圆孔在出生后 6 个月完全关闭。

(二) 血液系统

妊娠 8~10 周始,胎儿红细胞、血红蛋白、白细胞逐渐产生。

(三) 呼吸系统

母儿气体交换通过胎盘完成。妊娠 16 周,胎儿开始出现呼吸运动。新生儿出生后肺泡扩张,开始呼吸,若肺泡表面活性物质少,影响肺成熟,可导致呼吸窘迫综合征。糖皮质激素可刺激肺表面活性物质产生。

(四) 神经系统

胎儿大脑随妊娠逐渐发育长大。妊娠 24~26 周胎儿在宫内能听见一些声音,28 周眼睛对光出现反应。

(五) 消化系统

妊娠 16 周胎儿胃肠功能建立,能吞咽羊水,吸收营养。

(六) 泌尿系统

妊娠 14 周胎儿肾有排尿功能,膀胱内有尿液,并通过排尿参与羊水循环。

(七) 内分泌系统

妊娠 12 周始,胎儿甲状腺能合成甲状腺激素;胰腺分泌胰岛素;肾上腺产生甾体激素,与胎儿肝、胎盘、母体共同完成雌三醇的合成。

(八) 生殖系统

胎儿性别由性染色体决定。Y 染色体作用下,睾丸发育,促使中肾管发育,副中肾管退化,男性生殖器形成。缺乏 Y 染色体,则卵巢发育,促使副中肾管发育形成阴道、子宫、输卵管,外生殖器向女性分化。

第 3 节　胎儿附属物形成与功能

胎儿附属物包括胎盘、胎膜、脐带和羊水,它们对维持胎儿宫内的生命及生长发育起重要作用。

一、胎盘

（一）胎盘结构

胎盘由胎儿部分的羊膜、叶状绒毛膜及母体部分的底蜕膜构成。羊膜光滑、半透明，无血管、神经及淋巴。叶状绒毛膜为胎盘的主要结构，构成单位为绒毛干。脐动脉和脐静脉随着绒毛干分支逐渐变细，形成毛细血管网与绒毛交织，建立胎儿-胎盘循环。妊娠足月胎盘绒毛表面积相当于成人肠道总面积，约 $12 \sim 14m^2$，可满足母儿间交换。胎儿血和母血不直接相通，脐动脉将胎儿体内含氧量低、代谢废物高的血液流至绒毛毛细血管，与母血进行交换；脐静脉将含氧量高、营养丰富的血液送至胎儿体内。底蜕膜构成蜕膜板，将胎盘母体面分成20个左右母体叶。

妊娠足月胎盘呈盘状，为圆形或椭圆形，中间厚，边缘薄，重 $450 \sim 650g$，直径 $16 \sim 20cm$，厚 $1 \sim 3cm$。胎盘分胎儿面和母体面，胎儿面被覆羊膜，呈灰白色，脐带动静脉从附着处分支向四周呈放射状分布直达胎盘边缘，进入绒毛干及分支。母体面呈暗红色。

★（二）胎盘的功能

胎盘是胎儿与母体之间进行物质交换、维持胎儿宫内生长发育的重要器官。

1. 物质交换功能 物质交换包括气体交换、营养物质供应和排出胎儿代谢产物。一些疾病，如心功能不全、贫血、肺功能不良、子痫前期等，母血 PO_2 降低，胎儿获得 O_2 不足，易致胎儿宫内生长受限或胎儿窘迫。

2. 防御功能 胎盘的屏障作用极为有限，各种病毒（巨细胞病毒、风疹病毒等）及大部分药物可通过胎盘，影响胎儿。

3. 合成功能 胎盘能合成多种激素、酶和细胞因子，维持正常妊娠。激素有蛋白激素、多肽和甾体激素，如人绒毛膜促性腺激素（HCG）、人胎盘泌乳素（HPL）、雌激素、孕激素；酶有缩宫素酶、耐热性碱性磷酸酶等。还能合成前列腺素、多种神经递质和细胞因子。受精后第6天滋养细胞开始分泌 HCG，受精后10天可自母血中检测出，成为诊断早孕的最敏感方法。

4. 免疫功能 胎儿是同种半异体移植物，但正常妊娠母体能容受、不排斥胎儿。

二、胎膜

胎膜由外层的平滑绒毛膜和内层的羊膜组成。羊膜与覆盖胎盘、脐带的羊膜层相连，维持羊膜腔的完整，保护胎儿。胎膜含大量花生四烯酸的磷脂及催化磷脂生成游离花生四烯酸的溶酶体，与分娩发动有一定作用。

三、脐带

脐带是连接胎儿与胎盘的条索状结构，表面覆盖羊膜，内有1条脐静脉、2条脐动脉，血管周围有华通胶，可保护血管。足月妊娠的脐带长约 $30 \sim 100cm$，平均 $55cm$，直径 $0.8 \sim 2.0cm$，若脐带受压，可致胎儿缺氧甚至危及生命。

四、羊水

充满在羊膜腔内的液体称为羊水。妊娠早期羊水来源主要是母体血浆透过胎膜的透析液，中晚期以后主要是胎儿的尿液。羊水的吸收50%由胎膜完成，妊娠中期后胎儿可吞咽羊水保持羊水量相对恒定。羊水呈中性或弱碱性，足月时羊水量约 $800 \sim 1000ml$，温度适宜，使胎儿有一定的活动空间，保护胎儿和母体。

第4节 妊娠期母体变化

在胎盘产生的激素与神经内分泌的影响下，孕妇体内各系统发生一系列生理变化以适应胎儿生长发育的需要并为分娩做准备。

一、生殖系统的变化

生殖系统中子宫的变化最为明显。子宫肌细胞肥大、延长使子宫逐渐增大，孕足月时宫腔容量约 5000ml，重量约 1100g。细胞质内储存大量肌动蛋白和肌球蛋白，为临产子宫收缩提供物质基础。妊娠 12～14 周起，子宫可出现不规律无痛性收缩，随妊娠进展而逐渐增加，宫缩压力为 5～25mmHg，持续时间不足 30 秒，不伴宫颈扩张，这种生理性无痛宫缩称为 Braxton Hicks 收缩。妊娠期子宫血流量增加，以满足妊娠需要。宫缩时，走行于子宫肌纤维间的螺旋血管被紧压，可导致子宫血流量减少，若宫缩过强，可致胎儿宫内缺氧。子宫峡部在孕期逐渐伸展拉长，扩展成宫腔的一部分，非孕时约 1cm，临产后延长至 7～10cm，称为子宫下段。宫颈充血水肿，呈紫蓝色，黏液分泌增多，形成黏液栓，可避免外来侵袭，感染宫腔。

妊娠期阴道、外阴充血。卵巢无新卵泡发育及排卵。输卵管黏膜有时呈蜕膜样改变。

二、乳房的变化

妊娠期乳腺发育，为泌乳做准备，雌激素刺激乳腺腺管发育，孕激素刺激乳腺腺泡发育。乳头、乳晕颜色加深，乳晕周围的皮脂腺肥大形成散在结节状隆起，称为蒙氏结节。孕期无乳汁分泌，接近分娩期挤压乳房时，有少量淡黄色稀薄液体溢出称为初乳。

三、循环系统的变化

妊娠期心脏向左、上、前方移位，部分孕妇心尖区可闻及 Ⅰ～Ⅱ 级吹风样收缩期杂音。心排出量妊娠 10 周逐渐增加，32～34 周达高峰，持续至分娩。临产后第二产程心排出量也显著增加，有基础心脏病的孕妇易在妊娠、分娩期发生心衰。

孕晚期仰卧位时增大的子宫压迫下腔静脉，回心血量减少、心排出量减少使血压下降，引起仰卧位低血压综合征。因此，妊娠中晚期应鼓励孕妇左侧卧位休息。

四、血液的改变

血容量于妊娠 6～8 周开始增加，32～34 周达高峰，增加约 1450ml，维持至分娩。其中血浆量的增加多于红细胞增加，出现生理性血液稀释，血红蛋白约 110g/L。妊娠期白细胞计数轻度增加，有时可达 15×10^9/L，主要为中性粒细胞增多。凝血因子 Ⅱ、Ⅴ、Ⅶ、Ⅷ、Ⅸ、Ⅹ 及血浆纤维蛋白原增加，血液呈高凝状态，有利于产后胎盘剥离面血管内形成血栓，减少出血。

五、泌尿系统的变化

妊娠期肾略增大，肾血流量、肾小球滤过率均增加，且仰卧位明显，故孕妇夜尿量多于日尿量。妊娠期肾小球滤过率增加，但肾小管重吸收葡萄糖能力未相应增加，约 15% 孕妇饭后可出现生理性糖尿。孕期输尿管蠕动减弱，右侧输尿管受右旋子宫压迫易致肾盂积水，出现急性肾盂肾炎，且右侧居多。

六、呼吸系统的变化

妊娠晚期子宫增大，膈肌活动幅度减小，胸廓活动加大，以胸式呼吸为主，气体交换保持不变。

七、消化系统的变化

妊娠期受雌激素影响，齿龈肥厚，易充血、水肿、出血。孕激素影响，平滑肌张力降低，肌肉松弛，易出现上腹部饱胀、食物反流致胃烧灼感、痔疮出现或加重。

八、内分泌系统的变化

妊娠期促性腺激素分泌减少，卵巢内卵泡不再发育成熟，无排卵。催乳素分泌增多，促进乳腺发育，为产后泌乳作准备。妊娠期肾上腺及甲状腺分泌增多，但具活性的游离糖皮质醇、甲状腺激素增加不多，故孕妇无肾上腺皮质功能亢进及甲状腺功能亢进表现。

九、皮肤的变化

妊娠期促黑素细胞刺激激素分泌增多，孕妇乳头、乳晕、腹白线、外阴色素沉着，脸颊出现黄褐斑，产后可自行消退。孕晚期腹壁出现妊娠纹，呈不规律平行略凹陷的条纹，初产妇为淡红色，而经产妇为银色光亮。

十、新陈代谢的变化

基础代谢率在妊娠中晚期增加。孕期能量消耗多，母体储存脂肪、蛋白质、电解质，满足自身及胎儿的生长发育，妊娠中晚期应适当补充铁剂、钙剂。孕期平均体重增加 12.5kg。

同步练习

1. 胎盘的功能有哪些？当胎盘受损时对胎儿有何影响？
2. 孕妇泌尿系统在妊娠期间有哪些变化？

参考答案

1. 胎盘的功能有：①气体交换；②营养物质供应；③排除胎儿代谢产物；④防御功能；⑤合成功能。当胎盘受损时，可造成胎儿宫内窘迫，胎死宫内，也可引起胎儿宫内生长受限等。

2. 妊娠期间肾略增大，肾血浆流量、肾小球滤过率均增加，约 15% 孕妇因肾小球滤过率增加，但肾小管对葡萄糖再吸收能力不能相应增加而出现饭后糖尿。孕激素使输尿管蠕动减弱，尿流缓慢，且右侧输尿管易受右旋妊娠子宫压迫，使孕妇易患右侧急性肾盂肾炎。

第5章 妊娠诊断

教学目的

1. 掌握　早期、中期及晚期妊娠的诊断要点。
2. 熟悉　胎产式、胎先露和胎方位的定义及判定。

妊娠期从末次月经第一天算起，共40周，临床上分为3个阶段：第13周末之前称为早期妊娠，第14～27周末称为中期妊娠，第28周及其后称为晚期妊娠。

第1节　早期妊娠的诊断

早期妊娠也称为早孕，是胚胎形成、胎儿器官分化的时期。

★ 一、症状与体征

1. 症状　生育年龄的女性既往月经周期规则，若月经过期10天以上，应疑为妊娠。停经是妊娠最早的症状，但不是妊娠所特有的症状。停经6周左右出现头晕、乏力、恶心、晨起呕吐、嗜睡、偏食酸物、厌油腻等早孕反应。前倾增大的子宫压迫膀胱可致尿频。

2. 体征　妊娠后乳房增生发育，出现肿胀疼痛，乳头乳晕着色加深，蒙氏结节出现。妇科检查宫颈及阴道黏膜充血呈紫蓝着色。停经6～8周，子宫峡部极软，双合诊时感觉宫颈与宫体之间似不相连，称为黑加征。子宫随孕周逐渐增大，12周后可在耻骨联合上方触及。

★ 二、辅助检查

1. 妊娠试验　受精后第10天可在血清中检测出HCG。临床上常采用早早孕试纸法检测尿液中HCG，简便快速。

2. 超声检查　超声检查早孕、确定胎龄快速准确。宫内见胚芽及心管搏动可确诊早期妊娠、活胎。停经9～14周通过超声检查可排除无脑儿等严重的胎儿畸形。

3. 宫颈黏液检查　宫颈黏液涂片见到成行排列的椭圆体应考虑妊娠可能。

4. 基础体温　已婚女性出现双相型体温，若高温相持续18天以上，早孕可能性大。

第2节　中、晚期妊娠的诊断

中、晚期妊娠是胎儿生长、各器官发育成熟的时期。

一、病史与症状

经过早期妊娠后，自觉腹部逐渐增大，孕20周后自觉胎动。

二、体征与检查

1. 子宫增大　随妊娠月份增加，子宫逐渐增大，可通过手测宫底高度及尺测耻上子宫长度来衡量胎儿大小及孕周。

2. 胎动 胎动是胎儿的躯体活动，孕妇在妊娠 18~20 周始自觉胎动，随妊娠发展，胎动逐渐增多并明显。

3. 胎心音 妊娠 18~20 周经孕妇腹壁用听诊器可听到胎心音，呈双音，如钟表"滴答"声，每分钟约 110~160 次。听到胎心音可确诊为妊娠、活胎。

4. 胎体 妊娠 20 周后，可经孕妇腹壁触及胎体。孕 24 周后，可区分胎头、胎臀、胎背及胎儿四肢。

◀ 三、辅助检查

超声检查可显示胎儿数目、胎心搏动、胎体、胎动及胎盘等，彩超还可检测子宫及胎儿动脉血流，了解胎儿生长发育情况。妊娠18~24 周常规行四维超声检查筛查胎儿畸形。

第 3 节　胎姿势、胎产式、胎先露、胎方位

◀ 一、胎姿势

妊娠 32 周后，胎儿生长快，宫内活动空间相对减小，胎儿一般保持胎头俯屈，颏部贴近胸壁，脊柱略前弯，四肢屈曲交叉于胸前的姿势，以减小体积与表面积。

★ ◀ 二、胎产式

胎产式是胎儿身体纵轴与母体纵轴之间的关系，两轴平行的为纵产式，两轴垂直的为横产式。

★ ◀ 三、胎先露

最先进入骨盆入口的胎儿部分称为胎先露。纵产式有头先露和臀先露，横产式为肩先露。

★ ◀ 四、胎方位

胎方位是指胎儿先露部的指示点与母体骨盆间的关系，如枕先露以枕骨、臀先露以骶骨、肩先露以肩胛骨为指示点。

同步练习

中、晚期妊娠有哪些临床表现？

参考答案

（1）子宫增大、腹部检查可见子宫随妊娠月份逐渐增大，宫底不断增高，腹围逐渐增大。

（2）孕妇在妊娠 18~20 周始自觉胎动，随妊娠发展，胎动逐渐增多并明显。

（3）妊娠 18~20 周经孕妇腹壁用听诊器可听到胎心音，正常每分钟约 110~160 次。

（4）妊娠 20 周后，可经孕妇腹壁触及胎体。孕 24 周后，可区分胎头、胎臀、胎背及胎儿四肢。

第6章 异常妊娠

教学目的

1. 掌握　流产的临床表现；输卵管妊娠早期诊断的方法、临床表现、诊断及治疗；早产定义、临床表现、诊断及处理原则；过期妊娠的定义、诊断。
2. 熟悉　流产各种类型的诊断及处理，流产的鉴别诊断及流产感染的处理；异位妊娠的定义和分类；早产的病因；过期妊娠的处理。
3. 了解　流产的原因；早产的预防；过期妊娠的病理；不同类型异位妊娠的处理原则，异位妊娠药物治疗的适应证及方法；输卵管妊娠的高危因素。

正常妊娠时，胚胎必须着床在子宫腔的适当部位，并在宫腔内继续生长发育，至足月时临产并分娩。种植部位不在宫腔内或在宫内生长发育的时间过短或过长，即为异常妊娠，对母胎可造成一定影响。如果胚胎或胎儿在宫内生长发育的时间过短，即为自然流产或早产；如果胎儿在宫内生长的时间过长，即为过期妊娠；如果胚胎种植于宫腔以外部位即为异位妊娠。

第1节　自然流产

★妊娠不足28周、胎儿体重不足1000g而终止者，称为流产。发生在妊娠12周前者，称为早期流产，而发生在妊娠12周或之后者，称为晚期流产。流产分为自然流产和人工流产。

一、病因

病因包括胚胎因素、母体因素、父亲因素和环境因素。

1. 胚胎因素　胚胎或胎儿染色体异常是早期流产最常见的原因。

2. 母体因素

（1）全身性疾病　孕妇患全身性疾病，有可能导致流产。

（2）生殖器官异常。

（3）内分泌异常。

（4）强烈应激与不良习惯。

（5）免疫功能异常。

3. 父亲因素　有研究证实精子的染色体异常可以导致自然流产。

4. 环境因素　过多接触放射线和某些化学物质，均可能引起流产。

★二、临床表现

主要为停经后阴道流血和腹痛。早期流产的流产过程表现为先出现阴道流血，后出现腹痛。晚期流产的临床过程表现为先出现腹痛，后出现阴道流血。

三、临床类型

按自然流产发展的不同阶段，分为以下临床类型。

1. 先兆流产 指妊娠 28 周前先出现少量阴道流血，随后出现阵发性下腹痛或腰背痛。妇科检查宫颈口未开，胎膜未破，子宫大小与停经周数相符。经休息及治疗后症状消失，可继续妊娠；若阴道流血量增多或下腹痛加剧，可发展为难免流产。

2. 难免流产 指流产不可避免。在先兆流产基础上，阴道流血量增多，阵发性下腹痛加剧，或出现阴道流液。妇科检查宫颈口已扩张，有时可见胚胎组织或胎囊堵塞于宫颈口内，子宫大小与停经周数基本相符或略小。

3. 不全流产 难免流产继续发展，部分妊娠物排出宫腔，部分残留于宫腔内或嵌顿于宫颈口处，或胎儿排出后胎盘滞留宫腔或嵌顿于宫颈口，影响子宫收缩，导致大量出血，甚至发生休克。妇科检查见宫颈口已扩张，宫颈口有妊娠物堵塞及持续性血液流出，子宫小于停经周数。

4. 完全流产 指妊娠物已全部排出，阴道流血逐渐停止，腹痛逐渐消失。妇科检查宫口已关闭，子宫接近正常大小。

此外，流产还有以下 3 种特殊情况。

（1）稽留流产 指胚胎或胎儿已死亡滞留宫腔内未能及时自然排出者。

（2）复发性流产 指同一性伴侣连续发生 3 次及 3 次以上的自然流产。

（3）流产合并感染 多见于阴道流血时间较长的流产患者。

四、诊断

诊断自然流产一般并不困难，根据病史及临床表现多能确诊，仅少数需行辅助检查。确诊自然流产后，还需确定其临床类型，决定相应的处理方法。

五、鉴别诊断

首先，应鉴别流产的类型。早期自然流产应与异位妊娠、葡萄胎、功能失调性子宫出血及子宫肌瘤等相鉴别。

六、处理

应根据自然流产的不同类型进行相应处理。

1. 先兆流产 卧床休息，禁性生活，必要时给予对胎儿危害小的镇静剂。黄体功能不全者可肌内注射黄体酮注射液、口服维生素 E 等保胎治疗；甲状腺功能减退者可口服小剂量甲状腺片。经治疗 2 周，若阴道流血停止，B 超检查提示胚胎成活，可继续妊娠。若临床症状加重，B 超检查发现胚胎发育不良，HCG 持续不升或下降，表明流产不可避免，应终止妊娠。

2. 难免流产 一旦确诊，应尽早使胚胎及胎盘组织完全排出。早期流产应及时行清宫术。晚期流产时，可用缩宫素 10～20U 于 5% 葡萄糖注射液 500ml 中静脉滴注，促进子宫收缩。必要时刮宫以清除宫腔内残留的妊娠物。应给予抗生素预防感染。

3. 不全流产 一经确诊，应尽快行刮宫术或钳刮术，清除宫腔内残留组织。

4. 完全流产 流产症状消失，B 超检查证实宫腔内无残留物，若无感染征象，不需特殊处理。

5. 稽留流产 处理较困难。处理前应查血常规及凝血功能，并做好输血准备。若凝血功能正常，先口服炔雌醇或肌内注射苯甲酸雌二醇。子宫 < 12 孕周者，可行刮宫术，术中肌内注射缩宫素，一次不能刮净，于 5～7 日后再行刮宫术。子宫 > 12 孕周者，可使用米非司酮加米索前列醇，或静脉滴注缩宫素，促使胎儿胎盘排出。若出现凝血功能障碍，应尽早使用肝素、纤维蛋白原及输新鲜血或新鲜冰冻血浆等，待凝血功能好转后，再行刮宫。

6. 复发性流产 染色体异常夫妇，应于孕前进行遗传咨询，确定是否可以妊娠。有子宫肌瘤、子宫纵隔、宫腔粘连应行相应手术治疗。宫颈功能不全应在孕 14～18 周行宫颈环扎术。

抗磷脂抗体阳性患者可在确定妊娠以后使用小剂量阿司匹林和（或）低分子肝素。黄体功能不全者，应肌内注射黄体酮或口服黄体酮。甲状腺功能低下者应在孕前及整个孕期补充甲状腺素。

7. 流产合并感染 治疗原则为控制感染的同时尽快清除宫内残留物。

第2节 异位妊娠

受精卵在子宫体外着床称为异位妊娠。异位妊娠依受精卵在子宫体腔外种植部位不同而分为：输卵管妊娠、卵巢妊娠、腹腔妊娠、阔韧带妊娠及宫颈妊娠。此外，剖腹产瘢痕妊娠近年在国内明显增多。子宫残角妊娠因其临床表现与异位妊娠类似，故也附于本章内简述。

输卵管妊娠占异位妊娠95%左右，其中壶腹部妊娠最多见，约占78%，其次为峡部、伞部，间质部妊娠较少见。

一、病因

（1）输卵管炎症是输卵管妊娠的主要病因。

（2）输卵管妊娠史或手术史。

（3）输卵管发育不良或功能异常。

（4）辅助生殖技术。

（5）避孕失败。

（6）其他。

二、病理

1. 输卵管的特点 输卵管管腔狭小，管壁薄且缺乏黏膜下组织，其肌层远不如子宫肌壁厚与坚韧，妊娠时不能形成完好的蜕膜，不利于胚胎的生长发育，常发生以下结局。

（1）输卵管妊娠流产 多见于妊娠8~12周输卵管壶腹部妊娠。

（2）输卵管妊娠破裂 多见于妊娠6周左右输卵管峡部妊娠。

（3）陈旧性宫外孕。

（4）继发性腹腔妊娠。

2. 子宫的变化 输卵管妊娠和正常妊娠一样，合体滋养细胞产生HCG维持黄体生长，使甾体激素分泌增加，致使月经停止来潮，子宫增大变软，子宫内膜出现蜕膜反应。可发生阴道流血，排出的组织中见不到绒毛。

★ 三、临床表现

输卵管妊娠的临床表现与受精卵着床部位，有无流产或破裂以及出血量多少和时间长短等有关。在输卵管妊娠早期，若尚未发生流产或破裂，常无特殊的临床表现，其过程与早孕或先兆流产相似。

1. 症状 典型症状为停经后腹痛与阴道流血。

（1）停经 多有6~8周停经史，还有20%~30%患者无停经史，可有不规则阴道流血。

（2）腹痛 是输卵管妊娠患者的主要症状，占95%。

（3）阴道流血 常有不规则阴道流血。阴道流血可伴有蜕膜管型或蜕膜碎片排出，是子宫蜕膜剥离所致。阴道流血常常在病灶去除后方能停止。

（4）晕厥与休克 由于腹腔内出血及剧烈腹痛，轻者出现晕厥，严重者出现失血性休克。

（5）腹部包块。

2. 体征

（1）一般情况　当腹腔出血不多时，血压可代偿性轻度升高；当腹腔出血较多时，可出现面色苍白、脉搏快而细弱、心率增快和血压下降等休克表现。

（2）腹部检查　下腹有明显压痛及反跳痛，尤以患侧为著，但腹肌紧张轻微。出血较多时，叩诊有移动性浊音。有些患者下腹可触及包块，若反复出血并积聚，包块可不断增大变硬。

（3）盆腔检查　阴道内常有来自宫腔的少许血液。输卵管妊娠流产或破裂者，阴道后穹隆饱满，有触痛。可有宫颈举痛或摇摆痛，此为输卵管妊娠的主要体征之一。内出血多时，检查子宫有漂浮感。子宫一侧或其后方可触及肿块，触痛明显。输卵管间质部妊娠时，子宫大小与停经月份基本符合，但子宫不对称，一侧角部突出，破裂所致的征象与子宫破裂极相似。

★ 四、诊断

输卵管妊娠未发生流产或破裂时，临床表现不明显，诊断较困难，需采用辅助检查方能确诊。

输卵管妊娠流产或破裂后，诊断多无困难。若阴道流血淋漓不断，腹痛加剧，盆腔包块增大及血红蛋白呈下降趋势等，有助于确诊。必要时可采用下列检查方法协助诊断。

1. HCG 测定。

2. 孕酮测定。

3. B 超诊断　B 型超声检查对异位妊娠诊断必不可少，还有助于明确异位妊娠部位和大小。

将血 HCG 测定与超声检查相配合，对异位妊娠的诊断帮助很大。当血 HCG > 2000IU/L，阴道超声未见宫内妊娠囊时，异位妊娠诊断基本成立。

4. 腹腔镜检查　腹腔镜检查是异位妊娠诊断的金标准，而且可以在确诊的同时行镜下手术治疗。

5. 阴道后穹隆穿刺　是一种简单可靠的诊断方法，适用于疑有腹腔内出血的患者。

6. 诊断性刮宫　适用于不能存活宫内妊娠的鉴别诊断和超声检查不能确定妊娠部位者。

五、鉴别诊断

输卵管妊娠应与流产、急性输卵管炎、急性阑尾炎、黄体破裂及卵巢囊肿蒂扭转相鉴别。

★ 六、治疗

异位妊娠的治疗包括药物治疗和手术治疗。

1. 药物治疗　采用化学药物治疗，主要适用于早期输卵管妊娠，要求保存生育能力的年轻患者。化疗一般采用全身用药，亦可采用局部用药。全身用药常用甲氨蝶呤（MTX）。在 MTX 治疗期间，应用 B 超和血 HCG 进行严密监护，并注意患者的病情变化及药物毒副作用。若用药后 14 日血 HCG 下降并连续 3 次直至阴性，腹痛缓解或消失，阴道流血减少或停止者为显效。若病情无改善，甚至发生急性腹痛或输卵管破裂症状，则应立即进行手术治疗。局部用药可采用在超声引导下穿刺或在腹腔镜下将 MTX 直接注入输卵管的妊娠囊内。

2. 手术治疗　分为保守手术和根治手术。保守手术为保留患侧输卵管，根治手术为切除患侧输卵管。

保守手术：适用于有生育要求的年轻妇女。可采取输卵管造口术、输卵管切开术及输卵管伞部压出术。输卵管妊娠行保守手术后，残余滋养细胞有可能继续生长，再次发生出血，引起腹痛等，称为持续性异位妊娠。诊断为持续性异位妊娠者，应及时给予甲氨蝶呤治疗，必要时需再次手术。

根治手术：适用于无生育要求、内出血并发休克的急症输卵管妊娠患者。

输卵管间质部妊娠，应争取在破裂前手术，避免可能威胁生命的大量出血。

输卵管妊娠手术可经腹或经腹腔镜完成，其中腹腔镜手术是治疗异位妊娠的主要方法。

附1：其他部位妊娠

一、卵巢妊娠

卵巢妊娠指受精卵在卵巢着床和发育。卵巢妊娠的诊断标准如下。

（1）双侧输卵管正常。

（2）胚泡位于卵巢组织内。

（3）卵巢及胚泡以卵巢固有韧带与子宫相连。

（4）胚泡壁上有卵巢组织。

卵巢妊娠的临床表现为与输卵管妊娠极相似，主要症状为停经、腹痛及阴道流血。术前往往诊断为输卵管妊娠或误诊为卵巢黄体破裂。

治疗方法为手术治疗，手术应根据病灶范围做卵巢部分切除、卵巢楔形切除、卵巢切除术或患侧附件切除术，腹腔镜手术是治疗卵巢妊娠的主要方法。

二、腹腔妊娠

腹腔妊娠指胚胎或胎儿位于输卵管、卵巢及阔韧带以外的腹腔内。

腹腔妊娠分为原发性和继发性两类。原发性腹腔妊娠指受精卵直接种植于腹膜、肠系膜、大网膜等处，极少见。继发性腹腔妊娠往往发生于输卵管妊娠流产或破裂后，偶可继发于卵巢妊娠或子宫内妊娠而子宫存在缺陷破裂后。

患者有停经及早孕反应，且病史中多有输卵管妊娠流产或破裂症状，或孕早期出现不明原因的短期贫血症状，伴有腹痛及阴道流血，以后逐渐缓解。随后阴道流血停止，腹部逐渐增大。腹部检查发现子宫轮廓不清，但胎儿肢体极易触及，胎位异常，肩先露或臀先露，先露高浮，胎心异常清晰，胎盘杂音响亮。盆腔检查发现宫颈位置上移，子宫比妊娠月份小并偏于一侧，但有时不易触及，胎儿位于子宫另一侧。B超检查发现宫腔内空虚，胎儿与子宫分离；在胎儿与膀胱间未见子宫肌壁层；胎儿与子宫关系异常或胎位异常；子宫外可见胎盘组织。MRI、CT对诊断也有一定帮助。

腹腔妊娠确诊后，应即行剖腹取出胎儿。胎盘的处理要特别慎重，任意剥离将致大量出血，应根据其附着部位，胎儿存活及死亡时间决定。

三、宫颈妊娠

受精卵着床和发育在宫颈管内者称为宫颈妊娠，有停经及早孕反应。主要症状为无痛性阴道流血或血性分泌物，流血量一般由少到多，也可为间歇性阴道大量流血。检查发现宫颈显著膨大呈桶状，变软变蓝，宫颈外口扩张边缘很薄，内口紧闭，子宫体大小正常或稍大。

宫颈妊娠的诊断标准如下。

（1）妇科检查发现在膨大的宫颈上方为正常大小的子宫。

（2）妊娠产物完全在宫颈管内。

（3）分段刮宫，宫腔内未发现任何妊娠产物。

确诊后可行搔刮宫颈管术或行吸刮宫颈管术，或直视下切开宫颈剥除胚胎，术前应做好输血准备或于术前行子宫动脉栓塞术以减少术中出血。

为减少刮宫时出血并避免切除子宫，近年采用术前给予 MTX 治疗。

附 2：子宫残角妊娠

子宫残角妊娠指受精卵于子宫残角内着床并生长发育，多发生于初产妇。表现为除正常子宫外，尚可见一较小子宫，宫腔内有时可见内膜线。症状与输卵管间质部妊娠破裂相似。子宫残角妊娠确诊后应及早手术，切除残角子宫，若为活胎，应先行剖宫产，然后切除残角子宫。

附 3：剖宫产瘢痕部位妊娠（CSP）

剖宫产瘢痕部位妊娠指有剖宫产史孕妇，胚胎着床于子宫下段剖宫产切口瘢痕处，是一种特殊部位的异位妊娠，为剖宫产的远期并发症之一。

临床表现为既往有子宫下段剖宫产史，此次停经后伴不规则阴道出血。早期诊断可避免子宫大出血及子宫破裂等并发症的发生。经阴道 B 型超声是诊断 CSP 的主要手段。一旦确诊必须立即住院治疗，治疗方案依据个体化原则。

第 3 节　早　　产

★ 早产指妊娠满 28 周至不足 37 周间分娩者。此时娩出的新生儿为早产儿，体重为 1000 ~ 2499g。早产儿各器官发育尚不够健全，出生孕周越小，体重越轻，其预后越差。

一、早产的分类及原因

早产按原因可分为三类：自发性早产、未足月胎膜早破早产（PPROM）和治疗性早产。

1. 自发性早产　发生的机制主要为以下几点。

（1）孕酮撤退。

（2）缩宫素作用。

（3）蜕膜活化。

2. 未足月胎膜早破早产　病因及高危因素包括：PPROM 史、体重指数（BMI）< 19.8kg/㎡、营养不良、吸烟、宫颈功能不全、子宫畸形、宫内感染、细菌性阴道病、子宫过度膨胀及辅助生殖技术受孕等。

3. 治疗性早产　由于母体或胎儿的健康原因不允许继续妊娠，在未足 37 周时采取引产或剖宫产终止妊娠，即为治疗性早产。终止妊娠的常见指征有：子痫前期、胎儿窘迫、胎儿生长受限、羊水过少或过多、胎盘早剥、妊娠合并症、前置胎盘出血、其他不明原因产前出血、血型不合溶血及胎儿先天缺陷等。

★ 二、临床表现及诊断

早产的主要临床表现是子宫收缩，最初为不规则宫缩，常伴有少许阴道流血或血性分泌物，以后可发展为规则宫缩，其过程与足月临产相似，胎膜早破较足月临产多。临床上，早产可分为先兆早产和早产临产两个阶段。先兆早产指有规则或不规则宫缩，伴有宫颈管的进行性缩短。早产临产需符合下列条件：①出现规则宫缩，伴有宫颈的进行性改变；②宫颈扩张 1cm 以上；③宫颈展平≥80%。

三、预防

积极预防早产是降低围产儿死亡率的重要措施之一。

（1）定期产前检查，指导孕期卫生。

（2）加强对高危妊娠的管理，积极治疗妊娠合并症及预防并发症的发生。

（3）已明确宫颈功能不全者，应于妊娠 14～18 周行宫颈环扎术。

（4）对怀疑宫颈功能不全，尤其是孕中、晚期宫颈缩短者，可选用：①黄体酮阴道制剂，从妊娠 20 周用至 34 周，可明显减少 34 周前的早产率；②宫颈环扎术；③子宫托。

各种预防措施主要针对单胎妊娠，对多胎妊娠尚缺乏充足的循证医学依据。

★ 四、治疗

治疗原则：若胎膜完整，在母胎情况允许时尽量保胎至 34 周。

1. 卧床休息。

2. 促胎肺成熟治疗　妊娠 < 34 周，1 周内有可能分娩的孕妇，应使用糖皮质激素促胎儿肺成熟。方法：地塞米松注射液 6mg 肌内注射，每 12 小时 1 次，共 4 次。妊娠 32 周后选用单疗程治疗。

3. 抑制宫缩治疗

（1）β-肾上腺素能受体激动剂　常用药物有利托君。用药期间需密切观察孕妇主诉及心率、血压、宫缩变化，并限制静脉输液量，以防肺水肿。

（2）硫酸镁　常用方法为：25% 硫酸镁 16ml 加于 5% 葡萄糖注射液 100ml 中，在 30～60 分钟内静脉滴注完，后以 1～2g/h 的剂量维持，每日总量不超过 30g。用药过程中必须检测镁离子浓度，密切注意呼吸、膝反射及尿量。

（3）阿托西班　是一种缩宫素的衍生物，通过竞争子宫平滑肌细胞膜上的缩宫素受体，抑制由缩宫素所诱发的子宫收缩，其抗早产的效果与利托君相似。

（4）钙通道阻滞剂　常用药物为硝苯地平，其抗早产的作用比利托君更安全、更有效。用法：10mg 口服，每 6～8 小时 1 次，应密切注意孕妇心率及血压变化。已用硫酸镁者慎用，以防血压急剧下降。

（5）前列腺素合成酶抑制剂　因其可通过胎盘，故此类药物仅在孕 32 周前短期（1 周内）选用。常用药物为吲哚美辛。

4. 控制感染　特别适用于阴道分泌物培养 B 族链球菌阳性或羊水细菌培养阳性及泌尿道感染者。

5. 终止妊娠的指征　下列情况，需终止妊娠治疗。

（1）宫缩进行性增强，经过治疗无法控制者。

（2）有宫内感染者。

（3）衡量母胎利弊，继续妊娠对母胎的危害大于胎肺成熟对胎儿的好处。

（4）孕周已达 34 周，如无母胎并发症，应停用抗早产药，顺其自然，不必干预，只需密切监测胎儿情况即可。

6. 分娩期处理　大部分早产儿可经阴道分娩，临产后慎用吗啡、哌替啶等抑制新生儿呼吸中枢的药物；产程中应给孕妇吸氧，密切观察胎心变化，可持续胎心监护；第二产程可做会阴侧切，预防早产儿颅内出血等。对于早产胎位异常者，在权衡新生儿存活利弊基础上，可考虑剖宫产。

第 4 节　过期妊娠

平时月经周期规则，妊娠达到或超过 42 周尚未分娩者，称为过期妊娠。过期妊娠使胎儿窘迫、胎粪吸入综合征、过熟综合征、新生儿窒息、围产儿死亡、巨大儿及难产等不良结局发生率增高，并随妊娠期延长而增加。

一、病理

1. 胎盘 过期妊娠的胎盘病理有两种类型。一种是胎盘功能正常，另一种是胎盘功能减退。

2. 羊水 妊娠 42 周后羊水迅速减少，羊水粪染率明显增高。

3. 胎儿 过期妊娠胎儿生长模式与胎盘功能有关，可分为以下 3 种。

（1）正常生长及巨大儿。

（2）胎儿过熟综合征。

（3）胎儿生长受限。

二、对母儿影响

1. 对围产儿影响 除上述胎儿过熟综合征外，胎儿窘迫、胎粪吸入综合征、新生儿窒息及巨大儿等围产儿发病率及死亡率均明显增高。

2. 对母体影响 产程延长和难产率增高，使手术产率及母体产伤明显增加。

★ 三、诊断

准确核实孕周，确定胎盘功能是否正常是关键。

1. 核实孕周

（1）病史 ①以末次月经第一日计算：平时月经规则、周期为 28～30 日的孕妇停经 ≥42 周尚未分娩，可诊断为过期妊娠。若月经周期超过 30 日，应酌情顺延。②根据排卵日推算：若排卵后 ≥280 日仍未分娩者可诊断为过期妊娠。③根据性交日期推算预产期。④根据辅助生殖技术的日期推算预产期。

（2）临床表现 早孕反应开始出现时间、胎动开始出现时间以及早孕期妇科检查发现的子宫大小，均有助于推算孕周。

（3）实验室检查 ①根据 B 超检查确定孕周。②根据妊娠初期血、尿 HCG 增高的时间推算孕周。

2. 判断胎儿安危状况

（1）胎动情况。

（2）电子胎儿监护。

（3）B 超检查。

（4）羊膜镜检查 观察羊水颜色，若已破膜，可直接观察到流出的羊水有无粪染。

四、处理

妊娠 40 周以后胎盘功能逐渐下降，42 周以后明显下降，因此，在妊娠 41 周以后，即应考虑终止妊娠，尽量避免过期妊娠。

1. 促宫颈成熟 评价宫颈成熟度的主要方法是 Bishop 评分，Bishop 评分 ≥7 分者，可直接引产；Bishop 评分 <7 分者，引产前先促宫颈成熟。目前，常用的促宫颈成熟的方法主要有 PGE_2 阴道抑制剂和宫颈扩张球囊。

2. 引产术 常用静脉滴注缩宫素，胎头已衔接者，通常先人工破膜，1 小时后开始滴注缩宫素引产。

3. 产程处理 进入产程后，应鼓励产妇左侧卧位、吸氧。产程中最好连续监测胎心，注意羊水性状，及早发现胎儿窘迫，并及时处理。过期妊娠时，常伴有胎儿窘迫、羊水粪染，分娩时应做相应准备。胎儿娩出后应立即在直接喉镜指引下行气管插管吸出气管内容物，以减少胎粪吸入综合征的发生。

4. 剖宫产术　过期妊娠时，胎盘功能减退，胎儿储备能力下降，需适当放宽剖宫产指征。

同步练习

1. 早产的定义是什么?

2. 过期妊娠对胎儿的危害性有哪些?

3. 输卵管妊娠的临床表现是什么?

参考答案

1. 早产指妊娠满28周至不足37周间分娩者。

2. 过期妊娠对胎儿的危害性主要有胎粪吸入综合征、过熟综合征、新生儿窒息、胎儿生长受限、巨大儿等，围产儿发病率及死亡率均明显增高。

3. 输卵管妊娠的临床表现与受精卵着床部位，有无流产或破裂及出血量多少和时间长短等有关。典型症状为停经后腹痛与阴道流血：①停经；②腹痛；③阴道流血；④晕厥与休克；⑤腹部包块。

第7章 妊娠特有疾病

教学目的

★ 1. 掌握　妊娠期高血压疾病的基本病理生理改变、分类及临床表现和诊断方法；妊娠期高血压疾病的治疗原则、解痉药硫酸镁的应用，降压药物治疗的原则和产科处理原则；糖尿病对妊娠的影响，糖尿病合并妊娠的诊断和妊娠期糖尿病的诊断。

2. 熟悉　妊娠期高血压疾病的鉴别诊断及预防措施；妊娠期肝内胆汁淤积症的诊断和治疗；妊娠期糖尿病的临床处理；妊娠剧吐的临床特点及临床处理。

3. 了解　妊娠期高血压疾病的病因，了解对母儿的主要并发症等；妊娠期肝内胆汁淤积症病因及对母儿的影响。

第1节　妊娠期高血压疾病

妊娠期高血压疾病是妊娠与血压升高并存的疾病，是孕产妇及围生儿病死率升高的主要原因，严重影响母婴健康。

一、高危因素与病因

1. 高危因素　流行病学调查发现，妊娠期高血压疾病发病可能与以下因素有关：孕产妇≥40岁；子痫前期病史；抗磷脂抗体阳性；高血压、慢性肾炎、糖尿病；初次产检时BMI≥35kg/m²；子痫前期家族史（母亲或姐妹）；本次妊娠为多胎妊娠、首次妊娠、妊娠间隔时间≥10年及孕早期收缩压≥130mmHg或舒张压≥80mmHg等。

2. 病因

（1）子宫螺旋小动脉重铸不足。

（2）炎症免疫过度激活。

（3）血管内皮细胞受损。

（4）遗传因素。

（5）营养缺乏。

（6）胰岛素抵抗。

★ 二、病理

本病的基本病理生理变化是全身小动脉痉挛、内皮损伤及局部缺血。全身各系统各脏器灌流减少，对母儿造成危害，甚至导致母儿死亡。

★ 三、分类与临床表现

妊娠期高血压疾病的分类及临床表现见表7-1。

表 7 –1 妊娠期高血压疾病的分类及临床表现

分类		临床表现
妊娠期高血压		妊娠期出现高血压，收缩压 ≥140mmHg 和（或）舒张压≥90mmHg，于产后 12 周内恢复正常；尿蛋白（－）。产后方可确诊。少数患者可伴有上腹部不适或血小板减少
子痫前期	轻度	妊娠 20 周后出现收缩压≥140mmHg 和（或）舒张压≥90mmHg 伴尿蛋白≥0.3g/24h，或随机尿蛋白（＋）
	重度	血压和尿蛋白持续升高，发生母体脏器功能不全或胎儿并发症。出现下述任一不良情况可诊断为重度子痫前期： （1）血压持续升高：收缩压≥160mmHg 和（或）舒张压≥110mmHg。 （2）尿蛋白≥5.0g/24h 或随机蛋白尿≥（＋＋＋）。 （3）持续性头痛或视觉障碍或其他脑神经症状。 （4）持续性上腹部疼痛，肝包膜下血肿或肝破裂症状。 （5）肝脏功能异常 肝酶 ALT 或 AST 水平升高。 （6）肾脏功能异常 少尿（24h 尿量＜400ml 或每小时尿量＜17ml）或血肌酐＞106μmol/L。 （7）低蛋白血症伴胸腔积液或腹腔积液。 （8）血液系统异常 血小板呈持续性下降并低于 $100 \times 10^9/L$；血管内溶血、贫血、黄疸或血 LDH 升高。 （9）心力衰竭、肺水肿。 （10）胎儿生长受限或羊水过少。 （11）早发型即妊娠 34 周以前发病
子痫		子痫前期基础上发生不能用其他原因解释的抽搐。子痫发生前可有不断加重的重度子痫前期，但也可发生于血压升高不显著、无蛋白尿病例。通常产前子痫较多，发生于产后 48 小时者约 25%
		子痫抽搐进展迅速，前驱症状短暂，表现为抽搐、面部充血、口吐白沫、深昏迷；随之深部肌肉僵硬，很快发展成典型的全身高张阵挛惊厥、有节律的肌肉收缩和紧张，持续约 1～1.5 分钟，期间患者无呼吸动作；此后抽搐停止，呼吸恢复，但患者仍昏迷，最后意识恢复，但困惑、易激惹、烦躁
慢性高血压并发子痫前期		慢性高血压孕妇妊娠前无蛋白尿，妊娠后出现尿蛋白≥0.3g/24h；或妊娠前有蛋白尿，妊娠后尿蛋白明显增加或血压进一步升高或出现血小板减少＜$100 \times 10^9/L$
妊娠合并慢性高血压		妊娠 20 周前收缩压≥140mmHg 和（或）舒张压≥90mmHg（除外滋养细胞疾病），妊娠期无明显加重；或妊娠 20 周后首次诊断高血压并持续到产后 12 周以后

四、诊断

根据病史、临床表现、体征及辅助检查即可做出诊断，应注意有无并发症及凝血机制障碍。

1. 病史 有本病高危因素及临床表现者，特别注意有无头痛、视力改变、上腹不适等。

2. 高血压 高血压的定义为：同一手臂至少 2 次测量收缩压 ≥130mmHg 或舒张压≥90mmHg。舒张压不随患者情绪变化而剧烈变化是妊娠期高血压诊断和预后的一个重要指标。

3. 尿蛋白 尿蛋白检查应取中段尿。对可疑子痫前期孕妇应测 24 小时尿蛋白定量。尿蛋白≥0.3g/24h 或随机尿蛋白≥3.0g/L 或尿蛋白定性（＋）定义为蛋白尿。尿蛋白的出现及量的多少，反映肾小动脉痉挛造成肾小管细胞缺氧及其功能受损的程度。泌尿系感染、严重贫血、心力衰竭和难产时导致蛋白尿。

★4. 辅助检查

（1）妊娠期高血压应进行以下常规检查　①血常规；②尿常规；③肝功能、血脂；④肾功能、尿酸；⑤凝血功能；⑥心电图；⑦胎心监测；⑧B超检查胎儿、胎盘、羊水。

（2）子痫前期、子痫视病情发展和诊治需要应酌情增加以下有关的检查项目　①眼底检查；②凝血功能系列；③血电解质；④超声等影像学检查肝、胆、胰、脾、肾等脏器；⑤动脉血气分析；⑥心脏彩超及心功能测定；⑦超声检查胎儿发育、脐动脉、子宫动脉等血流指数；⑧必要时头颅CT或MRI检查。

五、鉴别诊断

子痫前期应与慢性肾炎合并妊娠相鉴别，子痫应与癫痫、脑炎、脑膜炎、脑肿瘤、脑血管畸形破裂出血、糖尿病高渗性昏迷、低血糖昏迷相鉴别。

★ 六、治疗

妊娠期高血压疾病的治疗目的是控制病情、延长孕周、确保母儿安全。治疗基本原则：休息、镇静、解痉，有指征的降压、利尿，密切监测母胎情况，适时终止妊娠。应根据病情轻重分类，进行个体化治疗。

（1）妊娠期高血压　休息、镇静、监测母胎情况，酌情降压治疗。

（2）子痫前期　镇静、解痉，有指征的降压、利尿，密切监测母胎情况，适时终止妊娠。

（3）子痫　控制抽搐，病情稳定后终止妊娠。

（4）妊娠合并慢性高血压　以降压治疗为主，注意子痫前期的发生。

（5）慢性高血压并发子痫前期　同时兼顾慢性高血压和子痫前期的治疗。

★（一）评估和监测

妊娠高血压疾病在妊娠期病情复杂、变化快，分娩和产后生理变化及各种不良刺激均可能导致病情加重。因此，对产前、产时和产后的病情进行密切评估和监测十分重要。了解病情轻重和进展情况，及时合理干预，早防早治，避免不良临床结局发生。

1. 基本检查　了解头痛、胸闷、眼花、上腹部疼痛等自觉症状。检查血压、血尿常规。注意体重、尿量、胎心、胎动、胎心监护。

2. 孕妇特殊检查　包括眼底检查、凝血指标、心肝肾功能、血脂、血尿酸及电解质等检查。

3. 胎儿的特殊检查　包括胎儿发育情况、B超和胎心监护监测胎儿宫内状况和脐动脉血流等。

根据病情决定检查频度和内容，以掌握病情变化。

（二）一般治疗

1. 地点　妊娠期高血压患者可在家或住院治疗，轻度子痫前期应住院评估决定是否院内治疗，重度子痫前期及子痫患者应住院治疗。

2. 休息和饮食　应注意休息，并取侧卧位。但子痫前期患者住院期间不建议绝对卧床休息。保证充足的蛋白质和热量。不建议限制食盐摄入。

3. 镇静　为保证充足睡眠，必要时可睡前口服地西泮2.5～5mg。

★（三）降压治疗

1. 降压治疗的目的　预防子痫、心脑血管意外和胎盘早剥等严重母胎并发症。收缩压≥160mmHg和（或）舒张压≥110mmHg的高血压孕妇应降压治疗；收缩压≥140mmHg和（或）舒张压≥90mmHg的高血压患者可使用降压治疗。妊娠前已用降压药治疗的孕妇应继续降压治疗。

2. 目标血压　孕妇无并发脏器功能损伤，收缩压应控制在130～155mmHg，舒张压应控制在80～105mmHg；孕妇并发脏器功能损伤，则收缩压应控制在130～139mmHg，舒张压应控制在

80～89mmHg。降压过程力求下降平稳，不可波动过大，且血压不可低于130/80mmHg，以保证子宫胎盘血流灌注。

常用的口服降压药物有：拉贝洛尔、硝苯地平短效或缓释片、肼屈嗪。如口服药物血压控制不理想，可使用静脉用药：拉贝洛尔、尼卡地平、酚妥拉明、肼屈嗪。孕期一般不使用利尿剂降压，以防血液浓缩、有效循环血量减少和高凝倾向。不推荐使用阿替洛尔和哌唑嗪。硫酸镁不可作为降压药使用。禁止使用血管紧张素转换酶抑制剂（ACEI）和血管紧张素Ⅱ受体拮抗剂（ARB）。

★（四）硫酸镁防治子痫

硫酸镁是子痫治疗的一线药物，也是重度子痫前期预防子痫发作的预防用药。硫酸镁控制子痫再次发作的效果优于地西泮、苯巴比妥和冬眠合剂等镇静药物。除非存在硫酸镁应用禁忌或硫酸镁治疗效果不佳，否则不推荐使用苯妥英钠和苯二氮䓬类（如地西泮）用于子痫的预防或治疗。对于轻度子痫前期患者也可考虑应用硫酸镁。

1. 作用机制

（1）镁离子抑制运动神经末梢释放乙酰胆碱，阻断神经肌肉接头间的信息传导，使骨骼肌松弛。

（2）镁离子刺激血管内皮细胞合成前列环素，抑制内皮素合成，降低机体对血管紧张素Ⅱ的反应，缓解血管痉挛状态。

（3）镁离子通过阻断谷氨酸通道钙离子内流，解除血管痉挛、减少血管内皮损伤。

（4）镁离子可提高孕妇和胎儿血红蛋白的亲和力，改善氧代谢。

2. 用药指征

（1）控制子痫抽搐及防止再抽搐。

（2）预防重度子痫前期发展成为子痫。

（3）子痫前期临产前用药预防抽搐。

3. 用药方案　静脉给药结合肌内注射。

（1）控制子痫　静脉用药：负荷剂量硫酸镁2.5～5g，溶于10%葡萄糖注射液20ml静脉推注（15～20分钟），或者5%葡萄糖注射液100ml快速静脉滴注，继而1～2g/h静脉滴注维持。或者夜间睡眠前停用静脉给药，改为肌内注射，用法：25%硫酸镁20ml＋2%利多卡因2ml臀部肌内注射。24小时硫酸镁总量25～30g，疗程24～48小时。

（2）预防子痫发作（适用于子痫前期和子痫发作后）　负荷和维持剂量同控制子痫处理。用药时间长短根据病情需要掌握，一般每天静脉滴注6～12小时，24小时总量不超过25g。用药期间每日评估病情变化，决定是否继续用药。

4. 注意事项　血清镁离子有效治疗浓度为1.8～3.0mmol/L，超过3.5mmol/L即可出现中毒症状。使用硫酸镁必备条件：①膝腱反射存在；②呼吸≥16次/分；③尿量≥17ml/h或≥400ml/24h；④备有10%葡萄糖酸钙。如患者同时合并肾功能不全、心肌病、重症肌无力等，则硫酸镁应慎用或减量使用。条件许可，用药期间可监测血清镁离子浓度。

★（五）镇静药物的应用

应用镇静药物的目的是缓解孕产妇精神紧张、焦虑症状，改善睡眠，当应用硫酸镁无效或有禁忌证时预防并控制子痫。

1. 地西泮（安定）　口服2.5～5.0mg，2～3次/天，或者睡前服用，可缓解患者的精神紧张、失眠等症状，保证患者获得足够的休息。地西泮10mg肌内注射或者静脉注射（＞2分钟）可用于预防子痫发作和再次抽搐。

2. 苯巴比妥　镇静时口服剂量为30mg/次，3次/天。控制子痫时肌内注射0.1g。

3. 冬眠合剂 冬眠合剂由氯丙嗪（50mg）、哌替啶（100mg）和异丙嗪（50mg）3 种药物组成，可抑制中枢神经系统，有助于解痉、降压、控制子痫抽搐。通常以 1/3 ~ 1/2 量肌内注射，或以半量加入 5% 葡萄糖注射液 250ml，静脉滴注。由于氯丙嗪可使血压急剧下降，导致肾及胎盘血流量降低，且对母胎肝脏有一定损害，故仅应用于硫酸镁治疗效果不佳者。

★（六）有指征者利尿治疗

子痫前期患者不主张常规使用利尿剂，仅当患者出现全身性水肿、肺水肿、脑水肿、肾功能不全、急性心力衰竭时，可根据病情使用呋塞米等快速利尿剂。甘露醇主要用于脑水肿，患者心衰或潜在心衰时禁用。严重低蛋白血症有胸腹腔积液者应补充白蛋白后使用利尿剂效果较好。

★（七）促胎肺成熟

妊娠 < 34 周，1 周内有可能分娩的孕妇，应使用糖皮质激素促胎儿肺成熟。方法：地塞米松注射液 6mg 肌内注射，每 12 小时 1 次，共 4 次。妊娠 32 周后选用单疗程治疗。

★（八）分娩时机和方式

子痫前期患者经积极治疗母胎状况无改善或者病情持续进展时，终止妊娠是唯一有效的治疗措施。

1. 终止妊娠时机

（1）妊娠期高血压、轻度子痫前期的孕妇可期待至足月。

（2）重度子痫前期患者 小于孕 26 周，经治疗病情不稳定者建议终止妊娠。孕 26 ~ 28 周，根据母胎情况及当地围生期母儿诊治能力决定是否期待治疗。孕 28 ~ 34 周，如病情不稳定，经积极治疗 24 ~ 48 小时病情仍加重，促胎肺成熟后应终止妊娠；如病情稳定，可以考虑期待治疗，并建议转至具备早产儿救治能力的医疗机构。> 孕 34 周患者，胎儿成熟后可考虑终止妊娠。孕 37 周后的重度子痫前期可考虑终止妊娠。

（3）子痫 控制 2 小时后可考虑终止妊娠。

2. 终止妊娠的方式 妊娠期高血压疾病患者，如无产科剖宫产指征，考虑阴道试产。如不能短时间内阴道分娩，病情有可能加重，可考虑剖宫产。

3. 分娩期间注意事项 注意自觉症状；监测血压并降压治疗，将血压控制在 ≤ 160/110mmHg；监测胎心变化；预防产后出血；产时不使用麦角新碱类药物。

★（九）子痫处理

子痫的处理原则如下。

1. 一般急诊处理 子痫发作时需保持气道通畅，维持呼吸、循环功能稳定，密切观察生命体征、尿量等。避免声、光等刺激。预防坠地外伤、唇舌咬伤。

2. 控制抽搐 硫酸镁是治疗子痫及预防复发的首选药物。当患者存在硫酸镁应用禁忌或硫酸镁治疗无效时，可考虑应用地西泮、苯妥英钠或冬眠合剂控制抽搐。

3. 控制血压 当收缩压持续 ≥ 160mmHg，舒张压 ≥ 110mmHg 时要积极降压以预防心脑血管并发症。

4. 纠正缺氧和酸中毒 吸氧，适量给予碳酸氢钠纠正酸中毒。

5. 适时终止妊娠 子痫患者抽搐控制 2 小时后可考虑终止妊娠。

（十）产后处理（产后 6 周内）

重度子痫前期患者产后应继续使用硫酸镁 24 ~ 48 小时预防产后子痫。子痫前期患者产后 3 ~ 6 天仍应每天监测血压及尿蛋白。如血压 ≥ 160/110mmHg 应继续给予降压治疗。哺乳期可继续应用产前使用的降压药物，注意产后出血量。

附：HELLP 综合征的诊断和治疗

HELLP 综合征以溶血、肝酶升高及血小板减少为特点，常危及母儿生命。

★（一）诊断标准

1. 血管内溶血 外周血涂片见破碎红细胞、球形红细胞，胆红素 $\geq 20.5\mu mol/L$，血清结合珠蛋白 $<250mg/L$。

2. 肝酶升高 ALT$\geq 40U/L$ 或 AST$\geq 70U/L$，LDH 水平升高。

3. 血小板减少 血小板计数 $<100\times 10^9/L$。

LDH 升高和血清结合珠蛋白降低是诊断 HELLP 综合征的敏感指标，常在血清未结合胆红素升高和血红蛋白降低前出现。HELLP 综合征应注意与血栓性疾病、血小板减少性紫癜、溶血性尿毒症性综合征、妊娠急性脂肪肝等相鉴别。

★（二）治疗

HELLP 综合征必须住院治疗。在按重度子痫前期治疗的基础上，其他治疗措施包括如下内容。

1. 有指征的输注血小板和使用肾上腺皮质激素

（1）血小板 $<50\times 10^9/L$ 可考虑肾上腺皮质激素治疗。

（2）血小板 $<50\times 10^9/L$ 且血小板数量迅速下降或者存在凝血功能障碍时应考虑备血及血小板。

（3）血小板 $<20\times 10^9/L$ 时阴道分娩前强烈建议输注血小板，剖宫产前建议输注血小板。

2. 适时终止妊娠

（1）时机 绝大多数 HELLP 综合征患者应在积极治疗后终止妊娠。只有当胎儿不成熟且母胎病情稳定的情况下方可在三级医疗单位进行期待治疗。

（2）分娩方式 HELLP 综合征患者可酌情放宽剖宫产指征。

（3）麻醉 因血小板减少，有局部出血危险，故阴部阻滞和硬膜外麻醉禁忌，阴道分娩宜采用局部浸润麻醉，剖宫产采用局部浸润麻醉或全身麻醉。

第 2 节 妊娠期肝内胆汁淤积症

妊娠期肝内胆汁淤积症（ICP）是妊娠期特有的并发症，临床上以皮肤瘙痒和黄疸为特征，主要危害胎儿，使围产儿发病率和死亡率增高。

（一）病因

目前尚不清楚，可能与女性激素、遗传及环境等因素有关。

（二）对母儿的影响

1. 对孕妇的影响 患者脂溶性维生素 K 的吸收减少，使凝血功能异常，导致产后出血。

2. 对胎婴儿的影响 胆汁酸毒性作用使围产儿发病率和死亡率明显增高。

（三）临床表现

1. 瘙痒 孕晚期发生的无皮肤损伤的瘙痒。呈持续性，白昼轻，夜间加剧。分娩后消失。

2. 黄疸 部分患者出现轻度黄疸，不随孕周增加而加重。有无黄疸与胎儿的预后关系密切。

3. 皮肤抓痕 四肢皮肤出现因瘙痒所致条状抓痕。

4. 其他 一般无明显消化道症状，严重瘙痒时可引起失眠和疲劳、恶心、呕吐、食欲减退及脂肪痢。

（四）诊断

根据典型临床症状和实验室检查结果，诊断并不困难。

1. 临床表现　孕晚期出现瘙痒、黄疸等不适。

2. 实验室检查

（1）血清胆汁酸测定　是早期诊断最敏感的方法，对判断病情、监护和处理均有参考价值。

（2）肝功能测定　大部分患者 ALT、AST 升高，为正常水平的 2～10 倍；部分患者胆红素轻中度升高，很少超过 85.5μmol/L，其中直接胆红素占 50% 以上。

（3）病理检查　肝组织活检见肝细胞无明显炎症或变性表现。仅肝小叶中央区胆红素轻度淤积，毛细胆管胆汁淤积及胆栓形成。

（4）分娩后瘙痒症状消失，肝功能恢复正常。

★（五）治疗原则

1. 一般处理　卧床休息、左侧卧位、保肝治疗，定期复查肝功能。

2. 药物治疗　熊去氧胆酸、S - 腺苷蛋氨酸、地塞米松。

3. 辅助治疗　方法有护肝治疗、改善瘙痒症状、应用维生素 K 及中药。

4. 产科处理

（1）产前监护　注意监测胎儿宫内缺氧的发生。

（2）适时终止妊娠　ICP 不是剖宫产指征，建议妊娠 37～38 周引产，积极终止妊娠，产时加强胎儿监护。对重度 ICP 治疗无效，合并多胎、重度子痫前期等，可行剖宫产终止妊娠。

第 3 节　妊娠期糖尿病

妊娠合并糖尿病有两种情况，一种为原有糖尿病的基础上合并妊娠，称为糖尿病合并妊娠（DM）；另一种为妊娠前糖代谢正常，妊娠期才出现的糖尿病，称为妊娠期糖尿病（GDM）。

（一）妊娠对糖尿病的影响

妊娠可使隐性糖尿病显性化，使既往无糖尿病的孕妇发生 GDM，使原有糖尿病患者的病情加重。孕早期空腹血糖较低，应用胰岛素治疗的孕妇如果未及时调整胰岛素用量，部分患者可能会出现低血糖。

★（二）糖尿病对妊娠的影响

妊娠合并糖尿病对母儿的影响及影响程度取决于糖尿病病情和血糖控制水平。病情较重或血糖控制不良者，对母儿影响极大，母儿近、远期并发症仍较高。

1. 对孕妇的影响

（1）可使胚胎发育异常。

（2）易发生妊娠期高血压疾病。与存在严重胰岛素抵抗状态及高胰岛素血症有关。

（3）易合并感染。

（4）羊水过多发生率较高。

（5）巨大儿发生率明显增高，难产、产道损伤、手术产儿率增高。

（6）易发生糖尿病酮症酸中毒。

（7）GDM 孕妇再次妊娠时，复发率高达 33%～69%。

2. 对胎儿的影响

（1）巨大胎儿发生率高达 25%～42%。

（2）胎儿生长受限（FGR）发生率为21%。

（3）易发生流产和早产。早产发生率为10%～25%。

（4）胎儿畸形率高。

3. 对新生儿的影响

（1）新生儿呼吸窘迫综合征　发生率增高。

（2）新生儿低血糖。

（三）临床表现与诊断

妊娠期有多饮、多食、多尿症状，或外阴阴道假丝酵母菌感染反复发作，孕妇体重＞90kg，本次妊娠并发羊水过多或巨大胎儿者，应警惕合并糖尿病的可能。

★1. 糖尿病合并妊娠的诊断

（1）妊娠前已确诊为糖尿病患者。

（2）妊娠前未进行过血糖检查但存在糖尿病高危因素者，首次产前检查时应明确是否存在妊娠前糖尿病，达到以下任何一项标准应诊断为糖尿病：① 糖化血红蛋白HbA1C≥6.5%；② 空腹血糖FPG≥7.0mmol/L；③ 伴有典型的高血糖或高血糖危象症状，同时任意血糖≥11.1mmol/L。

如果没有明确的高血糖症状，任意血糖≥11.1mmol/L需要次日复查上述①或者②确诊。不建议孕早期常规葡萄糖耐量实验检查（OGTT）。

★2. 妊娠期糖尿病（GDM）的诊断　GDM诊断标准和方法如下。

（1）有条件的医疗机构，在妊娠24～28周及以后，应对所有尚未诊断为糖尿病的孕妇，进行75g OGTT。75g OGTT的诊断标准：空腹及服糖后1、2小时的血糖值分别为5.1mmol/L、10.0mmol/L、8.5mmol/L。任何一点血糖值达到或超过上述标准即诊断为GDM。

（2）医疗资源缺乏地区，建议妊娠24～28周首先检查FPG。FPG≥5.1mmol/L，可以直接诊断为GDM，不必再做75g OGTT；而4.4mmol/L≤FPG＜5.1mmol/L者，应尽早做75g OGTT；FPG＜4.4mmol/L，可暂不行75g OGTT。

（3）孕妇具有GDM高危因素，首次OGTT正常者，必要时在妊娠晚期重复OGTT。

四、妊娠合并糖尿病的分期

依据患者发生糖尿病的年龄、病程以及是否存在血管并发症等进行分期（White分类法），有助于判断病情的严重程度及预后。

A级：妊娠期诊断的糖尿病。

A1级：经控制饮食，空腹血糖＜5.3mmol/L，餐后2小时血糖＜6.7mmol/L。

A2级：经控制饮食，空腹血糖≥5.3mmol/L，餐后2小时血糖≥6.7mmol/L。

B级：显性糖尿病，20岁以后发病，病程＜10年。

C级：发病年龄10～19岁，或病程达10～19年。

D级：10岁前发病，或病程≥20年，或合并单纯性视网膜病。

F级：糖尿病性肾病。

R级：眼底有增生性视网膜病变或玻璃体积血。

H级：冠状动脉粥样硬化性心脏病。

T级：有肾移植史。

五、处理

★1. 糖尿病患者可否妊娠的指标

（1）糖尿病患者于妊娠前应确定糖尿病严重程度。D、F、R级糖尿病一旦妊娠，对母儿危险均较大，不宜妊娠。

（2）器质性病变较轻、血糖控制良好者，可在积极治疗、密切监护下妊娠。

（3）从孕前开始，在内科医师协助下严格控制血糖值。

★2. 糖尿病孕妇的管理

（1）妊娠期血糖控制满意标准　孕妇无明显饥饿感，空腹血糖控制在 3.3～5.3mmol/L；餐前 30 分钟：3.3～5.3mmol/L；餐后 2 小时：4.4～6.7mmol/L；夜间：4.4～6.7mmol/L。

（2）医学营养治疗　饮食控制很重要。理想的饮食控制目标：既能保证和提供妊娠期间热量和营养需要，又能避免餐后高血糖或饥饿酮症出现，保证胎儿正常生长发育。

（3）药物治疗　大多数 GDM 孕妇通过生活方式的干预即可使血糖达标，不能达标的患者首先推荐应用胰岛素控制血糖。

（4）妊娠期糖尿病酮症酸中毒治疗　在监测血气、血糖、电解质并给予相应治疗的同时，主张应用小剂量胰岛素 0.1U/（kg·h）静脉滴注。每 1～2 小时监测血糖 1 次。血糖＞13.9mmol/L，应将胰岛素加入 0.9% 氯化钠注射液静脉滴注；血糖≤13.9mmol/L，开始将胰岛素加入 5% 葡萄糖氯化钠注射液中静脉滴注，酮体转阴后可改为皮下注射。

★3. 孕期母儿监护　孕前患糖尿病者每周检查 1 次直至妊娠第 10 周。妊娠中期应每 2 周检查 1 次，一般妊娠 20 周时胰岛素需要量开始增加，需及时进行调整。每 1～2 个月测定肾功能及糖化血红蛋白含量，同时进行眼底检查。妊娠 32 周以后应每周检查 1 次。注意血压、水肿、尿蛋白情况。注意对胎儿发育、胎儿成熟度、胎儿状况和胎盘功能等监测，必要时及早住院。

4. 分娩时机

（1）不需要胰岛素治疗的 GDM 孕妇，无母儿并发症，严密监测至预产期，未自然临产者采取措施终止妊娠。

（2）妊娠前糖尿病及需要胰岛素治疗的 GDM 者，如血糖控制良好者，严密检测下，妊娠 38～39 周终止妊娠；血糖控制不满意者及时入院。

（3）有母儿合并症者，血糖控制不满意，严密监测下适时终止妊娠，必要时抽取羊水，了解胎肺成熟情况，完成促胎肺成熟。

5. 分娩方式　糖尿病不是剖宫产的指征，决定阴道分娩者，应制定产程中的分娩计划，产程中严密监测孕妇血糖、宫缩、胎心变化，避免产程过长。

选择性剖宫产手术指征：糖尿病伴有微血管病变及其他产科指征者，妊娠期血糖控制不好，胎儿偏大或既往有死胎、死产史者应放宽剖宫产手术指征。

6. 分娩期处理

（1）一般处理　严密观察血糖、尿糖及酮体变化，及时调整胰岛素用量，加强胎儿监护。

（2）阴道分娩　临产后仍采用糖尿病饮食。产程中一般应停用皮下注射胰岛素，静脉输注 0.9% 氯化钠注射液加胰岛素，根据产程中测得的血糖值调整静脉输液速度。产程不宜过长。

（3）剖宫产　在手术前一日停止应用晚餐前精蛋白锌胰岛素，手术日停止皮下注射胰岛素，一般在早上监测血糖及尿酮体。根据其空腹血糖水平及每日胰岛素用量，改为小剂量胰岛素持续静脉滴注。术后每 2～4 小时测 1 次血糖，直到饮食恢复。

（4）产后处理　产褥期胎盘排出后。体内抗胰岛素物质迅速减少，大部分 GDM 患者在分娩后即不再需要使用胰岛素，仅少数患者仍需胰岛素治疗。

（5）新生儿出生时处理　新生儿出生时应进行血糖、胰岛素、胆红素、红细胞比容、血红蛋白、钙、磷、镁的测定。尤其是孕期血糖控制不满意者需给予监护，防止新生儿低血糖。

第4节 妊娠剧吐

孕妇妊娠 5～10 周频繁恶心呕吐，不能进食，排除其他疾病引起的呕吐，体重较妊娠前减轻 ≥5%、体液电解质失衡及新陈代谢障碍，需住院治疗者称为妊娠剧吐。

一、病因

至今还不十分清楚。妊娠剧吐可能与 HCG 水平升高有关，也与雌激素的易感性密切相关，与精神过度紧张、焦虑、忧虑和生活环境、经济状况较差等社会因素有关。

二、临床表现

停经 40 日出现早孕反应，逐渐加重直至呕吐频繁、不能进食，呕吐物中有胆汁或咖啡渣样物。严重呕吐引起失水及电解质紊乱；动用体内脂肪，中间产物酮体积聚，引起代谢性酸中毒。体重较妊娠前减轻 ≥5%，皮肤、黏膜干燥，脉搏细数，尿量减少，严重血压下降，引起肾前性急性肾功能衰竭；部分患者出现短暂性的肝功能异常。

三、诊断及鉴别诊断

根据病史、临床表现及妇科检查，诊断并不困难。诊断至少包括每日呕吐 ≥3 次，尿酮体阳性，体重较妊娠前减轻 ≥5%。对妊娠剧吐患者还应进行尿液和血液检查了解有无血液浓缩、酸碱平衡、电解质紊乱、肝肾功能及甲状腺功能检查；必要时行眼底及神经系统检查。

妊娠剧吐主要与葡萄胎及可能引起呕吐的疾病如肝炎、胃肠炎等相鉴别。

四、并发症

妊娠剧吐导致维生素 B_1 缺乏，出现 Wernicke 综合征；妊娠剧吐可致维生素 K_1 缺乏，并伴有血浆蛋白及纤维蛋白原减少，孕妇有出血倾向。

五、治疗

（1）对妊娠剧吐者，应给予心理治疗，解除思想顾虑。

（2）应住院治疗，禁食，根据化验结果，明确失水量及电解质紊乱情况，酌情补充水分和电解质，每日补液量不少于 3000ml，尿量维持 1000ml 以上。输液中加入氯化钾、维生素 C 及维生素 B_6，同时肌内注射维生素 B_1。经治疗后，病情多迅速好转；呕吐停止后，可以试进少量流质饮食。

（3）经上述治疗，若病情不见好转，出现危及孕妇生命时，需终止妊娠：①持续黄疸；②持续蛋白尿；③体温升高，持续在 38℃ 以上；④心动过速 ≥120 次/分；⑤伴发 Wernicke 综合征。

同步练习

1. 妊娠期高血压疾病的基本病理生理变化是什么？
2. 妊娠期高血压疾病对母儿的不良影响有哪些？
3. 硫酸镁治疗妊娠期高血压疾病的用药指征、用药方法及注意事项是什么？
4. 妊娠期高血压疾病的治疗目的和治疗基本原则有哪些？
5. 糖尿病对妊娠有哪些影响？

参考答案

1. 本病的基本病理生理变化是全身小动脉痉挛，内皮损伤及局部缺血。全身各系统各脏器灌流减少，对母儿造成危害，甚至导致母儿死亡。

2. 对孕产妇的影响：妊娠期高血压疾病特别是重度子痫前期患者容易发生心力衰竭、肺水肿、凝血功能障碍、脑出血、急性肾衰、HELLP综合征、产后出血及产后循环衰竭等。

对胎儿的影响：胎盘功能减退导致胎儿窘迫、胎儿生长受限、死胎、死产、新生儿窒息或死亡。

3. 用药指征：①控制子痫抽搐及防止再抽搐；②预防重度子痫前期发展成为子痫；③子痫前期临产前用药预防抽搐。

用药方案：静脉给药结合肌内注射。

静脉用药：负荷剂量硫酸镁 2.5~5g，溶于10%葡萄糖注射液20ml静脉推注（15~20分钟），或者5%葡萄糖注射液100ml快速静脉滴注，继而1~2g/h静脉滴注维持。或者夜间睡眠前停用静脉给药，改为肌内注射，用法：25%硫酸镁20ml＋2%利多卡因2ml臀部肌内注射。24小时硫酸镁总量25~30g，疗程24~48小时。

注意事项：使用硫酸镁应定时检查是否存在以下情况：①膝腱反射存在；②呼吸≥16次/分；③尿量≥17ml/h或≥400ml/24h；④备有10%葡萄糖酸钙。如患者同时合并肾功能不全、心肌病、重症肌无力等，则硫酸镁应慎用或减量使用。条件许可时监测血清镁离子浓度。

4. 妊娠期高血压疾病的治疗目的是控制病情、延长孕周、确保母儿安全。治疗基本原则如下。

（1）妊娠期高血压　休息、镇静、监测母胎情况，酌情降压治疗。

（2）子痫前期　镇静、解痉，有指征的降压、利尿，密切监测母胎情况，适时终止妊娠。

（3）子痫　控制抽搐，病情稳定后终止妊娠。

（4）妊娠合并慢性高血压　以降压治疗为主，注意子痫前期的发生。

（5）慢性高血压并发子痫前期　同时兼顾慢性高血压和子痫前期的治疗。

5. 妊娠合并糖尿病对母儿的影响及影响程度取决于糖尿病病情及血糖控制水平。

（1）对孕妇的影响：胚胎发育异常；易发生妊娠期高血压疾病；易合并感染；羊水过多发生率较高；巨大儿发生率高，难产、产道损伤、手术产儿率增高；易发生糖尿病酮症酸中毒；GDM孕妇再次妊娠复发率高。

（2）对胎儿的影响：巨大胎儿发生率高；胎儿生长受限发生率高；易发生流产和早产；胎儿畸形率高。

（3）对新生儿的影响：新生儿呼吸窘迫综合征发生率增高；新生儿低血糖。

第8章 妊娠合并内外科疾病

教学目的

★1. 掌握　妊娠合并心脏病影响母儿预后的因素；妊娠合并心脏病的处理；急性病毒性肝炎的诊断及鉴别诊断。

★2. 熟悉　妊娠合并心脏病早期心衰的诊断；妊娠合并重症肝炎的诊断要点。

3. 了解　妊娠合并心脏病常见类型；HBV母婴传播途径和母婴传播阻断；妊娠合并贫血的诊断及治疗；妊娠合并急性阑尾炎的诊断及处理。

第1节 心 脏 病

★ 一、妊娠对心血管系统的影响

1. 妊娠期　血容量增加，32~34周达高峰，心脏病孕妇容易发生心力衰竭。

2. 分娩期　分娩期为心脏负担最重的时期。在此时易发生心力衰竭。

3. 产褥期　产后3日内仍是心脏负担较重的时期，仍要警惕心力衰竭的发生。

二、妊娠合并心脏病的种类

1. 先天性心脏病。

2. 风湿性心脏病

（1）二尖瓣狭窄。

（2）二尖瓣关闭不全。

（3）主动脉瓣狭窄及主动脉瓣关闭不全。

3. 妊娠期高血压疾病性心脏病　妊娠期高血压疾病孕妇，以往无心脏病史及体征，而突然发生以左心衰竭为主的全心衰竭者称为妊娠期高血压疾病性心脏病，系因冠状动脉痉挛，心肌缺血受累，周围小动脉阻力增加，水钠潴留及血黏度增加等，加重心脏负担而诱发急性心力衰竭。

4. 围产期心肌病　发生于妊娠晚期至产后6个月内的扩张性心肌病。其特征为既往无心血管疾病史的孕妇，出现心肌收缩功能障碍和充血性心力衰竭。

5. 心肌炎　为心肌本身局灶性或弥漫性炎性病变。

三、妊娠合并心脏病对胎儿的影响

不宜妊娠的心脏病患者一旦妊娠，或妊娠后心功能恶化者，流产、早产、死胎、胎儿生长受限、胎儿窘迫及新生儿窒息的发生率均明显增高。

四、诊断

（1）妊娠前有心悸、气短、心力衰竭史，或曾有风湿热病史，体检、X线、心电图检查曾被诊断有器质性心脏病。

（2）有劳力性呼吸困难、经常性夜间端坐呼吸、咯血、经常性胸闷胸痛等临床症状。

（3）有发绀、杵状指，持续颈静脉怒张。心脏听诊有舒张期2级以上或粗糙的全收缩期3级杂音。有心包摩擦音、舒张期奔马律和交替脉等。

（4）心电图有严重心律失常，如心房颤动、心房扑动、Ⅲ度房室传导阻滞、ST段及T波异常改变等。

（5）X线检查显示心脏显著扩大，尤其个别心腔扩大。B型超声心动图检查显心肌肥厚、瓣膜运动异常、心内结构畸形。

◆ 五、心脏病孕妇心功能分级

纽约心脏病协会将心脏病心功能分为如下4级。

Ⅰ级：一般体力活动不受限制。

Ⅱ级：一般体力活动轻度受限制，活动后心悸、轻度气短，休息时无症状。

Ⅲ级：一般体力活动显著受限制，休息时无不适，轻微日常工作即感不适、心悸、呼吸困难，或既往有心力衰竭史者。

Ⅳ级：一般体力活动严重受限制，不能进行任何体力活动，休息时仍有心悸、呼吸困难等心力衰竭表现。

◆ 六、孕前咨询

心脏病患者孕前进行咨询十分必要。能否安全渡过妊娠期、分娩及产褥期，取决于心脏病的种类、病变程度、是否需要手术矫治、心功能级别及医疗条件等。

1. 可以妊娠 心脏病变较轻，心功能Ⅰ～Ⅱ级，既往无心力衰竭史，亦无其他并发症者。

2. 不宜妊娠 心脏病变较重、心功能Ⅲ～Ⅳ级、既往有心力衰竭史、有肺动脉高压、右向左分流型先天性先心病、严重心律失常、风湿热活动期、心脏病并发细菌性心内膜炎者，妊娠期极易发生心力衰竭，不宜妊娠。年龄在35岁以上，心脏病病程较长者，发生心力衰竭的可能性极大。

◆ 七、常见并发症

1. 心力衰竭 心力衰竭最容易发生在妊娠32～34周、分娩期及产褥早期。若出现下述症状与体征，应考虑为早期心力衰竭：①轻微活动后即出现胸闷、心悸、气短；②休息时心率每分钟超过110次，呼吸每分钟超过20次；③夜间常因胸闷而坐起呼吸，或到窗口呼吸新鲜空气；④肺底部出现少量持续性湿性啰音，咳嗽后不消失。

2. 亚急性感染性心内膜炎。

3. 缺氧和发绀。

4. 静脉栓塞和肺栓塞。

★ ◆ 八、防治

心脏病孕产妇的主要死亡原因是心力衰竭。对于有心脏病的育龄妇女，要求做到孕前咨询，以明确心脏病的类型、程度、心功能状态，并确定能否妊娠。

1. 妊娠期

（1）决定能否继续妊娠 凡不宜妊娠的心脏病孕妇，应在孕12周前行治疗性人工流产。妊娠12周以上者终止妊娠危险性不亚于继续妊娠和分娩，应密切监护防治心力衰竭，必要时剖宫取胎术。

（2）定期产前检查 能及早发现心衰的早期征象。

（3）防治心力衰竭 ①休息：保证充分休息，避免过劳及情绪激动；②饮食：要限制过度加强营养而导致体重过度增长；③预防和治疗引起心力衰竭的诱因：预防上呼吸道感染，纠正贫血，治疗心律失常；④动态观察心脏功能；⑤心力衰竭的治疗：与未妊娠者基本相同。不主张预防性应用洋地黄。妊娠晚期发生心力衰竭，原则上待心力衰竭控制后再行产科处理，放宽剖宫产手术指征。

2. 分娩期 于妊娠晚期应提前选择好适宜的分娩方式。

（1）阴道分娩及分娩期处理 心功能Ⅰ～Ⅱ级，胎儿不大，胎位正常，宫颈条件良好者，可考虑在严密监护下经阴道分娩。①第一产程：安慰及鼓励产妇，消除紧张情绪，严密监测生命体征，产程开始即应给予抗生素预防感染；②第二产程：避免屏气加腹压，阴道助产，尽可能缩短第二产程；③第三产程：防腹压骤降诱发心衰，防止产后出血过多而加重心肌缺血，加重心力衰竭。

（2）剖宫产 有产科指征、心功能在Ⅲ～Ⅳ级以上者，均应择期剖宫产。不宜再妊娠者，应同时行输卵管结扎术。

3. 产褥期 产后3日内，尤其产后24小时内仍是发生心力衰竭的危险时期，产妇须充分休息并密切监护。产后出血、感染和血栓栓塞是严重的并发症，极易诱发心力衰竭，应重点预防。心功能在Ⅲ级以上者，不宜哺乳。不宜再妊娠者，可在产后1周行绝育术。

4. 心脏手术指征 一般不主张在妊娠期手术。尽可能在幼年、孕前或延至分娩后再行心脏手术。若妊娠早期出现循环障碍症状，孕妇不愿做人工流产，内科治疗效果不佳，手术操作不复杂，可考虑手术治疗。

第2节 病毒性肝炎

病毒性肝炎是由肝炎病毒引起，以肝细胞变性坏死为主要病变的传染性疾病。根据病毒类型分为甲型、乙型、丙型、丁型、戊型等，其中以乙型最为常见。

一、妊娠期及产后肝脏生理变化

妊娠期雌、孕激素水平升高，增加肝脏负担。多种凝血因子合成明显增加，血液处于高凝状态；因血液稀释导致血清白蛋白及转氨酶下降。

二、妊娠对病毒性肝炎的影响

妊娠不增加对病毒性肝炎的易感性，但妊娠期生理变化及代谢特点，妊娠期的肝脏负担加重，可导致体内 HBV 再激活；分娩时疲劳、出血、手术及麻醉等均加重肝脏负担。

三、病毒性肝炎对母儿的影响

1. 对孕产妇的影响

（1）妊娠并发症增多 易患妊娠期高血压疾病，产后出血发生率增加，尤其是重型肝炎并发 DIC。

（2）孕产妇病死率升高。

2. 对胎儿、新生儿的影响 妊娠早期合并急性肝炎易发生流产，妊娠晚期合并肝炎易出现胎儿窘迫、早产、死胎。新生儿病死率增高。

四、临床表现

（1）流感样症状 身体不适、全身酸痛、畏寒、发热等。

（2）消化系统症状 乏力、纳差、恶心呕吐、腹部不适、右上腹疼痛、腹胀、腹泻等。

（3）皮肤和巩膜黄染、肝区叩痛。

（4）肝脾肿大，但因受妊娠期增大子宫的影响，常难以被触及。

五、诊断

结合病史、临床表现和实验室检查进行诊断。

1. 病史　有与病毒性肝炎患者密切接触史，半年内曾接受输血、注射血制品史。

2. 实验室检查

（1）肝功能检查　血清 ALT 增高，血清总胆红素升高，尿胆红素阳性，凝血酶原时间百分活度降低（PTA）。

（2）血清病原学检查　相应肝炎病毒血清学抗原抗体出现阳性。

（3）影像学检查　主要是 B 超检查，必要时 MRI 检查。主要观察肝脾大小，有无肝硬化存在，有无腹腔积液，有无肝脏脂肪变性等。

3. 乙型病毒性肝炎的临床分型

（1）急性肝炎　病程在 24 周内，分为急性无黄疸型和急性黄疸型。

（2）慢性肝炎　病程在 24 周以上，根据 HBeAg 是否阳性分为 HBeAg 阳性或 HBeAg 阴性慢性乙肝。根据病情还可分为轻度、中度和重度。

★4. 重型肝炎的诊断　出现以下情况时考虑重型肝炎：①消化道症状严重；②血清总胆红素 >171μmol/L，黄疸迅速加深，每日上升 >17.1μmol/L；③凝血功能障碍，全身出血倾向，PTA <40%；④肝脏缩小，出现肝臭气味，肝功能明显异常，酶胆分离；⑤肝性脑病；⑥肝肾综合征。

六、鉴别诊断

（1）妊娠期急性脂肪肝（AFLP）　以下几方面有助于鉴别：①AFLP 的肝炎标志物一般为阴性；②AFLP 常出现上腹部痛，而重型肝炎相对少见；③AFLP 患者的尿酸水平明显升高，尿胆红素阴性，而重型肝炎尿胆红素阳性；④肝脏 B 型超声与 MRI 检查有助于鉴别；⑤有条件时可行肝穿刺组织学检查；⑥AFLP 患者经积极支持治疗，于产后 1 周左右病情趋于稳定并好转；而重型肝炎恢复较慢，病程可长达数月。

（2）与妊娠期高血压疾病引起的肝损害如 HELLP 综合征、妊娠期肝内胆汁淤积、妊娠剧吐引起的肝损害、药物性肝损害等疾病相鉴别。

七、处理

1. 妊娠前咨询。

2. 妊娠期处理

（1）非重型肝炎　主要采用护肝、对症、支持疗法。治疗期间严密监测肝功能、凝血功能等指标。根据治疗后病情好转情况和肝功能、凝血功能恶化情况决定是否终止妊娠。终止妊娠的方式以产科指征为主，但对于病情较严重或血清胆汁酸明显升高的患者考虑剖宫产。

（2）重型肝炎　①护肝治疗。②对症支持治疗。③防治并发症。④防治感染；重型肝炎患者易发生胆道、腹腔、肺部等部位感染；须加强这些部位感染的防治。⑤严密监测病情变化：监测肝功能、凝血功能、生化、血常规等实验室指标；同时监测 CVP、每小时尿量、24 小时出入量、水及电解质变化、酸碱平衡、胎儿宫内情况。⑥妊娠合并重型肝炎的产科处理：早期识别、及时转送；适时终止妊娠；分娩方式的选择和子宫切除问题：宜主动选择有利时机采用剖宫产方式终止妊娠，必要时同时行子宫次全切除术；加强围术期处理。

八、乙型肝炎病毒母婴传播阻断

1. HBV 母婴传播途径　包括宫内传播、产时传播和产后传播。

2. HBV 母婴传播阻断　产后新生儿联合使用乙型肝炎疫苗和乙型肝炎免疫球蛋白（HBIG），可以有效阻断 HBV 母婴传播。对 HBsAg 阳性母亲的新生儿，在出生后 24 小时内尽早注射 HBIG 100～200IU，同时在不同部位接种乙型肝炎疫苗；在 1 个月和 6 个月分别再次接种第 2 针和第 3 针乙型肝炎疫苗（0、1、6 方案）。HBsAg 阳性母亲所生婴儿应在疫苗接种完成 6 个月后检测 HBV 标志物，判断免疫接种是否成功。12 月龄后若 HBsAg 阳性，提示存在感染。

第 3 节 贫　血

1. 贫血对妊娠的影响

（1）对孕妇的影响　贫血孕妇的抵抗力低下容易合并其他系统疾病，并发产褥感染。

（2）对胎儿的影响　易发生胎儿生长受限、胎儿窘迫、早产或死胎。

2. 妊娠期贫血的诊断标准

孕妇外周血血红蛋白 <110g/L 及红细胞比容 <0.33 为妊娠期贫血。妊娠期贫血分为轻度贫血和重度贫血。血红蛋白 >60g/L 为轻度贫血，血红蛋白 ≤60g/L 为重度贫血。

一、缺铁性贫血

（一）病因

妊娠期铁的需要量增加是孕妇缺铁的主要原因。

（二）诊断

1. 病史。

2. 临床表现　头晕、乏力、气短、心悸、皮肤黏膜苍白、口腔炎、舌炎等。

3. 实验室检查

（1）血象　外周血涂片为小红细胞低血红蛋白性贫血。血红蛋白 <110g/L，红细胞 <3.5 × 10^{12}/L，血细胞比容 <0.30，红细胞平均体积（MCV）<80fl，红细胞平均血红蛋白浓度 <32%，白细胞计数及血小板计数均在正常范围。

（2）血清铁浓度　血清铁 <6.5μmol/L。

（3）骨髓象　红系造血呈轻度或中度增生活跃，中、晚幼红细胞增生为主，骨髓铁染色可见细胞内外铁均减少，以细胞外铁减少明显。

（三）治疗

治疗原则是补充铁剂和去除导致缺铁性贫血的原因。

（1）补充铁剂。

（2）输血。

（3）产时及产后处理　重度贫血产妇临产后配血备用，严密监护产程，防止产程延长，预防产后出血。出血多时及时输血，产后广谱抗生素预防感染。

二、巨幼细胞贫血

巨幼细胞贫血是由叶酸或维生素 B_{12} 缺乏引起 DNA 合成障碍所致的贫血。外周血为大细胞正血红蛋白性贫血。

（一）病因

（1）来源缺乏或吸收不良。

（2）妊娠期需要量增加。

（3）叶酸排泄增加。

（二）临床表现与诊断

1. 贫血　多发生在妊娠中晚期，起病较急，为中重度贫血。

2. 消化道症状。

3. 周围神经炎症状。

4. 其他　低热、水肿、脾肿大、表情淡漠。

5. 实验室检查

（1）外周血象　外周血象为大细胞性贫血，红细胞平均体积（MCV）>100fl，红细胞平均血红蛋白含量（MCH）>32pg，大卵圆形红细胞增多，中性粒细胞分叶过多，粒细胞体积增大，核肿胀，网织红细减少，血小板通常减少。

（2）骨髓象　红细胞系统呈巨幼细胞增生。

（3）叶酸及维生素 B_{12} 值　血清叶酸<6.8nmol/L、红细胞叶酸<227 nmol/L 提示叶酸缺乏。血清维生素 B_{12} 值 <90pg，提示维生素 B_{12} 缺乏。

（三）治疗

补充叶酸、维生素 B_{12}，必要时输血，预防产后出血。

第4节　特发性血小板减少性紫癜

一、临床表现及诊断

主要表现为皮肤黏膜出血和贫血。实验室检查：血小板 $<100 \times 10^9$/L，骨髓检查成熟型血小板减少。

二、治疗

1. 妊娠期处理

（1）肾上腺皮质激素　首选治疗。

（2）输入丙种球蛋白。

（3）脾切除。

（4）输入血小板。

2. 分娩期处理　原则以阴道分娩为主。

3. 产后处理　预防产后出血及感染。

第5节　急性阑尾炎

一、妊娠期阑尾炎的特点

妊娠期阑尾的位置在妊娠初期与非妊娠期相似，随着妊娠的子宫增大位置逐步向上、向外、向后移位。

妊娠期阑尾炎有 2 个特点：一是早期诊断比较困难；二是炎症容易扩散，易发生坏死、穿孔及腹膜炎。

二、临床表现

妊娠早期合并阑尾炎的症状及体征与非妊娠期基本相同，常有转移性右下腹痛，局限性腹膜炎的体征明显。妊娠中、晚期临床表现不典型，常无明显的转移性右下腹痛，局限性腹膜炎的体征明显。

三、治疗

处理原则：不主张保守治疗，一旦确诊在积极抗感染治疗的同时，立即手术治疗。

第6节　急性胰腺炎

急性胰腺炎是妊娠期常见的急腹症之一，多发生于妊娠晚期和产褥期，可能与胆石症、高脂血症等有关。根据病理特点分为急性水肿性、出血性、坏死性胰腺炎，根据临床表现分为轻症胰腺炎和重症胰腺炎。

一、临床表现与诊断

1. 临床表现

（1）症状　突然发作的持续性上腹部疼痛为此病的主要和首发症状。腹痛呈持续性，阵发性加剧放射至腰背部。伴有恶心呕吐、腹胀、发热等。部分患者出现轻中度黄疸。坏死性胰腺炎出现广泛腹膜炎、麻痹性肠梗阻、精神症状；严重者迅速出现休克症状、呼吸衰竭和肾衰竭。

（2）体征　轻者腹部轻压痛，重症者上腹部压痛、反跳痛和腹肌紧张，肠蠕动减弱或消失，移动性浊音阳性，Grey - Turner 征，Cullen 征等。

2. 胰酶测定　淀粉酶或脂肪酶升高，≥正常值上限 3 倍，有诊断价值。

3. B 型超声　可见胰腺体积弥漫性增大，实质结构不均匀。出血坏死时可出现粗大强回声，胰腺周围渗出积聚呈无回声。

4. CT 增强扫描　胰腺肿大，外形不规则，明显低密度区，周围不同程度液体积聚。

二、鉴别诊断

急性胰腺炎需与产科的临产、胎盘早剥相鉴别，还需与消化性溃疡、胆囊炎、阑尾炎、胃肠炎、肠梗阻相鉴别。

三、处理

水肿性胰腺炎采取非手术治疗，出血坏死性胰腺炎争取 24～48 小时内急症手术治疗。

1. 非手术治疗

（1）禁食禁饮，胃肠减压，直至腹痛消失。

（2）补液、营养支持和抗休克治疗，中心静脉插管胃肠外高营养，维持水及电解质平衡。

（3）缓解疼痛。

（4）抑制胰液分泌。

（5）大剂量广谱抗生素抗感染。

2. 手术治疗　保守治疗无效，影像学检查提示胰腺周围浸润范围持续扩大者，需外科手术治疗。

3. 产科处理　治疗过程中积极保胎并监测胎儿宫内情况，大部分可自然分娩；重症胰腺炎病情重，估计胎儿可存活时，腹腔穿刺有血性腹腔积液合并高脂血症，宜于行剖宫产。

同步练习

1. 简述妊娠早期心衰的诊断。

2. 心脏病孕妇如何选择分娩方式？

3. 妊娠合并重症肝炎的诊断要点是什么?

参考答案

1. 妊娠合并心脏病患者,若出现下述症状与体征,应考虑为早期心力衰竭:①轻微活动后即出现胸闷、心悸、气短;②休息时心率每分钟超过110次,呼吸频率每分钟超过20次;③夜间常因胸闷而坐起呼吸,或到窗口呼吸新鲜空气;④肺底部出现少量持续性湿性啰音,咳嗽后不消失。

2. 心功能Ⅰ~Ⅱ级,胎儿不大,胎位正常,宫颈条件良好者,可考虑在严密监护下经阴道分娩。对胎儿偏大,产道条件不佳,有产科指征、心功能在Ⅲ~Ⅳ级以上者,均应择期剖宫产。

3. ①消化道症状严重;②血清总胆红素 > 171μmol/L,黄疸迅速加深,每日上升 > 17.1μmol/L;③凝血功能障碍,全身出血倾向,PTA < 40%;④肝脏缩小,出现肝臭气味,肝功能明显异常,酶胆分离;⑤肝性脑病;⑥肝肾综合征。

第9章 妊娠合并感染性疾病

教学目的

1. 掌握　妊娠合并感染性疾病的定义；对胎儿及新生儿的影响。
2. 熟悉　妊娠合并感染性疾病的病因、临床诊断及治疗方法。
3. 了解　妊娠合并感染性疾病的防治。

第1节　淋　病

一、定义

★淋病是由淋病奈氏菌引起的以泌尿生殖系统化脓性感染为主要表现的性传播疾病。

二、传播途径

主要通过性接触传播，间接传播途径主要通过接触含菌衣物及消毒不彻底的检查器械等。

三、淋病对妊娠、分娩及胎儿的影响

★妊娠早期可导致感染性流产与人工流产后感染。妊娠晚期易发生胎膜早破。对胎儿的威胁则是早产和胎儿宫内感染。

四、淋病对新生儿的影响

★可以发生新生儿淋菌结膜炎、肺炎，甚至出现淋菌败血症，使围生儿死亡率明显增加。

五、治疗

治疗应以及时、足量、规范用药为原则。淋病孕妇主要选用抗生素治疗，通常首选头孢曲松钠。淋病产妇的新生儿应使用0.5%红霉素眼膏预防淋菌性眼炎，并使用头孢曲松钠肌内注射或静脉注射。

第2节　梅　毒

一、定义

★梅毒是由苍白密螺旋体感染引起的慢性全身性疾病。

二、传播途径

性接触为最主要的传播途径。孕妇通过胎盘将梅毒螺旋体传给胎儿，也可发生产道感染。此外，输血、染菌衣物传染较少见。

三、对胎儿及新生儿的影响

★梅毒螺旋体经胎盘传给胎儿，可引起流产、死胎、早产或娩出先天梅毒儿。

四、临床表现

早期主要表现为硬下疳、硬化性淋巴结炎、全身皮肤黏膜损害，晚期表现为永久性皮肤黏膜损害。

五、诊断

病原体检查；血清学检查；脑脊液检查。

六、治疗

原则是早期明确诊断，及时治疗，用药足量，疗程规则。

首选青霉素治疗。妊娠早期治疗有可能避免胎儿感染，妊娠中晚期治疗可使受感染胎儿在出生前治愈。

第3节 尖 锐 湿 疣

一、病因

尖锐湿疣的病原体为人乳头瘤病毒，性接触为主要传播途径，不排除间接传播可能。

二、临床表现

临床症状不明显，可有外阴瘙痒，病灶呈多发性鳞状上皮乳头状增生，质硬，突出于表皮，表面粗糙，有肉质蒂柄，多聚生成群，也可融合在一起形成丛状、乳头状生长，或呈鸡冠状、菜花状或桑椹状。病变多发生在阴道前庭黏膜、小阴唇内侧。

三、对孕妇、胎儿及新生儿的影响

★妊娠期患尖锐湿疣，病灶生长迅速，巨大尖锐湿疣可阻塞产道，组织脆弱，分娩时容易导致大出血。孕妇患尖锐湿疣，有垂直传播的危险，通过软产道感染，在幼儿期有发生喉乳头瘤的可能。

四、处理

孕36周前，位于外阴的较小病灶，可选用局部药物治疗，若病灶大，可直接行手术切除瘤体。近足月或足月时，若病灶局限于外阴者，可行冷冻或手术切除病灶后经阴道分娩。若病灶广泛或巨大，均应行剖宫产术。

第4节 生殖器疱疹

一、定义

★生殖器疱疹是单纯疱疹病毒引起的性传播疾病。单纯疱疹病毒Ⅰ型、Ⅱ型均可致人类感染。Ⅰ型称为口型或上半身型，主要引起上半身皮肤、黏膜或器官疱疹。Ⅱ型称为生殖器型，主要表现为生殖器及肛门皮肤溃疡，易复发。主要通过性接触传播。

二、对胎儿与新生儿的影响

★妊娠晚期可致早产。新生儿感染者，少部分感染眼部或口腔，少数出现伴有多个重要脏器的播散性疾病。

三、诊断

除根据典型病史和临床表现外，实验室检查：病毒培养、病原体检测、核酸扩增试验、血清学检测。

四、治疗

原则是抑制单纯疱疹病毒增殖和控制局部感染。选用阿昔洛韦，对胎儿无明显毒性。分娩时原则上应行剖宫产。

第5节　生殖道沙眼衣原体感染

一、传播途径

主要经性接触传播，间接传播少见。孕妇感染后主要经过产道感染胎儿。

二、临床表现

孕妇感染沙眼衣原体后多无症状或症状轻微，以子宫颈管炎、尿路炎和巴氏腺感染多见。

三、对胎儿与新生儿的影响

★胎儿经污染产道感染沙眼衣原体，主要引起新生儿肺炎和眼炎。

四、诊断

沙眼衣原体培养（诊断沙眼衣原体感染的金标准）；抗原检测；核酸扩增试验；血清学检测。

五、治疗

首选阿奇霉素，也可口服阿莫西林，应同时治疗性伴侣，对可能感染的新生儿应及时治疗。

第6节　支原体感染

一、传播途径

主要经性接触传播，孕妇感染后，可经胎盘垂直传播，或经生殖道上行感染，分娩过程中经产道感染。

二、临床表现

引起阴道炎、宫颈炎、输卵管炎、尿道炎。

三、对胎儿及新生儿的影响

★可导致晚期流产、胎膜早破、早产或死胎，存活儿可致低体重儿和先天畸形等。新生儿感染支原体后可发生支原体肺炎。

四、诊断

支原体培养；血清学检测；PCR 技术。

五、治疗

首选阿奇霉素，新生儿感染选用红霉素。

第7节 获得性免疫缺陷综合征

一、定义

获得性免疫缺陷综合征（AIDS），又称为艾滋病，是由人免疫缺陷病毒（HIV）引起的一种性传播疾病，主要经性接触传播，其次为血液传播。

二、对母儿的影响

★大多数 HIV 感染孕妇无临床症状，可经胎盘感染胎儿，对 HIV 感染合并妊娠可建议终止妊娠。

三、临床表现与诊断

1. 临床表现 发热，体重下降，全身浅表淋巴结肿大，合并各种条件性感染和肿瘤。

2. 诊断 根据病史、临床表现及实验室检查诊断。

四、治疗

目前尚无治愈的方法。

1. 抗病毒药物 齐多夫定。

2. 其他免疫调节药 干扰素、白介素等。

3. 支持对症治疗 加强营养，治疗机会性感染及恶性肿瘤。

4. 产科处理 建议剖宫产，不推荐母乳喂养。

同步练习

1. 淋病的传播途径有哪些？
2. 梅毒的治疗原则是什么？

参考答案

1. 淋菌绝大多数通过性交经黏膜传播，间接传播途径主要通过接触染菌衣物、毛巾、床单、浴盆等物品及消毒不彻底的检查器械等。

2. 梅毒的治疗原则是早期明确诊断，及时治疗，用药足量，疗程规则。

第10章

胎儿异常与多胎妊娠

📀 **教学目的**

1. 掌握 双胎妊娠的诊断与处理原则；巨大胎儿的临床特点、诊断方法与处理要点；胎儿生长受限的临床特点、筛查方法和处理原则；胎儿宫内窘迫的概念、原因和分类；胎儿宫内窘迫的防治，对降低围生儿死亡的意义；胎儿宫内窘迫的临床表现、诊断及防治方法。

2. 熟悉 双胎孕妇及围产儿并发症发生原因及诊断处理。

3. 了解 双胎的类型及特点；常见胎儿畸形的特点，筛查方法和处理原则；死胎常见的病因，结局与处理要点。

第1节　胎儿先天畸形

胎儿先天畸形是出生缺陷的一种，其缺陷发生顺序为无脑儿、脑积水、开放性脊柱裂、脑脊膜膨出、腭裂、先天性心脏病、21 - 三体综合征、腹裂、脑膨出。在围产儿死亡中胎儿先天畸形居第 1 位。临床上最常见的严重胎儿畸形有无脑儿、脊柱裂、脑积水。

◤一、无脑儿

★无脑儿（anencephalus）是先天畸形胎儿中最常见的一种，系前神经孔闭合失败所致，是神经管缺陷中最严重的一种类型。不可能存活。无脑儿有 2 种类型，一种是脑组织变性坏死突出颅外，另一种是脑组织未发育。

1. 诊断 妊娠 14 周后，B 型超声探查见不到圆形颅骨光环，头端有不规则"瘤结"。无脑儿垂体及肾上腺发育不良，孕妇尿 E3 常呈低值。无脑儿脑膜直接暴露在羊水中，使羊水甲胎蛋白（AFP）呈高值。

2. 处理 无脑儿一经确诊应引产。

◤二、脊柱裂

脊柱裂（spinabifida）属脊椎管部分未完全闭合的状态，也是神经管缺陷中最常见的一种，发生率有明显的地域和种族差别。

脊柱裂有 3 种：①脊椎管缺损，称为隐性脊柱裂，脊髓和脊神经多正常，无神经系统症状；②脊髓脊膜膨出，多有神经系统症状；③脊髓裂，同时合并脊柱裂。

1. 诊断 隐形脊柱裂在产前 B 型超声检查中常难发现。较大的脊柱裂产前 B 型超声较易发现，妊娠 18~20 周是发现的最佳时机。

开放性脊柱裂胎儿的母血及羊水甲胎蛋白都高于正常。

2. 处理 脊柱裂患儿的死亡率及病残率均较高，在有生机儿之前诊断为脊柱裂者，应建议引产。

三、脑积水和水脑

脑积水（hydrocephalus）是脑脊液过多（500～3000ml）地蓄积于脑室系统内，致脑室系统扩张和压力升高，常压迫正常脑组织。脑积水常伴有脊柱裂、足内翻等畸形。水脑（hydranencephaly）指双侧大脑半球缺失，颅内充满了脑脊液。

1. 诊断　在耻骨联合上方触到宽大、骨质薄软、有弹性的胎头，且大于胎体并高浮，跨耻征阳性。严重的脑积水及水脑产前 B 型超声易发现。

2. 处理　有生机儿前诊断严重脑积水及水脑，应建议引产，处理过程应以产妇免受伤害为原则。头先露，宫口扩张 3cm 时行颅内穿刺放液缩小胎头娩出胎儿。

四、单心房单心室

单心房单心室是一种严重的先天性心脏发育异常，预后不良。在 B 型超声声像图仅见一个心房、一个房室瓣及一个心室。在有生机儿前诊断单心房单心室畸形，应建议终止妊娠。

五、腹裂

腹裂（gastroschisis）也称为内脏外翻，是一侧前腹壁全层缺损所致。随着小儿外科手术技术的提高，腹裂的总体预后较好，但腹裂伴肝脏突出，死亡率有所上升。

六、致死性侏儒

致死性侏儒（thanatophoric）是一种致死性的骨骼畸形，表现为长骨极短且弯曲、窄胸、头颅相对较大，多伴有羊水过多。一旦发现为致死性侏儒，应尽早终止妊娠。

七、联体儿

联体儿（conjoined twins）极少见，系单卵双胎在孕早期发育过程中未能分离，或分离不完全所致，多数性别相同。分为：①相等联体儿：头部、胸部、腹部等联体；②不等联体儿：常为寄生胎。腹部检查不易与双胎妊娠相区别。有生机儿前一旦发现为联体儿，可考虑终止妊娠。足月妊娠应行剖宫产术。

八、21－三体综合征

21－三体综合征（trisomy 21 syndrome）也称为唐氏综合征（Down syndrome）、先天愚型，是染色体异常中最常见的一种，为第21号染色体多1条所致。唐氏综合征筛查目前有妊娠早期胎儿颈项透明层（NT）测定联合血清学筛查，妊娠中期血清学筛查及外周血无创性产前筛查方法。有生机儿前诊断为21－三体综合征，建议终止妊娠。

第 2 节　胎儿生长受限

小于孕龄儿（small for gestation age，SGA）是指出生体重低于同胎龄应有体重第10百分位数以下或低于其平均体重2个标准差的新生儿。新生儿死亡率为1%，较同孕龄出生的正常体重儿病死率高0.2%。

SGA 可分为 3 种情况。

（1）正常的 SGA（normal SGA）　即胎儿结构及多普勒血流评估均未发现异常。

（2）异常的 SGA（abnormal SGA）　存在结构异常或者遗传性疾病的胎儿。

（3）胎儿生长受限（fetal growth restriction，FGR；或 intrauterine growth retardation，IUGR）指无法达到其应有生长潜力的 SGA。严重的 FGR 被定义为胎儿的体重小于第3百分位，同时伴有多普勒血流的异常。

低出生体重儿被定义为胎儿分娩时的体重小于2500g。

一、病因

影响胎儿生长的因素，包括母亲营养供应、胎盘转运和胎儿遗传潜能。其病因复杂，约40%患者病因尚不明确。主要危险因素如下。

1. 孕妇因素 孕妇因素占50%～60%。

（1）营养因素。

（2）妊娠并发症与合并症 如某些并发症或合并症均可使胎盘血流量减少，灌注下降。

（3）其他。

2. 胎儿因素 胎儿基因或染色体异常、先天发育异常时，也常伴有胎儿生长受限。

3. 胎盘因素 胎盘各种病变导致子宫胎盘血流量减少，胎儿血供不足。

4. 脐带因素 脐带过长、脐带过细（尤其近脐带根部过细）、脐带扭转、脐带打结等。

★ 二、分类及临床表现

胎儿发育分3个阶段。第一阶段（妊娠17周之前）：主要是细胞增殖，所有器官的细胞数目均增加。第二阶段（妊娠17～32周）：细胞继续增殖并增大。第三阶段（妊娠32周之后）：细胞增生肥大为其主要特征，胎儿突出表现为糖原和脂肪沉积。胎儿生长受限根据其发生时间、胎儿体重及病因分为三类。

1. 内因性均称型FGR 属于原发性胎儿生长受限，一般发生在胎儿发育的第一阶段。

特点：体重、身长、头径相称，但均小于该孕龄正常值。胎儿出生缺陷发生率高，预后不良。产后新生儿经常伴小儿智力障碍。

2. 外因性不均称型FGR 属继发性胎儿生长受限，胚胎早期发育正常，至妊娠晚期才受到有害因素影响。

特点：新生儿外表呈营养不良或过熟儿状态，发育不均称，身长、头径与孕龄相符而体重偏低。胎儿在分娩期对缺氧的耐受力下降，易导致新生儿脑神经受损。

3. 外因性均称型FGR 为上述两型的混合型。其病因有母儿双方因素，多因缺乏重要生长因素，在整个妊娠期间均产生影响。

特点：新生儿身长、体重、头径均小于该孕龄正常值，外表有营养不良表现。存在代谢不良。新生儿的生长与智力发育常常受到影响。

三、诊断

妊娠期准确诊断FGR并不容易，往往需在分娩后才能确诊。密切关注胎儿发育情况是提高FGR诊断率及准确率的关键。

1. 临床指标

（1）子宫长度、腹围值连续3周测量均在第10百分位数以下者，为筛选FGR指标，预测准确率达85%以上。

（2）计算胎儿发育指数，胎儿发育指数＝子宫长度（cm）－3×（月份＋1），指数在－3和＋3之间为正常，小于－3提示可能为FGR。

（3）妊娠晚期孕妇每周增加体重0.5kg。若体重增长停滞或增长缓慢时，可能为FGR。

2. 辅助检查

（1）B型超声胎儿生长测量 ①胎儿测头围与腹围比值（HC/AC）：比值小于正常同孕周平均值的第10百分位数，即应考虑可能为FGR。②测量胎儿双顶径（BPD）：观察其动态变化，发现每周增长<2.0mm，或每3周增长<4.0mm，或每4周增长<6.0mm，于妊娠晚期双顶径每周

增长＜1.7mm，均应考虑有 FGR 的可能。③羊水量与胎盘成熟度：多数 FGR 出现羊水过少、胎盘老化的 B 型超声图像。

（2）彩色多普勒超声检查　脐动脉舒张期血流缺失或倒置，对诊断 FGR 意义大。脐血 S/D 比值升高时，也应考虑有 FGR 的可能。

（3）抗心磷脂抗体（ACA）的测定　研究表明抗心磷脂抗体（ACA）与 FGR 的发生有关。

四、处理

1. 寻找病因。

2. 妊娠期治疗　治疗越早效果越好，妊娠 32 周前开始疗效佳，妊娠 36 周后疗效差。治疗原则是：积极寻找病因、补充营养、改善胎盘循环，加强胎儿监测、适时终止妊娠。

（1）一般治疗　卧床休息，均衡膳食，吸氧。

（2）母体静脉营养　临床上常通过静脉营养给予母体补充氨基酸、能量合剂及葡萄糖，但实际治疗效果并不理想。

（3）药物治疗　β－肾上腺素激动剂、硫酸镁能、丹参等。低分子肝素、阿司匹林用于抗磷脂抗体综合征对 FGR 有效。

3. 胎儿健康状况（fetal well－being）监测　无应激试验（NST）、胎儿生物物理评分（BPP）、胎儿血流监测等。胎儿监护应从确诊为 FGR 开始或在妊娠 28～30 周以后。监护频率取决于病情发展，直至胎儿分娩。

4. 产科处理

（1）继续妊娠指征　胎儿状况良好，胎盘功能正常，妊娠未足月、孕妇无合并症及并发症者，可以在密切监护下妊娠至足月，但不应超过预产期。

（2）终止妊娠指征　①治疗后 FGR 无改善，胎儿停止生长 3 周以上；②胎盘老化，伴有羊水过少等胎盘功能低下表现；③NST、胎儿生物物理评分及胎儿血流测定等提示胎儿缺氧；④妊娠合并症、并发症病情加重，继续妊娠将危害母婴健康或生命者，均应尽快终止妊娠，一般在妊娠 34 周左右考虑终止妊娠，若孕周未达 34 周者，应促胎肺成熟后再终止妊娠。

（3）分娩方式选择　FGR 胎儿对缺氧耐受力差，胎儿胎盘贮备不足，难以耐受分娩过程中子宫收缩时的缺氧状态，应适当放宽剖宫产指征。①阴道产：胎儿情况良好，胎盘功能正常，胎儿成熟，Bishop 宫颈成熟度评分≥7 分，羊水量及胎位正常，无其他禁忌者，可经阴道分娩；若胎儿难以存活，无剖宫产指征时予以引产。②剖宫产：胎儿病情危重，产道条件欠佳，阴道分娩对胎儿不利，应行剖宫产结束分娩。

第3节　巨　大　胎　儿

★巨大胎儿（macrosomia）指胎儿体重达到或超过 4000g。

一、高危因素

①孕妇肥胖；②妊娠合并糖尿病，尤其是 2 型糖尿病；③过期妊娠；④经产妇；⑤父母身材高大；⑥高龄产妇；⑦有巨大胎儿分娩史；⑧种族、民族因素。

二、对母儿影响

1. 对母体影响　增加剖宫产率；经阴道分娩主要危险是肩难产。可能发生严重的阴道损伤和会阴裂伤甚至子宫破裂；易导致产后出血。易发生尿瘘或粪瘘。

2. 对胎儿影响　可引起颅内出血、锁骨骨折、臂丛神经损伤等产伤，严重时甚至死亡。

三、诊断

目前尚无方法准确预测胎儿大小，通过病史、临床表现及辅助检查可以初步判断，但巨大胎儿需待出生后方能确诊。

1. 病史及临床表现。

2. 腹部检查 宫高 >35cm。多数胎头跨耻征为阳性。听诊时胎心清晰，但位置较高。

3. B 型超声检查 对于巨大胎儿的预测还有一定的难度。巨大胎儿的胎头双顶径往往会大于10cm，此时需进一步测量胎儿肩径及胸径，若肩径及胸径大于头径者，需警惕难产发生。

四、处理

1. 妊娠期 若确诊为糖尿病应积极治疗，控制血糖。于足月后根据胎盘功能及糖尿病控制情况等综合评估，决定终止妊娠时机。

2. 分娩期

（1）估计胎儿体重≥4000g 且合并糖尿病者，建议剖宫产终止妊娠。

（2）估计胎儿体重≥4000g 而无糖尿病者，可阴道试产，但需放宽剖宫产指征。

3. 预防性引产 对妊娠期发现巨大胎儿可疑者，不建议预防性引产。因为预防性引产并不能改善围产儿结局，不能降低肩难产率，反而可能增加剖宫产率。

4. 新生儿处理 预防新生儿低血糖，在出生后 30 分钟监测血糖。出生后 1～2 小时开始喂糖水，及早开奶。

第4节 胎儿窘迫

胎儿窘迫（fetal distress）指胎儿在子宫内因急性或慢性缺氧危及其健康和生命的综合症状。急性胎儿窘迫多发生在分娩期；慢性胎儿窘迫常发生在妊娠晚期，但在临产后常表现为急性胎儿窘迫。

一、病因

1. 胎儿急性缺氧 系因母胎间血氧运输及交换障碍或脐带血循环障碍所致。常见因素有：①前置胎盘、胎盘早剥；②脐带异常；③母体严重血循环障碍致胎盘灌注急剧减少，如各种原因导致休克等；④缩宫素使用不当，造成过强及不协调宫缩；⑤孕妇应用麻醉药及镇静剂过量，抑制呼吸。

2. 胎儿慢性缺氧 ①母体血液含氧量不足；②子宫胎盘血管硬化、狭窄、梗死，使绒毛间隙血液灌注不足；③胎儿严重的心血管疾病、呼吸系统疾病，胎儿畸形，母儿血型不合，胎儿宫内感染、颅内出血及颅脑损伤，致胎儿运输及利用氧能力下降等。

二、病理生理变化

胎儿缺血缺氧会引起全身血流重新分配，分流血液到胎心、脑及肾上腺等重要器官。在胎心监护时出现短暂的、重复出现的晚期减速。如果缺氧持续，则无氧糖酵解增加，发展为代谢性酸中毒。重度缺氧可致胎儿呼吸运动加深，羊水吸入，出生后可出现新生儿吸入性肺炎。

三、临床表现及诊断

1. 急性胎儿窘迫 主要发生在分娩期。多因脐带异常、胎盘早剥、宫缩过强、产程延长及休克等引起。

（1）产时胎心率异常 缺氧早期，胎儿电子监护可出现胎心基线代偿性加快、晚期减速或重度变异减速；随产程进展，胎心基线可下降到 <110bpm。当胎心基线率 <100bpm，基线变异≤5bpm，伴频繁晚期减速或重度变异减速时提示胎儿缺氧严重，胎儿常结局不良，可随时胎死

宫内。

（2）羊水胎粪污染　胎儿可在宫内排出胎粪，影响胎粪排出最主要的因素是孕周，孕周越大羊水胎粪污染的概率越高，某些高危因素也会增加胎粪排出的概率，如妊娠期肝内胆汁淤积症。10%～20%的分娩中会出现羊水胎粪污染，羊水中胎粪污染不是胎儿窘迫的征象。

（3）胎动异常　缺氧初期为胎动频繁，继而减弱及次数减少，进而消失。

（4）酸中毒　采集胎儿头皮血进行血气分析。若 pH 值 < 7.20，PO_2 < 10mmHg，PCO_2 > 60mmHg，可诊断为胎儿酸中毒。

2. 慢性胎儿窘迫　主要发生在妊娠晚期，常延续至临产并加重。多因妊娠期高血压疾病、慢性肾炎、糖尿病等所致。

（1）胎动减少或消失　胎动减少为胎儿缺氧的重要表现，应予警惕，临床常见胎动消失 24 小时后胎心消失。

（2）产前胎儿电子监护异常　胎心率异常提示有胎儿缺氧可能。

（3）胎儿生物物理评分低　≤4 分提示胎儿窘迫，6 分为胎儿可疑缺氧。

（4）脐动脉多普勒超声血流异常。

四、处理

（1）急性胎儿窘迫应采取果断措施，改善胎儿缺氧状态。

1）一般处理　左侧卧位，吸氧，停用催产素，除外脐带脱垂并评估产程进展。纠正脱水、酸中毒、低血压及电解质紊乱。

2）病因治疗　若为不协调性子宫收缩过强，或因缩宫素使用不当引起宫缩过频过强，应抑制宫缩。

3）尽快终止妊娠　宫口未开全或预计短期内无法阴道分娩：应立即行剖宫产，指征有：①胎心基线变异消失伴胎心基线 <110bpm，或伴频繁晚期减速，或伴频繁重度变异减速；②正弦波；③胎儿头皮血，pH 值 <7.20。宫口开全：胎头双顶径已达坐骨棘平面以下，应尽快经阴道助娩。

无论阴道分娩或剖宫产均需做好新生儿窒息抢救准备。

（2）慢性胎儿窘迫应针对病因，根据孕周、胎儿成熟度及胎儿缺氧程度决定处理。

1）一般处理　左侧卧位，定时吸氧。积极治疗妊娠合并症及并发症。加强胎儿监护，注意胎动变化。

2）期待疗法　孕周小，估计胎儿娩出后存活可能性小，尽量保守治疗延长胎龄，同时促胎肺成熟，争取胎儿成熟后终止妊娠。

3）终止妊娠　妊娠近足月或胎儿已成熟，胎动减少，胎盘功能进行性减退，胎心监护出现胎心基线率异常伴基线波动异常、OCT 出现频繁晚期减速或重度变异减速、胎儿生物物理评分 <4 分者，均应行剖宫产术终止妊娠。

第 5 节　死　胎

★妊娠 20 周后胎儿在子宫内死亡，称为死胎（stillborn or fetal death）。胎儿在分娩过程中死亡，称为死产，也是死胎的一种。

一、病因

1. 胎盘及脐带因素　胎盘大量出血或脐带异常，导致胎儿缺氧。

2. 胎儿因素　如胎儿严重畸形、胎儿生长受限、双胎输血综合征、胎儿感染、严重遗传性疾病、母儿血型不合等。

3. 孕妇因素　严重的妊娠合并症、并发症。子宫局部因素，致局部缺血而影响胎盘、胎儿。

二、临床表现

死胎在宫腔内停留过久能引起母体凝血功能障碍。胎死宫内 4 周以上，DIC 发生机会增多，可引起分娩时的严重出血。

三、诊断

孕妇自觉胎动停止，子宫停止增长，检查时听不到胎心，子宫大小与停经周数不符，B 型超声检查可确诊。

四、处理

死胎一经确诊，首先应该详尽完善病史。尽早引产，建议尸体解剖及胎盘、脐带、胎膜病理检查及染色体检查，尽力寻找死胎原因，做好产后咨询。

引产方法有多种，原则是尽量经阴道分娩，剖宫产仅限于特殊情况下使用。

第 6 节　多 胎 妊 娠

一次妊娠宫腔内同时有 2 个或 2 个以上胎儿时称为多胎妊娠（multiple pregnancy），以双胎妊娠（twin pregnancy）多见。本节主要讨论双胎妊娠。

★ 一、双胎类型及特点

1. 双卵双胎　2 个卵子分别受精形成的双胎妊娠，称为双卵双胎（dizygotic twin）。胎盘多为 2 个，也可融合成 1 个，但血液循环各自独立。胎盘胎儿面有 2 个羊膜腔，中间隔有 2 层羊膜、2 层绒毛膜。

同期复孕（superfecundation）是 2 个卵子在短时间内不同时间受精而形成的双卵双胎。检测 HLA 型别可识别精子的来源。

2. 单卵双胎　由一个受精卵分裂形成的双胎妊娠，称为单卵双胎（monozygotic twin）。由于受精卵在早期发育阶段发生分裂的时间不同，形成下述 4 种类型。

（1）双羊膜囊双绒毛膜单卵双胎　分裂发生在桑椹期（早期胚泡），相当于受精后 3 日内，形成 2 个独立的受精卵、2 个羊膜囊。胎盘为 2 个或 1 个。

（2）双羊膜囊单绒毛膜单卵双胎　分裂发生在受精后第 4～8 日，胚胎发育处于胚泡期，羊膜囊尚未形成。胎盘为 1 个，2 个羊膜囊之间仅隔有 2 层羊膜。

（3）单羊膜囊单绒毛膜单卵双胎　受精卵在受精后第 9～13 日分裂，此时羊膜囊已形成，2 个胎儿共存于 1 个羊膜腔内，共有 1 个胎盘。

（4）联体双胎　受精卵在受精第 13 日后分裂，此时原始胚盘已形成，机体不能完全分裂成 2 个，形成不同形式的联体儿，极罕见。

二、诊断

1. 病史及临床表现　双卵双胎多有家族史，妊娠前曾用促排卵药或体外受精多个胚胎移植。妊娠中期后体重增加迅速，腹部增大明显，下肢水肿、静脉曲张等压迫症状出现早且明显，妊娠晚期常有呼吸困难，活动不便。

2. 产科检查　子宫大于停经周数，妊娠中晚期腹部可触及多个小肢体或 3 个以上胎极；胎头较小，与子宫大小不成比例；不同部位可听到 2 个胎心，其间隔有无音区，或同时听诊 1 分钟，2 个胎心率相差 10 次以上。双胎妊娠时胎位多为纵产式，以 2 个头位或一头一臀常见。

3. B 型超声检查　妊娠 35 日后，宫腔内可见 2 个妊娠囊；妊娠 6 周后，可见 2 个原始心管搏动。

4. 绒毛膜性判断 由于单绒毛膜性双胎特有的双胎并发症较多，因此在妊娠早期进行绒毛膜性判断非常重要。在妊娠 6~10 周之间，可通过宫腔内孕囊数目进行绒毛膜性判断，如宫腔内有 2 个孕囊，为双绒毛膜双胎，如仅见 1 个孕囊，则单绒毛膜性双胎可能性较大。

三、并发症

1. 孕妇的并发症

（1）妊娠期高血压疾病 比单胎妊娠多 3~4 倍，且发病早、程度重，容易出现心肺并发症及子痫。

（2）妊娠期肝内胆汁淤积症 发生率是单胎的 2 倍，胆酸常高出正常值 10 倍以上，易引起早产、胎儿窘迫、死胎、死产，围产儿死亡率增高。

（3）贫血 是单胎的 2.4 倍，与铁及叶酸缺乏有关。

（4）羊水过多 发生率约 12%，单卵双胎常在妊娠中期发生急性羊水过多，与双胎输血综合征及胎儿畸形有关。

（5）胎膜早破 发生率约达 14%，可能与宫腔内压力增高有关。

（6）宫缩乏力 子宫肌纤维伸展过度，常发生原发性宫缩乏力，致产程延长。

（7）胎盘早剥 是双胎妊娠产前出血的主要原因，可能与妊娠期高血压疾病发生率增加有关。第一胎儿娩出后，宫腔容积骤然缩小，是胎盘早剥另一常见原因。

（8）产后出血 经阴道分娩的双胎妊娠平均产后出血量 ≥500ml，与子宫过度膨胀致产后宫缩乏力及胎盘附着面积增大有关。

（9）流产 高于单胎 2~3 倍，与胚胎畸形、胎盘发育异常、胎盘血液循环障碍、宫腔内容积相对狭窄可能有关。

2. 围产儿并发症

（1）早产 约 50% 双胎妊娠并发早产，其风险约为单胎妊娠的 7~10 倍，多因胎膜早破或宫腔内压力过高及严重母儿并发症所致。

（2）脐带异常 脐带互相缠绕、扭转、脐带脱垂。

（3）胎头交锁及胎头碰撞 前者多发生在第一胎儿为臀先露、第二胎儿为头先露者，分娩时第一胎儿头部尚未娩出，而第二胎儿头部已入盆，2 个胎头颈部交锁，造成难产；后者 2 个胎儿均为头先露，同时入盆，引起胎头碰撞难产。

（4）胎儿畸形 双绒毛膜双胎和单绒毛膜双胎妊娠胎儿畸形的发生率分别为单胎妊娠的 2 倍和 3 倍。

3. 单绒毛膜双胎特有并发症 ★双胎输血综合征（twin to twin transfusion syndrome，TTTS）：是双羊膜囊单绒毛膜单卵双胎的严重并发症。通过胎盘间的动 - 静脉吻合支，血液从动脉向静脉单向分流，使一个胎儿成为供血儿，另一个胎儿成为受血儿，造成供血儿贫血、血容量减少，致使生长受限、肾灌注不足、羊水过少，甚至因营养不良而死亡；受血儿血容量增多、动脉压增高、各器官体积增大、胎儿体重增加，可发生充血性心力衰竭、胎儿水肿、羊水过多。目前国际上对 TTTS 的诊断主要依据为：①单绒毛膜性双胎；②双胎出现羊水量改变，一胎羊水池最大深度大于 8cm，另一胎小于 2cm 即可诊断。

（1）选择性胎儿生长受限（selective IUGR，sIUGR） 亦为单绒毛膜性双胎特有的严重并发症。sIUGR 可分为三型，Ⅰ型为仅出现体重相差；Ⅱ型为小胎儿出现脐血流舒张期缺失或倒置；Ⅲ型为小胎儿出现间歇性脐血流舒张期改变。

（2）一胎无心畸形　亦称为动脉反向灌注序列（twin reversed artefia perfusion sequence，TRAPS），为少见畸形，双胎之一心脏缺如、残留或无功能。

（3）单绒毛膜单羊膜囊双胎　为极高危的双胎妊娠，由于两胎儿共用一个羊膜腔，两胎儿之间无胎膜分隔，因脐带缠绕和打结而发生宫内意外可能性较大。

◆ 四、处理

1. 妊娠期处理及监护

（1）补充足够营养　进食含高蛋白质、高维生素及必需脂肪酸的食物，预防贫血及妊娠期高血压疾病。

（2）防治早产　早产若发生在 34 周以前，应给予宫缩抑制剂。一旦出现宫缩或阴道流液，应住院治疗。

（3）及时防治妊娠期并发症　妊娠期发现妊娠期高血压疾病、妊娠期肝内胆汁淤积症等应及早治疗。

（4）监护胎儿生长发育情况及胎位变化　发现胎儿畸形，应及早终止妊娠。对双绒毛膜性双胎，定期（每 4 周 1 次）B 型超声监测胎儿生长情况。对单绒毛膜性双胎，应每 2 周 B 型超声监测胎儿生长发育以期早期排除是否出现特殊并发症等。

2. 终止妊娠的指征　①合并急性羊水过多，压迫症状明显，孕妇腹部过度膨胀，呼吸困难，严重不适；②胎儿畸形；③母亲有严重并发症，如子痫前期或子痫，不允许继续妊娠时；④已到预产期尚未临产，胎盘功能减退者。

3. 分娩期处理　多数双胎妊娠能经阴道分娩。双胎妊娠有下列情况之一，应考虑剖宫产：①第一胎儿为肩先露、臀先露；②宫缩乏力致产程延长，经保守治疗效果不佳；③胎儿窘迫，短时间内不能经阴道结束分娩；④联体双胎孕周＞26 周；⑤严重妊娠并发症需尽快终止妊娠，如重度子痫前期、胎盘早剥等。

4. 单绒毛膜双胎及其特有并发症的处理　根据其具体并发症不同可采取不同的处理方式，如：胎儿镜下用激光凝固胎盘表面可见的血管吻合支，快速羊水减量术，选择性减胎术等。

同步练习

1. 简述 FGR 的分类。
2. 简述双胎妊娠的并发症。

参考答案

1. ①内因性均称型 FGR 即为原发性胎儿生长受限。②外因性不均称型 FGR 属继发性胎儿生长受限。③外因性均称型 FGR 为上述两型的混合型。

2. （1）孕妇的并发症：①妊娠期高血压疾病；②妊娠期肝内胆汁淤积症；③贫血；④羊水过多；⑤胎膜早破；⑥宫缩乏力；⑦胎盘早剥；⑧产后出血；⑨流产。

（2）围产儿并发症：①早产；②脐带异常；③胎头交锁及胎头碰撞；④胎儿畸形。

（3）单绒毛膜双胎特有并发症：①双胎输血综合征；②选择性胎儿生长受限；③一胎无心畸形；④单绒毛膜单羊膜囊双胎。

第11章　胎盘与胎膜异常

教学目的

1. 掌握　前置胎盘的临床表现、诊断要点及处理原则；胎膜早破的概念、对母儿的影响；胎膜早破的诊断方法及羊膜腔感染的诊断方法；掌握胎膜早破的处理方法。

2. 熟悉　前置胎盘分类；胎盘早剥发病机制及其临床表现；胎盘早剥对母儿的危害性和及早处理的重要性。

3. 了解　前置胎盘的病因，及其对母儿的危害性；胎膜早破病因；胎盘早剥的病因。

第1节　前置胎盘

★妊娠28周后，若胎盘附着于子宫下段、下缘达到或覆盖宫颈内口，位置低于胎先露部，称为前置胎盘。

◇一、病因

尚不清楚。其病因可能与下述因素有关。

（1）子宫内膜病变或损伤。

（2）胎盘异常。

（3）受精卵滋养层发育迟缓。

★◇二、分类

根据胎盘下缘与宫颈内口的关系，将前置胎盘分为三类。

（1）完全性前置胎盘或称为中央型前置胎盘　胎盘组织完全覆盖宫颈内口。

（2）部分性前置胎盘　胎盘组织部分覆盖宫颈内口。

（3）边缘性前置胎盘　胎盘下缘附着于子宫下段，下缘到达宫颈内口，但未超越宫颈内口。胎盘位于子宫下段，胎盘边缘极为接近但未达到宫颈内口，称为低置胎盘。

◇三、临床表现

1. 症状　典型症状为妊娠晚期或临产时，发生无诱因、无痛性反复阴道流血。阴道流血发生孕周迟早、反复发生次数、出血量多少与前置胎盘类型有关。完全性前置胎盘初次出血时间多在妊娠28周左右，称为"警戒性出血"；边缘性前置胎盘出血多发生在妊娠晚期或临产后，出血量较少；部分性前置胎盘的初次出血时间、出血量及反复出血次数，介于两者之间。

2. 体征　患者一般情况与出血量有关，大量出血呈现面色苍白、脉搏增快微弱、血压下降等休克表现。腹部检查：子宫软、无压痛，大小与妊娠周数相符。胎先露高浮，常并发胎位异常。反复出血或一次出血量过多可使胎儿宫内缺氧，严重者胎死宫内。

四、诊断

（1）多次刮宫、分娩史，孕妇不良生活习惯，辅助生殖技术或高龄产妇、双胎等病史，有上述症状及体征，对前置胎盘的类型可作出初步判断。

（2）辅助检查　B超检查可清楚显示子宫壁、胎盘、胎先露部及宫颈的位置，并根据胎盘下缘与宫颈内口的关系，确定前置胎盘类型。妊娠中期B超检查发现胎盘前置者，不宜诊断为前置胎盘，而应称为胎盘前置状态。

（3）产后检查胎盘和胎膜　对产前出血患者，产后应仔细检查胎盘胎儿面边缘有无血管断裂，可提示有无副胎盘。若前置部位的胎盘母体面有陈旧性黑紫色血块附着，或胎膜破口距胎盘边缘距离<7cm，则为前置胎盘。

五、鉴别诊断

前置胎盘应与Ⅰ型胎盘早剥、脐带帆状附着。前置血管破裂、胎盘边缘血窦破裂、宫颈病变等产前出血相鉴别。

六、对母儿影响

（1）产时、产后出血。

（2）植入性胎盘。

（3）产褥感染。

（4）围产儿预后不良。

★ 七、处理

原则是抑制宫缩、止血、纠正贫血和预防感染。

1. 期待疗法　适用于妊娠<34周、胎儿体重<2000g、胎儿存活、阴道流血量不多、一般情况良好的孕妇。

2. 一般处理　取侧卧位，绝对卧床休息，血止后方可轻微活动；禁止性生活、阴道检查及肛查；密切观察阴道流血量；一般不采用阴道B超检查。胎儿电子监护仪监护胎儿宫内情况，每日间断吸氧；纠正孕妇贫血，补充铁剂，维持正常血容量，血红蛋白低于70g/L时，应输血。

3. 药物治疗　必要时给予地西泮等镇静剂。在保证孕妇安全的前提下尽可能延长孕周，抑制宫缩，应用广谱抗生素预防感染，估计孕妇近日需终止妊娠，若胎龄<34周，促胎肺成熟。

4. 紧急转运　如患者阴道流血多，怀疑凶险性前置胎盘，当地无医疗条件处理，应建立静脉通道，输血输液，止血，抑制宫缩，由有经验的医师护送，迅速转诊到上级医疗机构。

5. 终止妊娠

（1）终止妊娠指征　孕妇反复发生多量出血甚至休克者，无论胎儿成熟与否，为了孕妇安全应终止妊娠；胎龄达妊娠36周以上；胎儿成熟度检查提示胎儿肺成熟者；胎龄在妊娠34～36周；出现胎儿窘迫现象，或胎儿电子监护发现胎心异常、监测胎肺未成熟者，经促胎肺成熟处理后；胎儿已死亡或出现难以存活的畸形，如无脑儿。

（2）剖宫产指征　完全性前置胎盘，持续大量阴道流血；部分性和边缘性前置胎盘出血量较多，先露高浮，胎龄达妊娠36周以上，短时间内不能结束分娩，有胎心、胎位异常。

（3）阴道分娩　适用于边缘性前置胎盘、枕先露、阴道流血不多、无头盆不称和胎位异常，估计在短时间内能结束分娩者。

第2节 胎盘早剥

★妊娠20周后或分娩期，正常位置的胎盘在胎儿娩出前，部分或全部从子宫壁剥离，称为胎盘早剥。

一、病因

胎盘早剥确切的原因及发病机制尚不清楚，可能与下述因素有关。

（1）孕妇血管病变。

（2）宫腔内压力骤减。

（3）机械性因素。

（4）其他高危因素如高龄产妇、经产妇、吸烟、可卡因滥用、孕妇代谢异常、孕妇有血栓形成倾向、子宫肌瘤等。

★ 二、病理及病理生理改变

主要病理改变是底蜕膜出血并形成血肿，使胎盘从附着处分离。按病理分为3种类型。显性剥离或外出血；隐性剥离或内出血；混合型出血，此型对母儿威胁大。偶有出血穿破胎膜溢入羊水中成为血性羊水。

胎盘早剥内出血急剧增多，可发生子宫胎盘卒中，又称为库弗莱尔子宫。

严重的胎盘早剥可以引发弥散性血管内凝血（DIC）等一系列病理生理改变。

★ 三、临床表现及分类

根据病情严重程度将胎盘早剥分为三度。

Ⅰ度：以外出血为主，多见于分娩期，胎盘剥离面积小，常无腹痛或腹痛轻微，贫血体征不明显。腹部检查见子宫软，大小与妊娠周数相符，胎位清楚，胎心率正常，产后检查见胎盘母体面有凝血块及压迹即可诊断。

Ⅱ度：胎盘剥离面1/3左右，常有突然发生的持续性腹痛，腰酸或腰背痛，疼痛的程度与胎盘后积血多少呈正比。无阴道流血或流血量不多，贫血程度与阴道流血量不相符。腹部检查见子宫大于妊娠周数，宫底随胎盘后血肿增大而升高。胎盘附着处压痛明显，宫缩有间歇，胎位可扪及，胎儿存活。

Ⅲ度：胎盘剥离面超过胎盘面积1/2，临床表现较Ⅱ度加重。可出现休克症状。腹部检查见子宫硬如板状，宫缩间歇时不能松弛，胎位扪不清，胎心消失。如无凝血功能障碍属Ⅲa，有凝血功能障碍者属Ⅲb。

四、辅助检查

1. B超检查　可协助了解胎盘的部位及胎盘早剥的类型，并可明确胎儿大小及存活情况。

2. 实验室检查　包括全血细胞计数及凝血功能检查。Ⅱ度及Ⅲ度患者应检测肾功能及二氧化碳结合力，有条件时应做血气分析，并做DIC筛选实验。结果可疑者，进一步做纤溶确诊试验。

五、诊断与鉴别诊断

依据病史、症状、体征，结合实验室检查结果做出临床诊断并不困难。怀疑有胎盘早剥时，应当在腹部体表画出子宫底高度，以便观察。Ⅰ度临床表现不典型，依据B超检查确诊，并与前置胎盘相鉴别。Ⅱ度及Ⅲ度胎盘早剥症状与体征比较典型，诊断多无困难，主要与先兆子宫破裂相鉴别。

六、并发症

（1）胎儿宫内死亡。

（2）弥散性血管内凝血（DIC）。

（3）产后出血。

（4）急性肾衰竭。

（5）羊水栓塞。

七、对母儿的影响

胎盘早剥对母胎影响极大。剖宫产率、贫血、产后出血率、DIC 发生率均升高。由于胎盘早剥出血引起胎儿急性缺氧，新生儿窒息率、早产率、胎儿宫内死亡率明显升高，围产儿死亡率明显升高，胎盘早剥新生儿还可遗留显著神经系统发育缺陷、脑性麻痹等严重后遗症。

★ 八、治疗

治疗原则为早期识别、积极处理休克、及时终止妊娠、控制 DIC、减少并发症。

1. 纠正休克　建立静脉通道，迅速补充血容量，改善血液循环。

2. 及时终止妊娠　胎儿娩出前胎盘剥离有可能继续加重，一旦确诊 Ⅱ、Ⅲ 度胎盘早剥应及时终止妊娠。

（1）阴道分娩　Ⅰ 度患者，估计短时间内可结束分娩，应经阴道分娩。

（2）剖宫产　适用于：①Ⅱ 度胎盘早剥，不能在短时间内结束分娩者；②Ⅰ 度胎盘早剥，出现胎儿窘迫征象者；③Ⅲ 度胎盘早剥，产妇病情恶化，胎儿已死，不能立即分娩者；④破膜后产程无进展者。

3. 并发症的处理

（1）产后出血　胎儿娩出后立即给予子宫收缩药物，如缩宫素、前列腺素制剂等；胎儿娩出后人工剥离胎盘，持续子宫按摩等。若仍有不能控制的子宫出血，或血不凝、凝血块较软，应按凝血功能障碍处理。

（2）凝血功能障碍　迅速终止妊娠、阻断促凝物质继续进入母血循环，纠正凝血机制障碍：①补充血容量和凝血因子；②肝素的应用：DIC 高凝阶段主张及早应用肝素，可阻断 DIC 的发展。但禁止在有显著出血倾向或纤溶亢进阶段应用；③抗纤溶治疗：当 DIC 处于血液不凝固而出血不止的纤溶阶段时，可在肝素化和补充凝血因子的基础上应用抗纤溶药物。

（3）肾衰竭　若患者尿量＜30ml/h，提示血容量不足，应及时补充血容量；若血容量已补足而尿量＜17ml/h，可给予呋塞米 20～40mg 静脉推注，必要时可重复用药。若短期内尿量不增且血清尿素氮、肌酐、血钾进行性升高，并且二氧化碳结合力下降，提示肾衰竭。出现尿毒症时，应及时行血液透析治疗。

第 3 节　胎膜早破

临产前发生胎膜破裂，称为胎膜早破。未足月胎膜早破指在妊娠 20 周以后、未满 37 周胎膜在临产前发生的胎膜破裂。孕周越小，围产儿预后越差，胎膜早破可引起早产、胎盘早剥、羊水过少、脐带脱垂、胎儿窘迫和新生儿呼吸窘迫综合征，孕产妇及胎儿感染率和围产儿病死率显著升高。

一、病因

导致胎膜早破的因素很多，常是多因素相互作用的结果。

（1）生殖道感染。

（2）羊膜腔压力增高。

（3）胎膜受力不均。

（4）营养因素缺乏维生素 C、锌及铜，易引起胎膜早破。

（5）其他　细胞因子 IL-6、IL-8，TNF-α 升高，可导致胎膜早破；羊膜穿刺不当、人工剥膜、妊娠晚期性生活频繁等均有可能导致胎膜早破。

二、临床表现

90% 患者突感有较多液体从阴道流出，有时可混有胎脂及胎粪，无腹痛等其他产兆。肛诊上推胎先露部，见阴道流液增加。阴道窥器检查见阴道后穹隆有羊水积聚或有羊水自宫口流出，即可确诊胎膜早破。伴羊膜腔感染时，阴道流液有臭味，并有发热、母胎心率增快、子宫压痛、白细胞计数增多、C 反应蛋白与降钙素原升高。隐匿性羊膜腔感染时，无明显发热，但常出现母胎心率增快。流液后，常很快出现宫缩及宫口扩张。

★ 三、诊断

1. 临床表现　孕妇感觉阴道内有尿样液体流出，有时仅感外阴较平时湿润。

2. 检查　诊断胎膜早破的直接证据为阴道窥器打开时，可见液体自宫颈流出或后穹隆较多积液，并见到胎脂样物质。

3. 辅助检查

（1）阴道液 pH 值测定　若 pH 值≥6.5，提示胎膜早破，血液、尿液、宫颈黏液、精液及细菌污染可出现假阳性。

（2）阴道液涂片检查　见羊齿植物叶状结晶或黄色脂肪小粒，可确定为羊水。

（3）胎儿纤连蛋白（fFN）测定　当宫颈及阴道分泌物内 fFN 含量 >0.05mg/L 时，易发生胎膜早破。

（4）胰岛素样生长因子结合蛋白-1（IGFBP-1）检测。

（5）羊膜腔感染检测　①羊水细菌培养；②羊水涂片革兰染色检查细菌；③羊水白细胞IL-6 测定；④血 C 反应蛋白 >8mg/L，提示羊膜腔感染；⑤降钙素结果分为三级，轻度升高表示感染存在。

（6）羊膜镜检查　可直视胎先露部，看见头发或其他胎儿部分，看不到前羊膜囊即可诊断为胎膜早破。

（7）B 型超声检查　羊水量减少可协助诊断。

4. 绒毛膜羊膜炎的诊断　绒毛膜羊膜炎是 PPROM 的主要并发症，其诊断依据包括：母体心动过速≥100 次/分、胎儿心动过速≥160 次/分、母体发热≥38℃、子宫激惹、羊水恶臭、母体白细胞计数≥15×10^9/L、中性粒细胞≥90%。出现上述任何 1 项表现应考虑有绒毛膜羊膜炎。

四、对母儿影响

1. 对母体影响　易上行感染，可引起胎盘早剥。羊膜腔感染易发生产后出血。

2. 对胎儿影响　围产儿死亡率为 2.5%～11%。常诱发早产，早产儿易发生呼吸窘迫综合征；并发绒毛膜羊膜炎时，易引起新生儿吸入性肺炎，严重者发生败血症、颅内感染等危及新生儿生命。脐带受压、脐带脱垂可致胎儿窘迫。

五、治疗

处理原则为：妊娠<24周的孕妇应终止妊娠；妊娠28～35周的孕妇若胎肺不成熟，无感染征象、无胎儿窘迫可期待治疗，但必须排除绒毛膜羊膜炎；若胎肺成熟或有明显感染时，应立即终止妊娠；对胎儿窘迫的孕妇，妊娠>36周，终止妊娠。

（一）足月胎膜早破的处理

足月胎膜早破常是即将临产的征兆，如检查宫颈已成熟，可以进行观察，一般在破膜后12小时内自然临产。若12小时内未临产，可予以药物引产。

（二）未足月胎膜早破的处理

1. 期待疗法 适用于妊娠28～35周、胎膜早破不伴感染、羊水池深度≥3cm者。

（1）一般处理 绝对卧床，保持外阴清洁，避免不必要的肛门及阴道检查，密切观察产妇体温、心率、宫缩、阴道流液性状和血白细胞计数。

（2）预防感染。

（3）抑制宫缩。

（4）促胎肺成熟。

（5）纠正羊水过少。

2. 终止妊娠

（1）经阴道分娩 妊娠35周后，胎肺成熟，宫颈成熟，无禁忌证可引产。

（2）剖宫产 胎头高浮，胎位异常，宫颈不成熟，胎肺成熟，明显羊膜腔感染，伴有胎儿窘迫，抗感染同时行剖宫产术终止妊娠，做好新生儿复苏准备。

六、预防

（1）尽早治疗下生殖道感染。

（2）加强围产期卫生宣教与指导。

（3）注意营养平衡。

（4）治疗宫颈内口松弛。

同步练习

1. 试述前置胎盘的定义及其分类。
2. 试述胎盘早剥的定义。
3. 试述胎盘早剥的主要病理变化。
4. 试述胎膜早破的处理原则。

参考答案

1. 妊娠28周后，若胎盘附着于子宫下段、下缘达到或覆盖宫颈内口，位置低于胎先露部，称为前置胎盘。根据胎盘下缘与宫颈内口的关系，将前置胎盘分为三类。

（1）完全性前置胎盘或称为中央型前置胎盘 胎盘组织完全覆盖宫颈内口。

（2）部分性前置胎盘 胎盘组织部分覆盖宫颈内口。

（3）边缘性前置胎盘 胎盘下缘附着于子宫下段，下缘到达宫颈内口，但未超越宫颈内口。胎盘位于子宫下段，胎盘边缘极为接近但未达到宫颈内口，称为低置胎盘。

2. 妊娠20周后或分娩期，正常位置的胎盘在胎儿娩出前，部分或全部从子宫壁剥离，称为胎盘早剥。

3. 主要病理改变是底蜕膜出血并形成血肿，使胎盘从附着处分离。按病理分为 3 种类型。显性剥离或外出血；隐性剥离或内出血；混合型出血，此型对母儿威胁大。偶有出血穿破胎膜溢入羊水中成为血性羊水。

胎盘早剥内出血急剧增多，可发生子宫胎盘卒中，又称为库弗莱尔子宫。

严重的胎盘早剥可以引发弥散性血管内凝血（DIC）等一系列病理生理改变。

4. 处理原则为：妊娠 < 24 周的孕妇应终止妊娠；妊娠 28～35 周的孕妇若胎肺不成熟，无感染征象、无胎儿窘迫可期待治疗，但必须排除绒毛膜羊膜炎；若胎肺成熟或有明显感染时，应立即终止妊娠；对胎儿窘迫的孕妇，妊娠 > 36 周，终止妊娠。

第12章 羊水量与脐带异常

1. 掌握 羊水过多、羊水过少的概念、对母儿的影响；羊水过多、羊水过少的诊断方法；羊水过多、羊水过少的处理方法；脐带异常的处理。

2. 了解 脐带异常的类型。

羊水和脐带也是胎儿附属物。正常妊娠时羊水的产生于吸收处动态平衡中。若羊水产生和吸收平衡，将导致羊水量异常。脐带是母儿间物质交换的重要通道，若发生脱垂、缠绕等各种异常，将对胎儿造成危害。

第 1 节 羊 水 过 多

妊娠期间羊水量超过 2000ml，称为羊水过多。羊水量在数日内急剧增多，称为急性羊水过多；羊水量在数周内缓慢增多，称为慢性羊水过多。

一、病因

在羊水过多的孕妇中，约 1/3 患者原因不明，称为特发性羊水过多。明显的羊水过多患者多数与胎儿畸形及妊娠合并症等因素有关。

1. 胎儿疾病 包括胎儿结构畸形、胎儿肿瘤、神经肌肉发育不良、代谢性疾病、染色体或遗传基因异常等。

2. 多胎妊娠。

3. 胎盘脐带病变。

4. 妊娠合并症 妊娠期糖尿病，母儿 Rh 血性不合，胎儿免疫性水肿、胎盘绒毛水肿影响液体交换，以及妊娠期高血压疾病、重度贫血，均可导致羊水过多。

二、诊断

1. 临床表现

（1）急性羊水过多 较少见；多发生在妊娠 20～24 周。产生一系列压迫症状。检查见腹壁皮肤紧绷发亮，严重者皮肤变薄，皮下静脉清晰可见。巨大的子宫压迫下腔静脉，影响静脉回流，出现下肢及外阴部水肿或静脉曲张。子宫明显大于妊娠月份，胎位不清，胎心遥远或听不清。

（2）慢性羊水过多 较多见，多发生在妊娠晚期。临床上无明显不适或仅出现轻微压迫症状。测量子宫底高度及腹围大于同期孕周，腹壁皮肤发亮、变薄。触诊时感觉子宫张力大，有液体震颤感，胎位不清，胎心遥远。

2. 辅助检查

（1）B 超检查 是重要的辅助检查方法，不仅能测量羊水量，还可了解胎儿情况。B 超诊断羊水过多的标准有：①羊水最大暗区垂直深度：≥8cm 诊断为羊水过多；②羊水指数：≥25cm 诊断为羊水过多。

（2）胎儿疾病检查　需排除胎儿染色体异常时，可做羊水细胞培养，或采集胎儿脐带血细胞培养。同时可行羊水生化检查，可通过测定羊水中胎儿血型，预测胎儿有无溶血性疾病。

（3）其他检查　母体糖耐量试验，Rh 血型不合者检查母体抗体滴定度。

★ 三、对母儿的影响

1. 对母体的影响　羊水过多时子宫张力增高，孕妇易并发妊娠期高血压疾病。胎膜早破、早产发生率增加。易发生胎盘早剥。可致产后子宫收缩乏力，产后出血发生率明显增多。

2. 对胎儿的影响　胎位异常、胎儿窘迫、早产增多。破膜时羊水流出过快可导致脐带脱垂。羊水过多的程度越重，围产儿的病死率越高。

★ 四、处理

取决于胎儿有无畸形、孕周大小及孕妇自觉症状的严重程度。

1. 羊水过多合并胎儿畸形　应及时终止妊娠，方法有：①人工破膜引产；②经羊膜腔穿刺放出适量羊水后，可注入依沙吖啶引产。

2. 羊水过多合并正常胎儿　应寻找病因，积极治疗糖尿病、妊娠期高血压疾病等母体疾病。母儿血型不合者，必要时可行宫内输血治疗。

胎肺不成熟者，应尽量延长孕周。自觉症状轻者，注意休息，取左侧卧位以改善子宫胎盘循环，必要时给予镇静剂。每周复查 B 型超声。自觉症状严重者，可经腹羊膜腔穿刺放出适量羊水。

羊水量反复增长，自觉症状严重者，妊娠≥34 周，胎肺已成熟，可终止妊娠；如胎肺未成熟，可在羊膜腔内注入地塞米松 10mg 促胎肺成熟，24～48 小时后再考虑引产。

3. 分娩期应警惕脐带脱垂和胎盘早剥的发生。

第 2 节　羊水过少

妊娠晚期羊水量少于 300ml 者，称为羊水过少。羊水过少严重影响围产儿预后，羊水量少于 50ml，围产儿病死率高达 88%。

一、病因

羊水过少主要与羊水产生减少或羊水外漏增加有关。常见原因如下。

1. 胎儿畸形　以胎儿泌尿系统畸形为主。

2. 胎盘功能减退。

3. 羊膜病变。

4. 母体因素　妊娠期高血压疾病可致胎盘血流减少。孕妇脱水、血容量不足时，孕妇血浆渗透压增高，使胎儿血浆渗透压相应增高，尿液形成减少。孕妇服用某些药物，有抗利尿作用，使用时间过长，可发生羊水过少。

★ 二、临床表现及诊断

1. 临床表现　羊水过少的临床症状多不典型。孕妇于胎动时感腹痛，胎盘功能减退时常有胎动减少。检查见宫高腹围较同期孕周小，合并胎儿生长受限更明显，有子宫紧裹胎儿感。子宫敏感，轻微刺激易引发宫缩。临产后阵痛明显，且宫缩多不协调。阴道检查时，发现前羊膜囊不明显，胎膜紧贴胎儿先露部，人工破膜时羊水流出极少。

2. 辅助检查

（1）B 超检查　妊娠晚期羊水最大暗区垂直深度≤2cm 为羊水过少，≤1cm 为严重羊水过少。羊水指数（AFI）≤5cm 诊断为羊水过少，≤8cm 为羊水偏少。

（2）羊水量直接测量。

（3）电子胎儿监护　无应激试验（NST）可呈无反应型。可出现胎心变异减速和晚期减速。

（4）胎儿染色体检查。

★ 三、对母儿的影响

1. 对胎儿的影响　羊水过少时，围产儿病死率明显增高。羊水过少如发生在妊娠早期，胎膜与胎体粘连造成胎儿畸形，甚至肢体残缺；如发生在妊娠中、晚期，子宫外压力直接作用于胎儿，引起胎儿肌肉骨骼畸形；先天性无肾所致的羊水过少可引起 Potter 综合征，预后极差，多数患儿娩出后即死亡。

2. 对孕妇的影响　手术分娩率和引产率均增加。

四、处理

根据胎儿有无畸形和孕周大小选择治疗方案。

1. 羊水过少合并胎儿畸形　确诊胎儿畸形应尽早终止妊娠。可选用 B 超引导下经腹羊膜腔穿刺注入依沙吖啶引产。

2. 羊水过少合并正常胎儿　寻找与去除病因。增加补液量，改善胎盘功能，抗感染。

（1）终止妊娠　对妊娠已足月、胎儿可宫外存活者，应及时终止妊娠。合并胎盘功能不良、胎儿窘迫，或破膜时羊水少且胎粪严重污染者，估计短时间不能结束分娩的，应采用剖宫产术终止妊娠。对胎儿贮备功能尚好，无明显宫内缺氧，人工破膜羊水清亮者，可以阴道试产。

（2）增加羊水量期待治疗　对妊娠未足月，胎肺不成熟者，可行增加羊水量期待治疗，延长妊娠期。

第 3 节　脐 带 异 常

一、脐带先露与脐带脱垂

胎膜未破时脐带位于胎先露部前方或一侧，称为脐带先露或隐性脐带脱垂。胎膜破裂脐带脱出于宫颈口外，降至阴道内甚至露于外阴部，称为脐带脱垂。

（一）对母儿的影响

1. 对产妇的影响　增加剖宫产率及手术助产率。

2. 对胎儿影响　可致胎心率异常。引起胎儿缺氧，甚至胎心完全消失，可胎死宫内。

★（二）诊断

胎膜未破，于胎动、宫缩后胎心率突然变慢，改变体位、上推胎先露部及抬高臀部后迅速恢复者，应考虑有脐带先露的可能。在胎先露部旁或其前方及阴道内触及脐带者，或脐带脱出于外阴者，即可确诊。

（三）治疗

1. 脐带先露　经产妇、胎膜未破、宫缩良好者，取头低臀高位，密切观察胎心率，等待胎头衔接，宫口逐渐扩张，胎心持续良好者，可经阴道分娩。初产妇或足先露、肩先露者，应行剖宫产术。

2. 脐带脱垂　发现脐带脱垂，胎心尚好，胎儿存活者，应争取尽快娩出胎儿。

二、脐带缠绕

脐带围绕胎儿颈部、四肢或躯干者，称为脐带缠绕。发生原因与脐带过长、胎儿小、羊水过多及胎动频繁等有关。脐带绕颈对胎儿影响与脐带缠绕松紧、缠绕周数及脐带长短有关。

有脐带缠绕者，胎心监护出现频繁的变异减速，经吸氧、改变体位不能缓解时，应及时终止妊娠。

三、脐带长度异常

脐带正常长度为30~100cm，平均长度为55cm。脐带短于30cm者，称为脐带过短。

四、脐带打结

脐带打结有假结和真结两种。脐带假结通常对胎儿无大危害。若脐带真结未拉紧则无症状，拉紧后胎儿血循环受阻可致胎死宫内。多数在分娩后确诊。

五、脐带扭转

脐带过分扭转在近胎儿轮部变细呈索状坏死，引起血管闭塞或伴血栓形成，胎儿可因血运中断而致死亡。

六、脐带附着异常

正常情况下，脐带附着于胎盘胎儿面的近中央处。脐带附着于胎盘边缘者，称为球拍状胎盘，脐带附着于胎膜上，脐带血管通过羊膜与绒毛膜间进入胎盘者，称为脐带帆状附着，若胎膜上的血管跨过宫颈内口位于胎先露部前方，称为前置血管。

七、脐血管数目异常

脐带只有1条动脉时，为单脐动脉。

同步练习

如何诊断羊水量异常？

参考答案

正常妊娠时羊水的产生于吸收处动态平衡中。若羊水产生和吸收平衡，将导致羊水量异常。妊娠期间羊水量超过2000ml，称为羊水过多。羊水量在数日内急剧增多，称为急性羊水过多；羊水量在数周内缓慢增多，称为慢性羊水过多。根据患者的临床表现如一系列压迫症状，子宫底高度及腹围大于同期孕周，腹壁皮肤发亮、变薄。触诊时感觉子宫张力大，有液体震颤感、胎位不清、胎心遥远等，以及辅助检查B超检查有：①羊水最大暗区垂直深度：≥8cm诊断为羊水过多；②羊水指数：≥25cm诊断为羊水过多。妊娠晚期羊水量少于300ml者，称为羊水过少。羊水过少的临床症状多不典型。主要依据B超检查诊断：①妊娠晚期羊水最大暗区垂直深度≤2cm为羊水过少，≤1cm为严重羊水过少；②羊水指数（AFI）≤5cm诊断为羊水过少，≤8cm为羊水偏少。

第13章　产前检查与孕期保健

产前检查与孕期保健

教学目的

1. 掌握　围产期的定义，产前检查的内容及次数，预产期的推算，四步触诊法。
2. 熟悉　骨盆测量的方法，胎心监护的意义。
3. 了解　孕妇管理。

我国现阶段围产期（perinatal period）指从妊娠满28周（即胎儿体重≥1000g或身长≥35cm）至产后1周。

第1节　产前检查

产前检查是监测胎儿发育和宫内生长环境，监护孕妇各系统变化，促进健康教育与咨询，提高妊娠质量，减少出生缺陷的重要措施。

一、产前检查的时间与次数

首次产前检查的时间应从确诊妊娠早期开始。一般情况下首次检查时间应在6~8周为宜，妊娠20~36周为每4周检查1次，妊娠37周以后每周检查1次，共行产前检查9~11次。高危孕妇应酌情增加产前检查次数。

二、首次产前检查

应详细询问病史，包括现病史、月经史、孕产史、既往史、家族史等，并进行系统的全身检查、产科检查和必要的辅助检查。

1. 推算预产期（expected date of confinement，EDC）　按末次月经（last menstrual period，LMP）第1日算起，月份减3或加9，日数加7。也可根据早孕反应开始出现时间、胎动开始时间、子宫底高度和B型超声检查的胎囊大小（GS）、头臀长度（CRL）、胎头双顶径（BPD）及股骨长度（FL）值推算出预产期。

2. 全身检查　观察孕妇一般情况；测量体重，计算体重指数（body mass index，BMI），BMI＝体重（kg）/［身高（m）］^{2}。测量血压；注意心脏有无病变；检查乳房发育情况；注意脊柱及下肢有无畸形；常规妇科检查了解生殖道发育及是否畸形。进行必要的辅助检查。妊娠早期B型超声检查可确定是否宫内妊娠和孕周、胎儿是否存活、胎儿颈项透明层、胎儿数目或双胎绒毛膜性质、子宫附件情况等。

3. 健康教育。

三、妊娠中晚期检查

复诊是为了解前次产前检查后有何不适，以便及时发现异常情况，确定孕妇和胎儿的健康状况。指导此次检查后的注意事项。

1. 询问孕妇 有无异常情况出现，经检查后给予相应的处理。

2. 全身检查 测量血压、体重，评估孕妇体重增长是否合理；复查血常规和尿常规。

3. 产科检查 包括腹部检查、产道检查、阴道检查及胎儿情况。适时行 B 型超声检查。

（1）腹部检查 孕妇排尿后仰卧在检查床上，头部稍垫高，暴露腹部，双腿略屈曲稍分开，使腹肌放松。检查者应站在孕妇的右侧。

1）视诊 注意腹部形状和大小。

2）触诊 测子宫长度及腹围。随后进行四步触诊法（four maneuvers of Leopold）检查子宫大小、胎产式、胎先露、胎方位及胎先露是否衔接。

在做前三步手法时，检查者面向孕妇脸部，做第四步手法时，检查面向孕妇足端。

第一步：检查者两手置于宫底部，手测宫底高度，估计胎儿大小与妊娠周期是否相符。然后以两手指腹相对交替轻推，判断在宫底部的胎儿部分。

第二步：确定胎产式后，检查者两手掌分别置于腹部左右侧，轻轻深按进行检查。

第三步：检查者右手拇指与其他四指分开，置于耻骨联合上方握住胎先露部，进一步查清是胎头或胎臀，左右推动以确定是否衔接。

第四步：检查左右手分别置于胎先露部的两侧，沿骨盆入口向下深按，进一步核实胎先露部的诊断是否正确，并确定胎先露部入盆程度。

3）听诊 胎心在靠近胎背上方的孕妇腹壁上听得最清楚。

（2）骨盆测量

1）骨盆外测量（external pelvimetry） 产前检查应常规行骨盆外测量，用骨盆测量器测量以下径线。

①髂棘间径（interspinal diameter，IS）：孕妇取伸腿仰卧位。测量两髂前上棘外缘的距离，正常值为 23～26cm。

②髂嵴间径（Intercrestal diameter，IC）：孕妇取伸腿仰卧位。测量两髂嵴外缘最宽的距离，正常值为 25～28cm。

③骶耻外径（external conjugate，EC）：孕妇取左侧卧位，右腿伸直，左腿屈曲，测量第 5 腰椎棘突下至耻骨联合上缘中点的距离，正常值为 18～20cm。第 5 腰椎棘突下相当于米氏菱形窝（Michaelis rhomboid）的上角。骶耻外径值减去 1/2 尺桡周径值，即相当于骨盆入口前后径值。

④坐骨结节间径（intertuberous diameter，IT）或称为出口横径（transverse outlet，TO）：孕妇取仰卧位，两腿向腹部弯曲，双手抱双膝，测量两坐骨结节内侧缘的距离，正常值为 8.5～9.5cm。若此径值＜8cm，应加测出口后矢状径。

⑤出口后矢状径（posterior sagittal diameter of outlet）：为坐骨结节间径中点至骶骨尖端的长度。正常值为 8～9cm。出口后矢状径与坐骨结节间径值之和＞15cm，表示骨盆出口狭窄不明显。

⑥耻骨弓角度（angle of pubic arch）：两手拇指指尖斜着对拢放置在耻骨联合下缘，左右两拇指平放在耻骨降支上，测量所得的两拇指间角度为耻骨弓角度，正常值为 90°，小于 80° 为不正常。

2）骨盆内测量（internal pelvimetry） 测量时孕妇取仰卧截石位。妊娠 24～36 周、阴道松软时测量为宜，过早测量阴道较紧，近预产期测量容易引起感染。主要测量的径线如下。

①对角径（diagonal conjugate，DC）：为骶岬上缘中点到耻骨联合下缘的距离，正常值为 12.5～13cm，此值减去 1.5～2cm 为骨盆入口前后径的长度，称为真结合径（true conjugate），正常值为 11cm。测量时若中指指尖触不到骶岬上缘，表示对角径值＞12.5cm。骨盆口入最短前后径为对角径减去 2.5cm 左右间接得出，正常值为 10cm。

②坐骨棘间径（bi-ischial diameter）：测量两坐骨棘间的距离，正常值为 10cm。

③坐骨切迹（incisura ischiadica）宽度：代表中骨盆后矢状径，其宽度为坐骨棘与骶骨下部间的距离，即骶棘韧带宽度。能容纳三横指（5.5~6cm）为正常。

（3）阴道检查　在妊娠早期初诊时，可做盆腔双合诊检查。妊娠24周左右首次产前检查时需测量对角径。妊娠最后1个月内应避免阴道检查。

（4）肛门指诊检查　可以了解胎先露部、骶骨前面弯曲度、坐骨棘间径、坐骨切迹宽度及骶尾关节活动度，并测量出口后矢状径。

4. 胎儿情况　胎产式、胎方位、胎心率、胎儿大小、胎动及羊水量，必要时行B型超声检查。

5. 辅助检查　常规检查血常规、生化、糖耐量、宫颈细胞学检查、阴道分泌物、尿常规，据孕妇的具体情况做下列检查：①出现妊娠合并症，按需要进行血液化学、电解质测定以及胸部X线透视、心电图、乙型肝炎抗原抗体等项检查；②对胎位不清、听不清胎心者，应行B型超声检查；③对高龄孕妇、有死胎死产史、胎儿畸形史和患遗传性疾病的孕妇，应做唐氏筛查、检测血甲胎蛋白（alpha-fetoprotein，AFP）、羊水细胞培养行染色体核型分析等。

6. 进行孕妇卫生宣教，并预约下次复诊日期。

第2节　胎儿健康状况评估

高危孕妇应于妊娠32~34周开始评估胎儿健康状况，严重并发症孕妇应于妊娠26~28周开始监测。

◆ 一、胎儿宫内状态的监护

（一）确定是否为高危儿

高危儿包括：①孕龄<37周或≥42周；②出生体重<2500g；③巨大儿（≥4000g）；④出生后1分钟Apgar评分≤4分；⑤产时感染；⑥高危孕产妇的胎儿；⑦手术产儿；⑧新生儿的兄姐有新生儿期死亡；⑨双胎或多胎儿。

（二）胎儿宫内监护的内容

1. 妊娠早期　行妇科检查；B型超声检查在妊娠第5周见到妊娠囊；妊娠6周时，可见到胚芽和原始心管搏动；妊娠9~13^{+6}周B型超声测量胎儿颈项透明层（nuchal translucency，NT）和胎儿发育情况。

2. 妊娠中期　测宫底高度和腹围；监测胎心率；应用B型超声检测胎头发育、结构异常的筛查与诊断；胎儿染色体异常的筛查与诊断。

3. 妊娠晚期　除产科检查外还应询问孕妇自觉症状，监测心率、血压变化，下肢水肿及必要的全身检查。

（1）定期产前检查

（2）胎动计数　胎动监测是通过孕妇自测评价胎儿宫内情况最简便有效的方法之一。若胎动计数≥6次/2小时为正常，<6次/2小时或减少50%者提示胎儿缺氧可能。

（3）胎儿影像学监测及血流动力学监测

1）胎儿影像学监测　B型超声是目前使用最广泛的胎儿影像学监护仪器。

2）血流动力学监测　彩色多普勒超声检查能监测胎儿脐动脉和大脑中动脉血流。

（4）电子胎儿监护　电子胎儿监护仪在临床广泛应用，能够连续观察和记录胎心率（fetal heart rate，FHR）的动态变化，也可了解胎心与胎动及宫缩之间的关系，评估胎儿宫内安危情况。监护可在妊娠34周开始，高危妊娠孕妇酌情提前。

1）监测胎心率

①胎心率基线（FHRbaseline，BFHR）：指在无胎动和无子宫收缩影响时，10分钟以上的胎心率平均值。正常FHR为110～160bpm；FHR>160bpm或<110bpm，历时10分钟，称为心动过速（tachycardia）或心动过缓（bradycardia）。

②胎心率一过性变化：受胎动、宫缩、触诊及声响等刺激，胎心率发生暂时性加快或减慢，随后又能恢复到基线水平，称为胎心率一过性变化，是判断胎儿安危的重要指标。

加速（acceleration）指宫缩时胎心率基线暂时增加15bpm以上，持续时间>15秒，是胎儿良好的表现，原因可能是胎儿躯干局部或脐静脉暂时受压。

减速（deceleration）指随宫缩时出现的暂时性胎心率减慢，分以下3种。

早期减速（early deceleration，ED）：特点是FHR曲线下降几乎与宫缩曲线上升同时开始，FHR曲线最低点与宫缩曲线高峰相一致，即波谷对波峰，下降幅度<50bpm，持续时间短，恢复快。

变异减速（variable deceleration，VD）：特点是胎心率减速与宫缩无固定关系，下降迅速且下降幅度大（>70bpm），持续时间长短不一，但恢复迅速。一般认为是宫缩时脐带受压兴奋迷走神经引起。

晚期减速（late deceleration，LD）：特点是FHR减速多在宫缩高峰后开始出现，即波谷落后于波峰，时间差多在30～60秒，下降幅度<50bpm，胎心率恢复水平所需时间较长。晚期减速一般认为是胎盘功能不良、胎儿缺氧的表现。

2）预测胎儿宫内储备能力

①无应激试验（non-stress test，NST）：指在无宫缩、无外界负荷刺激下，对胎儿进行胎心率宫缩图的观察和记录，以了解胎儿储备能力。

②缩宫素激惹试验（oxytocin challenge test，OCT）：又称为宫缩应激试验（contraction stress test，CST），其原理为诱发宫缩，并用胎儿监护仪记录胎心率变化，了解胎盘于宫缩时一过性缺氧的负荷变化，测定胎儿的储备能力。参见CST/OCT的评估及处理（美国妇产科医师学会，2009年）。

3）胎儿生物物理监测　利用电子胎儿监护和B型超声联合检测胎儿宫内缺氧和胎儿酸中毒情况。依照Manning评分法评选。满分为10分，8～10分无急慢性缺氧，6～8分可能有急性或慢性缺氧，4～6分有急性或慢性缺氧，2～4分有急性缺氧伴慢性缺氧，0分有急慢性缺氧。

二、胎盘功能检查

1. 胎动　与胎盘功能状态关系密切，胎盘功能低下时，胎动较前有所减少。

2. 孕妇尿雌三醇值　用于评估胎儿胎盘单位功能。

3. 孕妇血清人胎盘生乳素（human placental lactogen，hPL）测定　足月妊娠hPL为4～11mg/L。

三、胎儿成熟度检查

测定胎儿成熟度（fetal maturity）的方法，除计算胎龄、测子宫长度、腹围［胎儿体重（g）=宫高（cm）×腹围（cm）+200］及B型超声测量（BPD>8.5cm）外，还可通过经腹壁羊膜腔穿刺抽取羊水，进行下列项目检测。

（1）羊水卵磷脂/鞘磷脂（lecithin/sphingomyelin，L/S）比值　该值>2，提示胎儿肺成熟。能测出羊水磷脂酰甘油，提示胎儿肺成熟。此值更可靠。

（2）羊水泡沫试验（foam stability test）或震荡试验　是一种快速而简便测定羊水中表面活性物质的试验。若两管液面均有完整的泡沫环，提示胎肺成熟。

第3节　孕妇管理

孕妇系统管理指从确诊妊娠开始，到产后 42 日之内，以母儿共同为监护对象，进行系统检查、监护和保健指导，及时发现高危情况，及时转诊治疗和住院分娩及产后随访，以确保母婴安全与健康的系统管理。

（1）实行孕妇系统保健的三级管理。

（2）使用孕妇系统保健手册　降低"三率"（孕产妇死亡率、围产儿死亡率和病残儿出生率）。

（3）对高危妊娠进行筛查、监护和管理。

第4节　孕期营养

在妊娠期增加营养，关键在于所进食物应保持高热量，含有丰富蛋白质、脂肪、糖类、微量元素和维生素，但要注意避免营养过剩（引起巨大儿和微量元素过剩引起的中毒反应）。

妊娠期需监测孕妇体重变化。较理想的增长速度为妊娠早期共增长 1～2kg；妊娠中期及晚期，每周增长 0.3～0.5 kg（肥胖者每周增长 0.3 kg），总增长 10～12kg（肥胖孕妇增长 7～9kg）。每周体重增量维持在 0.5kg 左右。

1. 热量　妊娠期间每日至少应增加 100～300kcal 热量。

2. 蛋白质　在妊娠 4～6 个月期间，孕妇进食蛋白质每日应增加 15g，在妊娠 7～9 个月期间，每日应增加 25g。

3. 糖类　每日进主食 0.4～0.5kg，可以满足需要。

4. 微量元素

（1）铁　妊娠 4 个月后，约有 300mg 铁进入胎儿和胎盘，500mg 铁储存在孕妇体内，有需要时合成血红蛋白。

（2）钙　妊娠晚期，孕妇体内 30g 钙储存在胎儿内，其余大部分钙在孕妇骨骼中存储，可随时动员参与胎儿生长发育。

（3）锌　也是蛋白质和酶的组成部分，对胎儿生长发育很重要。

（4）碘　妊娠期碘的需要量增加，若孕妇膳食中碘的供给量不足，可发生胎儿甲状腺功能减退和神经系统发育不良。

（5）硒　孕妇膳食中硒缺乏，会引起胎儿原发性心肌炎和孕妇围产期心肌炎。

（6）钾　妊娠中期后，孕妇血钾浓度下降约 0.5mmol/L。

5. 维生素　分为水溶性（维生素 B 族、C）和脂溶性（维生素 A、D、E、K）两类。

（1）维生素 A　又称为视黄醇。每日膳食中孕妇视黄醇当量为 1000μg。

（2）维生素 B 族　尤其是叶酸供给量应增加。孕妇每日膳食中叶酸供给量为 0.8mg，特别是在妊娠前 3 个月。

（3）维生素 C　孕妇每日膳食中维生素 C 供给量为 80mg。

（4）维生素 D　主要是维生素 D_2 和 D_3。孕妇每日膳食中维生素 D 的供给量为 10μg。

第5节　产科合理用药

妊娠期母体代谢状态、胎儿的生长发育、胎盘功能变化都会影响药物的吸收、分布、代谢、排泄，对药物的毒性产生不同程度的影响。所以孕产妇要合理用药。

1. 妊娠期母体药物或化合物代谢的特点

（1）吸收　受妊娠期高雌、孕激素水平的影响，消化系统张力降低，动力下降，胃肠蠕动减慢，使吸收更加完全。

（2）分布　药物在体内的分布与药物和组织、血浆蛋白的结合情况有关。

（3）生物转化　妊娠晚期，肝酶系统活力降低；高雌激素水平使胆汁在肝内淤积，影响药物生物转化与排泄。

（4）排泄　肾脏是药物排泄的主要器官，其次为肠道，很少部分通过唾液腺、汗腺排泄。

（5）胎盘屏障的作用　在药代动力学上，胎盘的作用主要是转运功能、受体表达及生物转化作用。

2. 药物对不同妊娠时期的影响　最严重的药物毒性是影响胚胎分化和发育，导致胎儿畸形和功能障碍，与用药时的胎龄密切相关。晚期囊胚着床后至 12 周左右是药物的致畸期，是胚胎、胎儿各器官处于高度分化、迅速发育、不断形成的阶段。

分娩期用药也应考虑到对即将出生的新生儿有无影响。

3. 孕产妇用药原则

（1）必须有明确指征，避免不必要的用药。

（2）必须在医生指导下用药，不要擅自使用药物。

（3）能用一种药物就避免联合用药。

（4）能用疗效较肯定的药物就避免用尚难确定对胎儿有无不良影响的新药。

（5）能用小剂量药物就避免用大剂量药物。

（6）严格掌握药物剂量和用药持续时间，注意及时停药。

（7）妊娠早期若病情允许，尽量推迟到妊娠中晚期再用药。

（8）若病情所需，在妊娠早期应用对胚胎、胎儿有害的致畸药物，应先终止妊娠，随后再用药。

4. 药物对胎儿的危害性等级　美国食品药品管理局（FDA）曾根据药物对胎儿的致畸情况，将药物对胎儿的危害性等级分为 A、B、C、D、X 5 个级别。

A 级：经临床对照研究，无法证实药物在妊娠早期与中晚期对胎儿有危害作用，对胎儿伤害可能性最小，是无致畸性的药物。如适量维生素。

B 级：经动物实验研究，未见对胎儿有危害。无临床对照试验，未得到有害证据。可以在医师观察下使用。如青霉素、红霉素、地高辛、胰岛素等。

C 级：动物实验表明，对胎儿有不良影响。由于没有临床对照试验，只能在充分权衡药物对孕妇的益处、胎儿潜在利益和对胎儿危害情况下，谨慎使用。如庆大霉素、异丙嗪、异烟肼等。

D 级：有足够证据证明对胎儿有危害性。只有在孕妇有生命威胁或患严重疾病，而其他药物又无效的情况下考虑使用。如硫酸链霉素等。

X 级：动物和人类实验证实会导致胎儿畸形。在妊娠期间或可能妊娠的妇女禁止使用。

在妊娠前 12 周，不宜用 C、D、X 级药物。

第6节　孕期常见症状及其处理

1. 便秘　妊娠期间常见。排便习惯正常的孕妇可以在妊娠期预防便秘，每日清晨饮一杯开水，多吃易消化的、含有纤维素多的新鲜蔬菜和水果，并且每日进行适当的运动，养成按时排便的良好习惯。必要时口服缓泻剂，禁用峻泻剂，也不应灌肠，以免引起流产或早产。

2. 痔疮   因增大妊娠子宫或妊娠期便秘使痔静脉回流受阻,引起直肠静脉压升高。

3. 消化系统症状   妊娠早期恶心、呕吐常见,应少食、多餐,忌油腻的食物。

4. 腰背痛   妊娠期间关节韧带松弛,增大妊娠子宫向前突使躯体重心后移,腰椎向前突,使背肌处于持续紧张状态,孕妇出现轻微腰背痛。

5. 下肢及外阴静脉曲张   静脉曲张因增大子宫压迫下腔静脉使股静脉压力增高,随妊娠次数增多逐渐加重。

6. 贫血。

7. 下肢肌肉痉挛   孕妇缺钙的表现。

8. 下肢水肿   分生理性和病理性。

9. 仰卧位低血压。

10. 外阴阴道假丝酵母菌病   30% 孕妇的阴道分泌物中可培养出假丝酵母菌。

同步练习

1. 简述产前检查四步触诊的内容及每一步的目的。

2. 简述孕产妇用药原则。

参考答案

1. 第一步:检查者两手置于宫底部,手测宫底高度,估计胎儿大小与妊娠周期是否相符。然后以两手指腹相对交替轻推,判断在宫底部的胎儿部分。

第二步:确定胎产式后,检查者两手掌分别置于腹部左右侧,轻轻深按进行检查。

第三步:检查者右手拇指与其他四指分开,置于耻骨联合上方握住胎先露部,进一步查清是胎头或胎臀,左右推动以确定是否衔接。

第四步:检查左右手分别置于胎先露部的两侧,沿骨盆入口向下深按,进一步核实胎先露部的诊断是否正确,并确定胎先露部入盆程度。

2. 孕产妇用药原则如下。

(1)必须有明确指征,避免不必要的用药。

(2)必须在医生指导下用药,不要擅自使用药物。

(3)能用一种药物就避免联合用药。

(4)能用疗效较肯定的药物就避免用尚难确定对胎儿有无不良影响的新药。

(5)能用小剂量药物就避免用大剂量药物。

(6)严格掌握药物剂量和用药持续时间,注意及时停药。

(7)妊娠早期若病情允许,尽量推迟到妊娠中晚期再用药。

(8)若病情所需,在妊娠早期应用对胚胎、胎儿有害的致畸药物,应先终止妊娠,随后再用药。

教学目的

1. 掌握　遗传咨询的定义、原则；产前筛查的定义、目前主要应用的疾病；产前诊断的定义、对象。

2. 熟悉　出生缺陷的分类、预防。

3. 了解　胎儿干预。

出生缺陷指出生前已经存在（在出生前或生后数年内发现）的结构或功能异常，其产生原因包括遗传、环境及二者共同作用。

出生缺陷可以分三类：①由于胎儿本身发育异常导致胎儿的结构和功能畸形。②子宫内环境发生改变导致胎儿结构的畸形，如羊水过少导致胎儿肢体畸形。③发育正常的胎儿遭受外界的损害，阻断了正常的发育过程。胎儿畸形常表现为多器官、多系统的畸形或功能异常。

出生缺陷的防治可分三级：一级预防是受孕前干预，防止出生缺陷胎儿的发生。二级预防产前干预，是在出生缺陷胎儿发生之后，通过各种手段检出严重缺陷的胎儿，阻止出生；或通过胎儿干预，矫正畸形。三级预防是产后干预，在缺陷胎儿出生之后，及时诊断，给予适宜的治疗，防止致残。遗传咨询、产前遗传学筛查和产前诊断是出生缺陷一级和二级防治的主要方法。三级防治不在本章讨论的范畴。

第1节　遗传咨询

★遗传咨询是由从事医学遗传的专业人员或咨询医师，对咨询者就其提出的家庭中遗传性疾病的发病原因、遗传方式、诊断、预后、复发风险、防治等问题予以解答，并就咨询者提出的婚育问题提出医学建议。遗传咨询是预防遗传性疾病十分重要的环节。

一、遗传咨询的意义

遗传疾病病情严重者可导致终身残废，给患者带来痛苦，给家庭、国家造成严重的精神和经济负担。遗传咨询是在临床遗传学、细胞遗传学、分子遗传学的基础上，及时确定遗传性疾病患者和携带者，并对其后代患病风险进行预测，减少遗传患儿的出生，降低遗传性疾病的发生率，提高人群遗传素质和人口质量。

遗传咨询是一个交流过程，在某种情况下则是一种心理治疗过程，让咨询者理解相关疾病的性质及其发生，了解对疾病防治的各种可能性，最后做出自己的决定。

二、遗传咨询的对象

咨询的对象为遗传病高风险人群，包括以下几类。

（1）夫妇双方或家系成员患有某些遗传病或先天畸形者，曾生育过遗传病患儿或先天畸形的夫妇。

　　（2）不明原因智力低下或先天畸形儿的父母。

　　（3）不明原因的反复流产或有死胎、死产等病史的夫妇。

　　（4）孕期接触不良环境因素及患有某些慢性病的夫妇。

　　（5）常规检查或常见遗传病筛查发现异常者。

　　（6）其他需要咨询者，如婚后多年不育的夫妇，或35岁以上的高龄孕妇。

三、人类疾病的遗传方式

　　★人类遗传性疾病可分为五类：①染色体疾病；②单基因遗传病；③多基因遗传病；④体细胞遗传病；⑤线粒体遗传病。体细胞遗传病和线粒体遗传病多发生在成人，目前尚无产前诊断的方法。

　　1. 染色体疾病　染色体病是导致新生儿出生缺陷最多的一类遗传学疾病。染色体异常包括染色体数目异常和结构异常两类。染色体数目异常包括整倍体和非整倍体异常；结构异常包括染色体部分缺失、易位、倒位、环形染色体等。绝大多数染色体病在妊娠早期发生死胎流产而被淘汰。目前对先天性染色体疾病尚无有效的治疗方法，因此，应争取早期诊断，及时终止妊娠，达到优生优育的目的。

　　2. 单基因遗传病　许多遗传病的染色体外观正常，但染色体上的基因发生突变，由单个基因突变引起的疾病称为单基因病。其遗传方式遵循孟德尔法则，遗传方式可分为常染色体显性遗传、常染色体隐性遗传、性连锁显性遗传、性连锁隐性遗传等。这类单基因病较少见，但由于疾病可遗传，危害很大。根据缺陷蛋白对机体所产生的影响不同，通常分为分子病和先天性代谢缺陷两类。

　　3. 多基因遗传病　人类的一些遗传性状或某些遗传病的遗传基础不是一对基因，而是几对基因，这种遗传方式称为多基因遗传，因每对基因对遗传病的形成作用微小，故称为微效基因，若干对基因作用积累之后，形成一个明显的表型效应，称为累加效应。在微效基因中可能存在一些起主要作用的基因，称为主基因，这使得多基因遗传更加复杂，主基因对了解多基因疾病的发生、诊断、治疗和预防均有十分重要的意义。

　　多基因疾病有一定家族史，但没有单基因遗传中所见到的系谱特征。多基因疾病往往是许多基因和环境因素相互作用的结果。其遗传特点有：①畸形显示从轻到重的连续过程，病情越重，说明有越多的基因缺陷；②常有性别转移，如足内翻多见于男性，腭裂多见于女性；③累加效应。

★四、遗传咨询的步骤

　　1. 明确诊断　首先通过家系调查、家谱分析、临床表现和实验室检查等手段。明确是否存在遗传性疾病。收集详细的病史资料，了解夫妇双方三代直系血亲相关疾病状况。同时，根据其临床表现进行系统的体格检查和实验室检查以明确诊断。

　　2. 确定遗传方式　评估遗传风险预测遗传性疾病患者子代再发风险率，可根据遗传性疾病类型和遗传方式作出评估。至于宫内胚胎或胎儿接触致畸因素，则应根据致畸原的毒性、接触方式、剂量、持续时间及胎龄等因素，综合分析其对胚胎、胎儿的影响作出判断。

　　3. 近亲结婚对遗传性疾病的影响　近亲结婚指夫妇有共同祖先，有血缘关系。故有共同的特定基因，包括致病基因。近亲结婚增加夫妻双方将相同的有害隐性基因传给下一代的几率。

　　4. 提出医学建议　产前诊断并不是预防遗传病唯一的选择，有些夫妇宁愿领养一个孩子或者选择用捐精者的精子进行人工授精。因此，在进行遗传咨询时，必须确信咨询者充分理解提出的各种选择。在面临较高风险时，通常有如下选择。

（1）不能结婚　①直系血亲和三代以内旁系血亲；②男女双方均患有相同的遗传性疾病，或男女双方家系中患相同的遗传性疾病；③严重智力低下者，常有各种畸形，生活不能自理。

（2）暂缓结婚　如可以矫正的生殖器畸形，在矫正之前暂缓结婚，畸形矫治后再结婚。

（3）可以结婚，但禁止生育　①男女一方患严重的常染色体显性遗传性疾病；②男女双方均患严重的相同的常染色体隐性遗传病；③男女一方患者中的多基因遗传病。若病情稳定，可以结婚，但不能生育。

（4）限制生育　对于产前能够作出准确诊断或植入前诊断的遗传病可在获确诊报告后对健康胎儿作选择性生育。对产前不能作出诊断的 X 连锁隐性遗传，可在作出性别诊断后，选择性生育。

（5）领养孩子　对一些高风险的夫妇，领养不失为一种较好的选择。

（6）人工授精　夫妇双方都是常染色体隐性遗传病的携带者；或者男方为常染色体显性遗传病患者；或男方为能导致高风险、可存活出生畸胎的染色体平衡易位携带者等，采用健康捐精者的精液人工授精，可以预防遗传病的发生。

（7）捐卵者卵子体外受精，子宫内植入　适用于常染色显性遗传病患者，或可导致高风险可活出生畸形的染色体平衡易位携带者等情况。

★ 五、遗传咨询类别和对策

遗传咨询常分为婚前咨询、孕前咨询、产前咨询和一般遗传咨询。

1. 婚前咨询　婚前医学检查：通过询问病史、家系调查、家谱分析，再借助全面的医学检查，确诊遗传缺陷。根据其遗传规律，评估下一代优生的风险度，提出对结婚、生育的具体指导意见，从而减少甚至可避免遗传病患儿的出生。婚前医学检查是防治遗传性疾病延续的第一关。

2. 孕前咨询　我国新的《婚姻法》取消了强制性婚前检查的要求，婚前检查的比例急剧下降。孕前咨询为此提供了新的选择，婚前检查的项目均可在孕前得到检查，同时，可以检查各种婚后发生的疾病，如性传播疾病等。

3. 产前咨询　产前咨询的主要问题有：①夫妻一方或家属曾有遗传病患儿或先天畸形儿，下一代患病儿率有多大，能否预测出来；②已生育患儿再生育是否仍为患儿；③妊娠期间，尤其在妊娠前 3 个月接触过放射线、化学物质或感染过风疹、弓形虫等病原体，是否会导致畸形。

4. 一般遗传咨询　主要咨询的内容为：①夫妇一方有遗传病家族史，该病能否累及本人及其子女；②生育过畸形儿是否为遗传性疾病，能否影响下一代；③夫妻多年不孕或习惯性流产，希望获得生育指导；④夫妻一方已确诊为遗传病，询问治疗方法及疗效；⑤夫妻一方接受放射线、化学物质或有害生物因素影响，是否会影响下一代。

★ 六、遗传咨询必须遵循的原则

在遗传咨询过程中，必须遵循以下原则。

1. 尽可能收集证据原则　进行遗传咨询，首先要尽可能地获得正确的诊断。还必须尽可能多地获得其他资料。流产、死胎等不良分娩史也有重要的意义。

2. 非指令性咨询原则　在遗传咨询的选择中，没有绝对正确的方案，也没有绝对错误的方案。因此，非指令性原则一直是医学遗传咨询遵循的原则。2003 年我国卫生部颁布的《产前诊断管理办法》中明确提出医生可以提出医学建议，患者及其家属有选择权。

3. 尊重患者原则　在咨询过程中，必须将咨询者本人的利益放在第一位，针对所暴露出来的疑问，有目的地予以解释，最大限度地减少咨询者及其家属的忧虑。

4. 知情同意原则　对于产前诊断技术及诊断结果，经治医师应本着科学、负责的态度，向孕妇或家属告知技术的安全性、有效性和风险性，使孕妇或家属理解技术可能存在的风险和结果的不确定性。

5. 保密和信任原则 保守秘密是遗传咨询的一种职业道德。在未经许可的情况下，应杜绝将遗传检查结果告知除了亲属外的第三者。

第2节 产前筛查

遗传筛查包括对成人、胎儿及新生儿遗传性疾病筛查3种，对胎儿的遗传筛查又称为产前筛查。产前遗传筛查是通过可行的方法，对一般妊娠妇女进行筛查，发现子代具有患遗传性疾病高风险的可疑人群。筛查出可疑者进一步确诊，是预防遗传性疾病出生的重要步骤。产前筛查是减少缺陷儿出生，提高人口素质的一个重要方面。

产前筛查试验不是确诊试验，筛查阳性结果意味着患病的风险升高，并非诊断疾病，阴性结果提示风险未增加，并非正常。筛查结果阳性的患者需要进一步确诊试验，染色体疾病高风险患者需要行胎儿核型分析。产前筛查和诊断要遵循知情同意原则。目前广泛应用的产前筛查的疾病有唐氏综合征筛查和神经管畸形筛查。

一、非整倍体染色体异常

以唐氏综合征为代表的染色体疾病是产前筛查的重点，根据检查方法可分为孕妇血清学检查和超声检查，根据筛查时间可分为孕早期和孕中期筛查。

1. 妊娠中期筛查 妊娠中期的血清学筛查通常采用三联法，即甲胎蛋白（AFP）、绒毛膜促性腺激素（hCG）和游离雌三醇（E_3）。唐氏综合征患者 AFP 降低、hCG 升高、E_3 降低，根据三者的变化，结合孕妇年龄、孕龄等情况，计算出唐氏综合征的风险度。

2. 妊娠早期筛查 妊娠早期筛查的方法包括孕妇血清学检查、超声检查或者二者结合。常用的血清学检查的指标有 β – hCG 和妊娠相关血浆蛋白 A（PAPP – A）。超声检查的指标有胎儿颈项透明层和胎儿鼻骨。联合应用血清学和 NT 的方法，对唐氏综合征的检出率在 85% ~90%。

3. 染色体疾病的高危因素 可使胎儿发生染色体风险增加之高危因素如下。

（1）孕妇年龄大于 35 岁的单胎妊娠。

（2）孕妇年龄大于 31 岁的双卵双胎妊娠。

（3）夫妇中一方染色体易位。

（4）夫妇中一方染色体倒置。

（5）夫妇非整倍体异常。

（6）前胎常染色体三体史。

（7）前胎 X 染色体三体（47，XXX 或 47，XXY）者。

（8）前胎染色体三倍体。

（9）妊娠早期反复流产。

（10）产前超声检查发现胎儿存在严重的结构畸形。

二、神经管畸形

1. 血清学筛查 约 95% 的神经管畸形（NTDs）患者无家族史，但 90% 患者的血清和羊水中的 AFP 水平升高，因此血清的 AFP 可作为 NTDs 的筛查指标。筛查应在妊娠 14 ~22 周进行。

2. 超声筛查 99% 的 NTDs 可通过妊娠中期的超声检查获得诊断，而且 3% ~5% 的 NTDs 患者因为非开放性畸形，羊水 AFP 水平在正常范围。因此，孕妇血清 AFP 升高但超声检查正常的患者不必羊水检查 AFP。

3. 高危因素 神经管畸形无固定的遗传方式，但存在高危因素，对高危人群妊娠期要重点观察，加强产前筛查和诊断。

（1）神经管畸形家族史。

（2）暴露在特定的环境中　妊娠 28 日内暴露在特定的环境下，可能导致 NTDs。1 型糖尿病、高热、某些药物可使 NTDs 的发病风险增加。

（3）与 NTDs 有关的遗传综合征和结构畸形　某些遗传综合征包括有 NTDs 的表现，如 Meckel – Gruber 综合征、Roberts – SC 海豹肢畸形等。

（4）NTDs 高发的地区如中国东北、印度等地。饮食中缺乏叶酸、维生素是 NTDs 的高发因素。

（5）在 NTDs 患者中发现，抗叶酸受体抗体的比例增高。

◀ 三、胎儿结构畸形筛查

在妊娠 18～24 周期间，通过超声对胎儿的各器官进行系统筛查，目的是发现严重致死性畸形。建议所有孕妇在此时期均进行一次系统胎儿超声检查，胎儿畸形的产前超声检出率约为50%～70%。

◀ 四、先天性心脏病

大部分的先天性心脏病无遗传背景，发病率约为 0.7%。有条件的单位可在妊娠 18～24 周行先天性心脏病的超声筛查。对于怀疑心脏血流异常的高危胎儿［如左（右）心脏发育不良、主动脉狭窄、主动脉瓣或肺动脉瓣狭窄等］，在妊娠 20～22 周常规心脏超声心动图检查后，在妊娠晚期应该复查。

第3节　产前诊断

★产前诊断又称为宫内诊断或出生前诊断，指在胎儿出生之前应用各种先进的检测手段，影像学、生物化学、细胞遗传学及分子生物学等技术，了解胎儿在宫内的发育状况，对先天性和遗传性疾病作出诊断，为胎儿宫内治疗（手术、药物、基因治疗等）及选择性流产创造条件。

★ 一、产前诊断的对象

根据 2003 年卫生部《产前诊断技术管理办法》，孕妇有下列情形之一者，需要建议其进行产前诊断检查。

（1）羊水过多或者过少。

（2）胎儿发育异常或者胎儿有可疑畸形。

（3）孕早期时接触过可能导致胎儿先天缺陷的物质。

（4）夫妇一方患有先天性疾病或遗传性疾病，或有遗传病家族史。

（5）曾经分娩过先天性严重缺陷婴儿。

（6）年龄 35 周岁。

二、产前诊断的疾病

1. 染色体异常　包括染色体数目异常和结构异常两类。

2. 性连锁遗传病　以 X 连锁隐性遗传病居多，如红绿色盲、血友病等。

3. 遗传性代谢缺陷病　多为常染色体隐性遗传病。因基因突变导致某种酶的缺失引起代谢抑制，代谢中间产物累积而出现临床表现。

4. 先天性结构畸形　其特点是有明显结构改变，如无脑儿、脊柱裂、唇腭裂、先天性心脏病、髋关节脱臼等。

★ 三、产前诊断常用的方法

1. 观察胎儿的结构 利用超声、胎儿镜、磁共振等观察胎儿的结构是否存在畸形。

2. 分析染色体核型 利用羊水、绒毛、胎儿细胞培养，检测胎儿染色体疾病。

3. 检测基因 利用胎儿DNA分子杂交、限制性内切酶、聚合酶链反应技术、原位荧光杂交等技术检测胎儿基因的核苷酸序列，诊断胎儿基因疾病。

4. 检测基因产物 利用羊水、羊水细胞、绒毛细胞或血液，进行蛋白质、酶和代谢产物检测，诊断胎儿神经管缺陷、先天性代谢疾病等。

四、胎儿染色体病的产前诊断

近年来，分子细胞遗传学的进展迅速，如免疫荧光原位杂交技术、引物原位DNA合成技术、多聚酶链式反应技术等，使染色体核型分析更加准确、快速。染色体疾病的产前诊断主要依靠细胞遗传学方法，因此必须获得胎儿细胞及胎儿的染色体。

获取胎儿细胞和染色体的方法有胚胎植入前遗传诊断（PGD）、绒毛穿刺取样（CVS）、羊膜腔穿刺术、经皮脐血穿刺技术（PUBS）和胎儿组织活检等。

五、胎儿结构畸形的产前诊断

各种因素导致的出生缺陷表现为子代的结构畸形和功能异常，其中结构异常可以通过影像学获得诊断。

1. 胎儿超声检查 妊娠期胎儿超声检查可以发现许多严重的结构畸形及各种细微的变化，逐渐成为产前诊断重要的手段之一。超声诊断的出生缺陷必须存在以下特点：①出生缺陷必须存在解剖异常。②超声诊断与孕龄有关。有些畸形可在妊娠早期获得诊断（如脊柱裂、全前脑、右位心、联体双胎等）；有些迟发性异常在妊娠晚期才能诊断（如脑积水、肾盂积水、多囊肾等）；还有些异常的影像学改变在妊娠早期出现，以后随访时消失。③胎儿非整倍体畸形往往伴有结构畸形，如果超声发现与染色体疾病有关的结构畸形，应建议行胎儿核型分析。

2. 胎儿磁共振成像（MRI）检查 MRI的优点在于可通过多平面重建及大范围扫描，使得对复杂畸形的观察更加容易。胎儿MRI检查的主要指征是对不确定的超声检查发现作进一步评估。

第4节 胎儿干预

一旦产前发现胎儿畸形，父母有以下几种选择：①终止妊娠或继续妊娠。②安排孕妇在拥有儿科专家的三级医疗机构分娩，使先天性畸形的新生儿有条件在出生时即得到治疗。③为了避免胎儿畸形导致宫内损害进一步恶化，医源性早产也是一种治疗选择。④随着对产前发现的胎儿疾病发病机制和病理生理的进一步理解，胎儿干预正成为另一种选择。本节重点描述胎儿干预的方法和指征。

一、宫内分流手术

可以行胎儿分流术的疾病有尿路梗阻、胸腔积液、先天性肺气道畸形等。

二、胎儿心脏疾病的治疗

孕妇胶原血管病患者的抗体穿过胎盘后，易导致胎儿发生完全性心脏传导阻滞，进一步导致心衰、水肿和死亡。类固醇可以降低孕妇抗体效价，减少对胎儿传导系统和心肌的进行性损伤；β受体激动剂可以增加胎儿心率。如果以上两种方法无效，可安装胎儿心脏起搏器。

胎儿室间隔完整的肺动脉闭锁或严重的主动脉狭窄，可导致血流受阻，进而影响胎儿肺循环或体循环的发育，继发性心脏发育不良是死亡的主要原因。目前常用的方法为胎儿球囊瓣膜成形术、其疗效有待进一步评估。

三、胎儿镜手术

1. 诊断性胎儿镜　随着经皮穿刺技术的发展，胎儿镜可用于直接经腹进入羊膜腔内，并可以活检胎儿组织。如进行性退行性肌营养不良可行胎儿镜下活检。

2. 治疗性胎儿镜

（1）下尿路梗阻　胎儿下尿路梗阻可导致进行性羊水过少、肺发育不全和囊性肾发育不良。妊娠中期解除梗阻可避免肾功能恶化，改善新生儿存活率和肾功能预后。

（2）先天性膈疝　是发生在横膈的简单的解剖学缺损，但严重的患儿可能因为严重肺发育不全而导致出生后无法存活。生理学研究发现闭塞胎儿气管有利于胎儿肺发育。目前的治疗方法是在胎儿镜下行腔内球囊气管闭塞术，其手术效果有待于进一步评估。

（3）羊膜带综合征（ABS）　是一组散在的先天性畸形（包括肢体、颜面部和躯干），表现为束带征、并指/趾乃至宫内截肢，也会有颜面部、内脏和体壁复合缺失。也能缠绕脐带以致胎死宫内。在胎儿损失不可逆前，采用胎儿镜羊膜束带松解术可以挽救肢体和生命。

（4）单绒毛膜双胎合并症

1）单绒毛膜双胎一胎畸形　单绒毛膜双胎妊娠中一胎畸形的发病风险增高，如无脑儿、脐膨出、胃肠道闭锁/狭窄较为常见。对另一个健康胎儿来说，风险不仅来自于异常胎儿死亡带来的风险，也来自于早产的风险。目前可选择的治疗方法有胎儿镜下脐带结扎或超声引导下胎儿内脐血管射频治疗。

2）双胎反向动脉灌注　仅发生在单绒毛膜双胎中，循环异常血量的增加逐渐加重了泵血儿心脏负担，易造成心力衰竭。目前可选择的手术有脐带结扎、凝固治疗和射频治疗。

3）双胎输血综合征　如果不予治疗，严重双胎输血综合征患儿的死亡率接近100%。目前治疗方法有胎儿镜下激光凝固吻合支血管。该方法是目前最有效的方法，可提高胎儿存活率，降低存活胎儿的神经系统并发症。

四、开放性胎儿手术

子宫开放性手术对于孕妇和胎儿均有很大风险，需谨慎选择。

可行开放性胎儿手术的胎儿畸形包括后尿道瓣膜、先天性肺囊性腺瘤样畸形、先天性膈疝、无心胎畸形、骶尾部畸胎瘤、胎儿颈部肿块等。其疗效有待进一步评估。

五、产时子宫外处理

产时子宫外处理（EXIT）技术的核心原则是在进行胎儿治疗的同时保持子宫低张状态和子宫胎盘循环，在维持子宫胎盘循环的情况下暴露胎儿颈部，解除气管梗阻，直至气管插管使气道畅通。目前产时子宫外处理技术的适应证包括胎儿颈部巨大肿块、胎儿纵隔或肺部肿块、先天性高位气通阻塞综合征及需立即行体外膜肺氧合技术的先天性心脏病。

同步练习

1. 遗传咨询的定义、原则是什么？
2. 产前筛查的定义是什么？目前产前筛查主要包括哪些疾病？

参考答案

1. 遗传咨询是由从事医学遗传的专业人员或咨询医师，对咨询者就其提出的家庭中遗传性疾病的发病原因、遗传方式、诊断、预后、复发风险、防治等问题予以解答，并就咨询者提出的婚育问题提出医学建议。遗传咨询是预防遗传性疾病十分重要的环节。遗传咨询的原则包括：尽可能收集证据原则、非指令性咨询原则、尊重患者原则、知情同意原则、保密和信任原则。

2. 对胎儿的遗传筛查又称为产前筛查。目前产前筛查主要包括：唐氏综合征、神经管畸形、胎儿结构畸形筛查、先天性心脏病等。

第15章　正常分娩

![教学目的]

1. 掌握　分娩、足月产、早产、过期产的概念；决定分娩的四大因素；三个产程的临床经过。
2. 熟悉　枕先露的分娩机制。
3. 了解　分娩的动因。

★**分娩**（delivery）：妊娠满 28 周及以上，胎儿及其附属物自临产开始到由母体娩出的全过程，称为分娩。

★**早产**（premature delivery）：妊娠满 28 周至不满 37 足周期间分娩，称为早产。

★**足月产**（term delivery）：妊娠满 37 周至不满 42 足周间分娩者，称为足月产。

★**过期产**（postterm delivery）：妊娠满 42 周及以上分娩，称为过期产。

第 1 节　分 娩 动 因

分娩触发机制复杂，分娩动因学说众多，但均难以完满阐述，目前认为是多因素综合作用的结果。

一、炎症反应学说

研究表明，分娩前子宫蜕膜、宫颈均出现明显的中性粒细胞和巨细胞趋化和浸润，炎性细胞因子可能通过释放水解酶，引起胶原组织降解，促进宫颈成熟，诱导分娩发动。

二、内分泌控制理论

1. 前列腺素（prostaglandin，PG）　子宫平滑肌对前列腺素有高敏感性。研究发现，临产前，蜕膜及羊膜中 PG 的前体物质增加，子宫肌细胞有丰富的 PG 受体，PG 诱发宫缩和促进宫颈成熟。

2. 雌激素（estrogen）**与孕激素**（progesterone）　目前仍无足够证据证实雌激素能发动分娩，亦未发现分娩时孕酮水平降低，从而提出"功能性孕酮撤退"的观点。

3. 缩宫素（oxytocin）**与缩宫素受体**（oxytocin receptor）　临产前，子宫蜕膜中缩宫素受体增加 50 倍或更多，子宫对缩宫素敏感性急剧增加，子宫激惹性增强，从而促进宫缩，启动分娩。

4. 内皮素（endothelin，ET）　子宫局部产生的 ET 直接对平滑肌产生收缩作用，还能刺激子宫和胎儿 – 胎盘单位合成和释放 PG，间接诱发宫缩。

5. 皮质醇激素（cortisol）　胚胎下丘脑 – 垂体 – 肾上腺轴的活性与分娩发动有关。

三、机械性理论

妊娠早、中期子宫处于静息状态，妊娠晚期子宫腔内压力增加，子宫壁膨胀；胎先露下降压迫子宫下段及宫颈内口，发生机械性扩张，通过交感神经传至下丘脑，作用于神经垂体，释放缩宫素,引起宫缩。

四、神经介质理论

子宫主要受自主神经支配,交感神经兴奋子宫肌层促使子宫收缩。

综上所述,妊娠晚期的炎症细胞因子、机械性刺激等多因素作用使子宫下段形成及宫颈成熟,诱发前列腺素及缩宫素释放,子宫肌细胞分娩时兴奋,从而启动分娩。宫颈成熟是分娩发动的必备条件,缩宫素与前列腺素是促进宫缩的最直接因素。

第2节 影响分娩的因素

影响分娩的"四因素"为产力、产道、胎儿及精神心理因素。若各因素均正常并能相互适应,胎儿能顺利经阴道自然娩出,则为正常分娩。

★ 一、产力

将胎儿及其附属物从宫腔内逼出的力量称为产力。产力包括子宫收缩力(简称为宫缩)、腹壁肌及膈肌收缩力(统称为腹压)和肛提肌收缩力。

(一)子宫收缩力

子宫收缩力是临产后的主要产力,贯穿于分娩全过程。临产后的宫缩使宫颈管逐渐缩短直至消失、宫口扩张、胎先露下降和胎儿、胎盘娩出。正常子宫收缩力的特点如下。

1. 节律性 宫缩的节律性是临产的重要标志。每次阵缩由弱渐强(进行期),维持一定时间(极期),一般持续约30秒左右,随后由强渐弱(退行期),直至消失进入间歇期,一般5~6分钟,宫腔压力由临产初期25~30mmHg,至第一产程末增至40~60mmHg,第二产程宫缩极期时可高达100~150mmHg,间歇期宫腔压力仅为6~12mmHg。宫缩的节律性对胎儿血流灌注有利。

2. 对称性 正常宫缩源于两侧宫角部,以微波的形式向宫底中线集中,左右对称,再以2cm/s速度向子宫下段扩散,约需15秒均匀协调地扩展至整个子宫,此为子宫收缩力的对称性。

3. 极性 宫缩以宫底部最强、最持久,向下依次减弱,宫底部收缩力的强度几乎是子宫下段的2倍,此为子宫收缩力的极性。

4. 缩复作用 子宫收缩时肌纤维缩短变宽,间歇期肌纤维不能恢复到原长度,经反复收缩,肌纤维越来越短,使宫腔内容积逐渐缩小,迫使胎先露部下降及宫颈管逐渐缩短直至消失,此为子宫肌纤维的缩复作用。

(二)腹壁肌及膈肌收缩力

腹壁肌及膈肌收缩力是第二产程胎儿娩出时的重要辅助力量。前羊膜囊或胎先露部压迫盆底组织及直肠,反射性地引起排便动作。产妇表现为主动屏气,腹压是宫口开全后所必需的辅助力量。过早运用腹压易致产妇疲劳和宫颈水肿。

(三)肛提肌收缩力

肛提肌收缩力可协助胎先露部在盆腔进行内旋转;能协助胎头仰伸及娩出;能协助胎盘娩出。

二、产道

产道是胎儿娩出的通道,分为骨产道与软产道两部分。

(一)骨产道

骨产道指真骨盆。共分为3个平面,每个平面又由多条径线组成。

1. 骨盆入口平面(pelvic inlet plane) 为骨盆腔上口,呈横椭圆形。其前方为耻骨联合上缘，两侧为髂耻缘，后方为骶岬上缘。有 4 条径线。

（1）入口前后径　又称为真结合径。耻骨联合上缘中点至骶岬上缘正中间的距离，正常值平均 11cm。

（2）入口横径　左右髂耻缘间的最大距离，正常值平均 13cm。

（3）入口斜径　左右各一。左骶髂关节至右髂耻隆突间的距离为左斜径；右骶髂关节至左髂耻隆突间的距离为右斜径，正常值平均 12.75cm。

2. 中骨盆平面（mid plane of pelvis）　为骨盆最小平面，是骨盆腔最狭窄部分，呈前后径长的纵椭圆形。其前方为耻骨联合下缘，两侧为坐骨棘，后方为骶骨下端。有 2 条径线。

（1）中骨盆前后径　耻骨联合下缘中点通过两侧坐骨棘连线中点至骶骨下端间的距离，正常值平均 11.5cm。

（2）中骨盆横径　又称为坐骨棘间径。指两坐骨棘间的距离，正常值平均 10cm。

3. 骨盆出口平面（pelvic outlet plane）　由 2 个不在同一平面的三角形组成。其共同的底边称为坐骨结节间径。前三角平面顶端为耻骨联合下缘，两侧为左右耻骨降支；后三角平面顶端为骶尾关节，两侧为左右骶结节韧带。有 4 条径线。

（1）出口前后径　耻骨联合下缘至骶尾关节间的距离，正常值平均 11.5cm。

（2）出口横径　又称为坐骨结节间径。指两坐骨结节末端内缘的距离，正常值平均 9cm。

（3）出口前矢状径　耻骨联合下缘中点至坐骨结节间径中点间的距离，正常值平均 6cm。

（4）出口后矢状径　骶尾关节至坐骨结节间径中点间的距离，正常值平均 8.5cm。若出口横径稍短，但出口横径与出口后矢状径之和 >15cm 时，正常大小的胎头可通过后三角区经阴道娩出。

4. 骨盆轴与骨盆倾斜度

★（1）骨盆轴（pelvic axis）　连接骨盆各平面中点的假想曲线，称为骨盆轴。此轴上段向下向后，中段向下，下段向下向前。分娩时，胎儿沿此轴完成一系列分娩机制，助产时也应按骨盆轴方向协助胎儿娩出。

（2）骨盆倾斜度（inclination of pelvis）　指妇女站立时，骨盆入口平面与地平面所形成的角度，一般为 60°。若骨盆倾斜度过大，势必影响胎头衔接和娩出。

（二）软产道

软产道是由子宫下段、宫颈、阴道及骨盆底软组织构成的弯曲通道。

1. 子宫下段的形成　由非妊娠时长约 1cm 的子宫峡部伸展形成。至妊娠晚期被逐渐拉长形成子宫下段。临产后子宫下段进一步拉长达 7~10cm。由于子宫肌纤维的缩复作用，子宫上段肌壁越来越厚，而下段肌壁被牵拉越来越薄，子宫上下段的肌壁厚薄不同，两者间的子宫内面形成一环状隆起，称为生理缩复环（physiologic retraction ring）。

2. 宫颈的变化

（1）宫颈管消失（effacement of cervix）　临产前的宫颈管长 2~3cm，初产妇较经产妇不能产后规律宫缩牵拉宫颈内口的子宫肌纤维及周围韧带，加之胎先露部支撑使前羊膜囊呈楔状，致使宫颈内口水平的肌纤维向上牵拉，使宫颈管形成如漏斗状，此时宫颈外口变化不大，随后宫颈管逐渐短缩直至消失。初产妇多是宫颈管先短缩消失，继之宫口扩张；经产妇多是宫颈管短缩消失与宫口扩张同时进行。

（2）宫口扩张（dilatation of cervix）　临产前，初产妇的宫颈外口仅容一指尖，经产妇能容一指。临产后，子宫收缩及缩复向上牵拉使得宫口扩张。胎膜多在宫口近开全时自然破裂，破膜后，胎先露部直接压迫宫颈，扩张宫口，当宫口开全（10cm）时，妊娠足月胎头方能通过。

3. 骨盆底组织、阴道及会阴的变化　使软产道下段形成一个向前弯的长筒，前壁短后壁长，阴道黏膜皱襞展平使腔道加宽。肛提肌向下及向两侧扩展，肌束分开，肌纤维拉长，使5cm厚的会阴体变为2~4mm，以利胎儿通过。

三、胎儿

（一）胎儿大小

胎儿大小是决定分娩难易的重要因素之一。

1. 胎头颅骨　由2块顶骨、额骨、颞骨及1块枕骨构成。颅骨间膜状缝隙为颅缝，两顶骨之间为矢状缝，顶骨与额骨之间为冠状缝，枕骨与顶骨之间为人字缝，颞骨与顶骨之间为颞缝，两额骨之间为额缝。两颅缝交界处较大空隙为囟门，位于胎头前方菱形为前囟（大囟门），位于胎头后方三角形为后囟门（小囟门）。颅缝与囟门使骨板有一定活动余地，胎头也有一定可塑性。

2. 胎头径线

（1）双顶径（biparietal diameter，BPD）　为两侧顶骨隆突间的距离，是胎头最大横径，临床常用此值判断胎儿大小，足月时平均约9.3cm。

（2）枕额径（occipito frontal diameter）　为鼻根上方至枕骨隆突间的距离，胎头以此径衔接，足月时平均约11.3cm。

（3）枕下前囟径（suboccipitobregmatic diameter）　又称为小斜径，为前囟中央至枕骨隆突下方之间的距离，胎头俯屈后以此径通过产道，足月时平均约9.5cm。

（4）枕颏径（occipito diameter）　又称为大斜径，为颏骨下方中央至后囟顶部间的距离，足月时平均约13.3cm。

（二）胎位

产道为一纵行管道。矢状缝和囟门是确定胎位的重要标志。头先露时，由于分娩过程中颅骨重叠，使胎头变形、周径变小，有利于胎头娩出。臀先露时，阴道扩张不充分，可使胎头娩出困难。肩先露时，妊娠足月活胎不能通过产道。

（三）胎儿畸形

若有些胎儿畸形造成某一部位发育异常，如脑积水（hydrocephalus）、联体儿（conjoined twins）等，很难通过产道。

四、精神心理因素

虽然分娩是生理现象，但对于产妇确实是一种持久而强烈的应激源。分娩既可产生生理上的应激，也可产生精神心理上的应激。现已证实，产妇的精神心理变化会使机体产生一系列变化，如心率加快、呼吸急促、肺内气体交换不足，致使子宫缺氧收缩乏力、宫口扩张缓慢、胎先露部下降受阻、产程延长、孕妇体力消耗过多，同时也促使其神经内分泌发生变化，交感神经兴奋，释放儿茶酚胺，血压升高，导致胎儿缺血缺氧，出现胎儿窘迫。

第3节　枕先露的分娩机制

★分娩机制（mechanism of labor）指胎儿先露部随骨盆各平面的不同形态，被动进行的一连串适应性转动，以其最小径线通过产道的全过程。临床上以枕左前位最多见，故以枕左前位分娩机制为例说明。

1. 衔接　胎头双顶径进入骨盆入口平面，胎头颅骨最低点接近或达到坐骨棘水平，称为衔接（engagement）。胎头取半俯屈状态以枕额径进入骨盆入口，经产妇多在分娩开始后胎头衔接，部分初产妇可在预产期前1~2周内胎头衔接。

2. 下降　胎头沿骨盆轴前进的动作称为下降（descent），是胎儿娩出的首要条件。下降动作贯穿于分娩全过程，呈间歇性。

3. 俯屈 胎头下降达骨盆底时，半俯屈的枕部遇肛提肌阻力进一步俯屈，变胎头衔接时的枕额周径为枕下前囟周径，适应产道形态，有利于胎头继续下降。

4. 内旋转 胎头围绕骨盆纵轴向前旋转，使其矢状缝与中骨盆及骨盆出口前后径相一致的动作称为内旋转（internal rotation）。内旋转从中骨盆平面开始至骨盆出口平面完成，以适应中骨盆及骨盆出口前后径大于横径的特点，有利于胎头下降。枕左前位的胎头向前旋转45°，后囟转至耻骨弓下。于第一产程末完成内旋转动作。

5. 仰伸 当完全俯屈的胎头下降达阴道外口时，宫缩和腹压继续迫使胎头下降，而肛提肌收缩力又将胎头向前推进。两者共同作用的合力使胎头沿骨盆轴下段向下向前，胎头枕骨下部达耻骨联合下缘时，以耻骨弓为支点，胎头逐渐仰伸（extention），胎头顶、额、鼻、口、颊依次由会阴前缘娩出。

6. 复位及外旋转 胎头娩出后，为使胎头与胎肩恢复正常关系，胎头枕部再向左旋转45°，称为复位（restitution）。胎肩在盆腔内继续下降，前（右）肩向前向中线旋转45°时，胎儿双肩径转成与骨盆出口前后径相一致的方向，胎头枕部则需在外继续向左旋转45°以保持胎头与胎肩的垂直关系，称为外旋转（external rotation）。

7. 胎肩及胎儿娩出 胎头完成外旋转后，胎儿前（右）肩在耻骨弓下先娩出，随即后（左）肩从会阴前缘娩出。胎儿双肩娩出后，胎体及胎儿下肢随之取侧位顺利娩出。

至此，胎儿娩出过程全部完成。必须指出：分娩机制各动作虽分别介绍，但却是连续进行的，下降动作始终贯穿于分娩始终。

第4节 先兆临产、临产与产程

一、先兆临产

出现预示不久将临产的症状，称为先兆临产（threatened labor）。包括如下几种。

（1）假临产（false labor） 特点是：①宫缩持续时间短（<30秒）且不恒定，间歇时间长且不规律，宫缩强度不增加；②宫缩时宫颈管不短缩，宫口不扩张；③常在夜间出现，清晨消失；④给予强镇静药物能抑制宫缩。

（2）胎儿下降感（lightening） 又称为轻松感。多数孕妇自觉上腹部较前舒适，进食量较前增多，呼吸较前轻快，系胎先露部进入骨盆入口，使宫底位置下降而致。

（3）见红（show） 大多数孕妇在临产前24~48小时内（少数1周内）有少量出血并与宫颈管内黏液栓相混，经阴道排出，称为见红，是分娩即将开始比较可靠的征象。

二、临产的诊断

临产（in labor）开始的标志为规律且逐渐增强的子宫收缩，持续约30秒，间歇5~6分钟，同时伴随进行性宫颈管消失、宫口扩张和胎先露部下降。

★ 三、总产程及产程分期

总产程（total stage of labor）即分娩全过程，指从开始出现规律宫缩直到胎儿胎盘娩出的全过程。分为3个产程（labor）。

1. 第一产程（first stage of labor） 又称为宫颈扩张期。指临产开始直至宫口完全扩张即开全（10cm）为止。初产妇需11~12小时；经产妇需6~8小时。

2. 第二产程（second stage of labor） 又称为胎儿娩出期。从宫口开全到胎儿娩出的全过程。初产妇需 1~2 小时，不应超过 2 小时；经产妇通常数分即可完成，也有长达 1 小时者，但不应超过 1 小时。

3. 第三产程（third stage of labor） 又称为胎盘娩出期。从胎儿娩出后到胎盘胎膜娩出，即胎盘剥离和娩出的全过程，需 5~15 分钟，不应超过 30 分钟。

第 5 节　第一产程的临床经过及处理

◀ 一、临床表现

1. 规律宫缩 开始时宫缩持续时间较短（约 30 秒）且弱，间歇期较长（5~6 分钟）。随产程进展，持续时间渐长（50~60 秒）且强度增加，间歇期渐短（2~3 分钟）。当宫口近开全时，宫缩持续时间可达 1 分钟或更长，间歇期仅 1~2 分钟。

2. 宫口扩张 通过阴道检查或肛诊，可以确定宫口扩张程度。宫口于潜伏期扩张速度较慢，进入活跃期后加快，当宫口开全时，宫颈边缘消失。

3. 胎头下降 胎头下降程度是决定胎儿能否经阴道分娩的重要观察指标。通过阴道检查或肛查，明确胎头颅骨最低点的位置，并能协助判断胎方位。

4. 胎膜破裂（rupture of membranes） 简称为破膜，胎儿先露部衔接后，将羊水阻断为前后两部，形成的前羊膜囊有助于扩张宫口。当羊膜腔内压力增加到一定程度时，胎膜自然破裂。正常破膜多发生在宫口近开全时。

◀ 二、产程、母体观察及处理

为了细致观察产程，目前多采用产程图（partogram），产程图的横坐标为临产时间（h），纵坐标左侧为宫口扩张程度（cm），标右侧为先露下降程度（cm），画出宫口扩张曲线和胎头下降曲线，使产程进展一目了然。

（一）产程必须观察项目和处理

1. 子宫收缩 产程中必须连续定时观察并记录宫缩持续时间、间歇时间及强度，掌握规律，指导产程进行。检测宫缩最简单的方法是助产人员将手掌放于产妇腹壁上，宫缩时宫球隆起变硬，间歇期松弛变软。用胎儿监护仪描记宫缩曲线，可以看出宫缩强度、频率和每次与持续时间，是反映宫缩的客观指标。

2. 胎心

（1）听诊器听取　应在宫缩间歇时。潜伏期应每隔 1~2 小时听胎心 1 次，活跃期应每 15~30 分钟听胎心 1 次，每次听诊 1 分钟。

（2）使用胎儿监护仪　多用外监护描记胎心曲线。观察胎心率变异及其与宫缩、胎动的关系，能客观地判断胎儿在宫内的状态。

3. 宫口扩张及胎头下降 描记宫口扩张曲线及胎头下降曲线，是产程图中重要的两项指标，表明产程进展情况。

★（1）宫口扩张曲线　潜伏期指从临产出现规律宫缩至宫口扩张 3cm。平均 2~3 小时扩张 1cm，需 8 小时，最大时限 16 小时。活跃期是指宫口扩张 3~10cm。需 4 小时，最大时限为 8 小时。活跃期又分加速期（acceleration phase）指宫口扩张 3~4cm，约需 1.5 小时；最大加速期（maximum acceleration phase）指宫口扩张 4~9cm，约需 2 小时；减速期（deceleration phase）指宫口扩张 9~10cm，约需 30 分钟。

（2）胎头下降曲线　以胎头颅骨最低点与坐骨棘平面关系标明胎头下降程度。坐骨棘平面是判断胎头高低的标志。胎头颅骨最低点平坐骨棘平面时，以"0"表示；在坐骨棘平面上 1cm

时，以"-1"表示；在坐骨棘平面下1cm时，以"+1"表示，其余依此类推。

4. 胎膜破裂 胎膜多在宫口近开全时自然破裂，一旦发现应立即听胎心，并观察羊水性状和流出量，有无宫缩，同时记录破膜时间。

5. 阴道检查 阴道检查能直接清宫口，准确估计宫颈管消退、宫口扩张、胎膜破否、胎先露部及位置。

6. 肛门检查 可在宫缩时进行，了解宫颈软硬度、厚薄，宫口扩张程度，是否破膜，骨盆腔大小，确定胎方位，以及胎头下降程度。

（二）母体观察及处理

1. 精神安慰 应安慰产妇并耐心讲解分娩是生理过程，使产妇与助产人员密切合作，以便能顺利分娩。

2. 血压 宫缩时血压常会升高5~10mmHg，产程中应每隔4~6小时测量1次。

3. 饮食与活动 应鼓励产妇少量多次进食，吃高热量易消化食物，宫缩不强且未破膜时，产妇可在病室内走动。

4. 排尿与排便 应鼓励产妇每2~4小时排尿1次，排尿困难者，必要时导尿。初产妇宫口扩张<4cm、经产妇<2cm时，可行温肥皂水灌肠，既能清除粪便避免分娩时排便造成污染，又能刺激宫缩加速产程进展。但胎膜早破、阴道流血、胎头未衔接、胎位异常、有剖宫产史、宫缩强估计1小时内分娩及患严重心脏病等情况时不宜灌肠。

第6节 第二产程的临床经过及处理

一、临床表现

胎膜大多自然破裂。宫缩且较前增强，产妇有排便感，不自主地向下屏气。宫缩时胎头露出于阴道口，露出部分不断增大，宫缩间歇期，胎头又缩回阴道内称为胎头拨露（head visible on vulval gapping）。当胎头双顶径越过骨盆出口，宫缩间歇时胎头不再回缩，称为胎头着冠（crowning of head）。随之，胎儿娩出。

二、观察产程及处理

1. 密切监测胎心 第二产程每5~10分钟听1次胎心，有条件时应用胎儿监护仪监测。

2. 指导产妇屏气 指导她们双足蹬在产床上，两手握产床把手，宫缩时向下屏气增加腹压。宫缩间歇时产妇呼气并使全身肌肉放松。

3. 接产准备 当初产妇宫口开全、经产妇宫口扩张4cm且宫缩规律有力时，应将产妇分娩室，做好接产准备工作。用消毒纱球蘸肥皂水擦洗外阴部，顺序是大阴唇、小阴唇、阴阜、大腿内上1/3、会阴及肛门周围，然后用温开水冲掉肥皂水。用消毒干纱球盖住口，防止冲洗液流入阴道。最后用聚维酮碘（povidone iodine）消毒，取下阴道口纱球和臀下或塑料布，铺无菌巾于臀下。接产者准备接产。

4. 接产 接产要领：保护会阴并协助胎头俯屈，让胎头以最小径线（枕下前后径）在宫缩间歇时缓慢通过阴道口。

会阴切开指征：会阴过紧或胎儿过大，估计分娩时会阴撕裂难以避免者或母儿有病理清况急需结束分娩者。会阴切开术（episiotomy）：包括会阴后一侧切开术（postero-lateral episiotomy）和会阴正中切开术（median episiotomy）

第7节　第三产程的临床经过及处理

一、临床表现

胎儿娩出后，宫底降至脐平，产妇略感轻松，宫缩暂停数分钟后再次出现。由于宫腔容积突然明显缩小，胎盘剥离并娩出。胎盘剥离征象有：①宫体变硬呈球形，下段被扩张，宫体呈狭长形被推向上，宫底升高达脐上；②剥离的胎盘降至子宫下段，阴道口外露的一段脐带自行延长；③阴道少量流血；④接产者用手掌尺侧在产妇耻骨联合上方轻压子宫下段时，宫体上升而外露的脐带不再回缩。

胎盘剥离及排出方式有2种：①胎儿面娩出式（Schultze mechanism）：多见，胎盘面先排出，随后见少量阴道流血；②母体面娩出式（Duncan mechanism）：少见，胎盘母体面先排出，胎盘排出前先有较多量阴道流血。

二、处理

1. 新生儿处理

（1）清理呼吸道　胎儿胸部娩出，迅速擦拭新生儿面部，断脐后，吸除口鼻中的黏液。

（2）处理脐带　处理脐带时新生儿要保暖。目前常用气门芯、脐带夹、血管钳等方法取代双重结扎脐带法。

★（3）新生儿阿普加评分（Apgar score）及其意义　该评分法是以新生儿出生后1分钟内的心率、呼吸、肌张力、喉反射及皮肤颜色5项体征为依据，每项为0~2分，满分为10分。8~10分属正常新生儿；4~7分为轻度窒息，又称为青紫窒息；0~3分为重度窒息，又称为苍白窒息，缺氧严重需紧急抢救。1分钟评分是出生当时的情况，反映在宫内的情况；5分钟及以后评分是反映复苏效果，与预后关系密切。

（4）处理新生儿　打新生儿足印及产妇拇指印于新生儿病历上。对新生儿做详细体格检查，系以标明新生儿性别、体重、出生时间、母亲姓名和床号的手腕带和包被，进行首次吸吮乳头。

2. 协助胎盘娩出　当确认胎盘已完全剥离时，子宫缩时以左手握住宫底（拇指置于子宫前壁，其余四指放在子宫后壁）并按压，同时右手轻拉脐带，协助娩出胎盘。

3. 检查胎盘、胎膜　仔细检查胎盘的母体面，确定没有胎盘成分遗留。如有副胎盘、部分胎盘残留或大部分胎膜残留时，应在无菌操作下徒手入宫腔取出残留组织，或用大号刮匙清宫。若确认仅有少许胎膜残留，可给予子宫收缩剂待其自然排出。

4. 检查软产道　胎盘娩出后仔细检查会阴、小阴唇内侧、尿道口周围、阴道、阴道穹隆及宫颈有无裂伤。若有裂伤，应立即缝合。

5. 预防产后出血　正常分娩出血量多不超过300ml。遇有产后出血高危因素（有产后出血史、分娩次数>5次、多胎妊娠、羊水过多、巨大儿、滞产等）产妇，可在胎儿前肩娩出时静脉滴注或肌内注射缩宫素（oxytocin）10~20U。

第8节　分娩镇痛

分娩时的剧烈疼痛可以导致体内一系列神经内分泌反应，对产妇及胎儿产生不良影响，因此良好的分娩镇痛非常有意义。

理想的分娩镇痛标准：①对产妇及胎儿副作用小；②药物起效快，作用可靠，便于给药；③避免运动阻滞，不影响宫缩和产妇运动；④产妇清醒，能配合分娩过程；⑤能满足整个产程镇痛要求。阴道分娩镇痛需将神经阻滞范围控制在胸 11～骶 4 之间。

目前常用的分娩镇痛药物包括：①麻醉性镇痛药芬太尼（fentanyl）、舒芬太尼（sufentanyl）和瑞芬太尼（remifentanil）；②局麻药利多卡因（lidocaine）、布比卡因（bupivacaine）和罗哌卡因（ropivacaine）；③吸入麻醉药氧化亚氮（nitrous oxide）。分娩镇痛时适宜椎管内小剂量持续给药。

分娩镇痛的方法包括如下几种。

1）连续硬膜外镇痛　指经硬膜外途径连续输入低浓度的局麻药（0.04%～0.1% 布比卡因或罗哌卡因）和小剂量麻醉性镇痛药（如芬太尼 1～2μg/ml 或 0.25～1μg/ml），每小时 6～12ml。其优点为镇痛平面恒定，镇痛效果确切。

2）产妇自控硬膜外镇痛　易于掌握用药剂量、便于自行给药为其优点，能减少用药剂量，从而减轻相应的副作用。

3）腰麻—硬膜外联合阻滞　腰麻给药采用 10～20μg 芬太尼或舒芬太尼 8～10μg 单独或复合布比卡因或罗哌卡因 0.5～2mg。优点是镇痛起效快，用药剂量少。缺点是腰麻时局麻药常常暂时影响下肢运动。

4）微导管连续腰麻镇痛　用 28G 导管将舒芬太尼和布比卡因按比例注入蛛网膜下隙镇痛。

5）产妇自控静脉瑞芬太尼镇痛　采用静脉镇痛泵产妇疼痛时，按压静脉输入瑞芬太尼，产生中枢镇痛作用。优点是对腹肌和下肢肌力无影响，产力正常。

6）氧化亚氮吸入镇痛。

上述镇痛方法均适用于第一、二产程。

分娩镇痛时机：产妇进入临产至第二产程均可用药。

分娩镇痛的适应证：①无剖宫产适应证；②无硬膜外禁忌证；③产妇志愿。

分娩镇痛的禁忌证：①产妇拒绝；②凝血功能障碍、接受抗凝治疗期间；③局部感染和全身感染未控制；④产妇难治性低血压及低血容量、显性或隐性大出血；⑤原发生发性宫缩乏力和产程进展缓慢；⑥对所使用的药物过敏；⑦已经过度镇静；⑧伴严重的基础疾病，包括神经系统严重病变引起的颅内压增高、严重主动脉瓣狭窄和肺动脉高压、上呼吸道水肿等。

同步练习

一、选择题

1. 第一产程的产力除子宫收缩外，还包括下列哪项：

A. 圆韧带收缩　　　　　　B. 腹肌收缩　　　　　　C. 肛提肌收缩

D. 肛提肌和圆韧带收缩　　E. 圆韧带和腹肌收缩

2. 枕先露时，胎头以哪条径线通过骨盆：

A. 枕下前囟径　　B. 枕颏径　　C. 双额径　　D. 双顶经　　E. 枕额径

3. 下列哪项是错误的：

A. 初产妇第一产程通常是 11～12 小时

B. 第二产程是指宫口开全到胎儿娩出的过程

C. 不论初产妇还是经产妇，第三产程一般均在 30 分钟以内

D. 产妇第二产程通常比第一产程长

E. 初产妇总产程超过 24 小时，称滞产

4. 头位分娩进程中，促使胎头下降的力量不包括以下哪些：

A. 子宫收缩力　　B. 肛提肌收缩力　　C. 腹肌收缩力

D. 膈肌收缩力　　　E. 腰大肌收缩力

5. 以下说法错误的是：

A. 骨盆倾斜度指妇女站立时，骨盆入口平面与地平面所形成的角度

B. 胎膜多在宫口近开全时自然破裂

C. 胎头俯屈后以枕下前囟径通过产道

D. 胎头取半俯屈状态以枕额径进入骨盆入口

E. 潜伏期应每隔 2～4 小时听胎心音 1 次，活跃期应每 15～30 分钟听胎心音 1 次

二、名词解释

1. 分娩

2. 早产

3. 足月产

4. 过期产

5. 总产程

三、简答题

简述临产的诊断及 3 个产程定义。

参 考 答 案

一、1. C　2. A　3. D　4. E　5. E

二、1. 分娩：妊娠满 28 周及以上，胎儿及其附属物自临产开始到由母体娩出的全过程，称为分娩。

2. 早产：妊娠满 28 周至不满 37 足周期间分娩，称为早产。

3. 足月产：妊娠满 37 周至不满 42 足周间分娩，称为足月产。

4. 过期产：妊娠满 42 周及以上分娩，称为过期产。

5. 总产程：即分娩全过程，指从开始出现规律宫缩直到胎儿胎盘娩出的全过程。

三、临产开始的标志为规律且逐渐增强的子宫收缩，持续约 30 秒，间歇 5～6 分钟，同时伴随进行性宫颈管消失、宫口扩张和胎先露部下降。第一产程又称宫颈扩张期。指临产开始直至宫口完全扩张即开全（10cm）为止。初产妇需 11～12 小时；经产妇需 6～8 小时。第二产程又称胎儿娩出期。从宫口开全到胎儿娩出的全过程。初产妇需 1～2 小时，不应超过 2 小时；经产妇通常数分钟即可完成，也有长达 1 小时者，但不应超过 1 小时。第三产程又称胎盘娩出期。从胎儿娩出后到胎盘胎膜娩出，即胎盘剥离和娩出的全过程，需 5～15 分钟，不应超过 30 分钟。

第16章 异常分娩

教学目的

1. **掌握** 异常分娩的定义；子宫收缩乏力的处理；狭窄骨盆的定义、分类、诊断及处理原则；各类异常胎位的临床表现、诊断、分娩机制和处理原则。

2. **熟悉** 各产程中出现协调性宫缩乏力及不协调性宫缩乏力的临床表现。

3. **了解** 软产道异常的分类及处理原则；狭窄骨盆对母儿的影响；胎位异常的种类。

影响分娩因素为产力、产道、胎儿及精神心理因素，任何1个或1个以上的因素发生异常及4个因素间相互不能适应，使分娩进程受到阻碍，称为异常分娩。

第1节 产力异常

产力以子宫收缩力为主。在分娩过程中，子宫收缩的节律性、对称性及极性不正常或强度、频率有改变，称为子宫收缩力异常。子宫收缩力异常分为子宫收缩乏力和子宫收缩过强两类，每类又分为协调性子宫收缩和不协调性子宫收缩。

一、子宫收缩乏力

子宫收缩乏力可由头盆不称或胎位异常、子宫局部因素、精神因素、内分泌失调、药物影响等因素引起，产程中可出现1个或几个因素异常，应仔细查别。

（一）临床表现及诊断

★1. 协调性子宫收缩乏力 其特点为子宫收缩具有正常的节律性、对称性和极性，但收缩力弱、低于180Montevideo单位，持续时间短、间歇期长且不规律，宫缩<2次/10分钟。多属继发性宫缩乏力。常见于中骨盆与盆骨出口平面狭窄，胎先露下降受阻，持续性枕横位或枕后位等。此种宫缩乏力对胎儿影响不大。

★2. 不协调性宫缩乏力 其特点为子宫收缩的极性倒置，宫缩兴奋点来自子宫下段的一处或多处冲动，收缩波由下向上扩散，收缩波小而不规律，频率高，节律不协调，子宫下段宫缩强于宫底部，间歇期子宫壁也不完全松弛，属无效宫缩，多属于原发性宫缩乏力，须与假临产鉴别。常有头盆不称和胎位异常。产妇持续下腹疼痛、拒按，烦躁不安，甚至出现脱水、电解质紊乱、肠胀气、尿滞留、胎儿宫内窘迫。产科检查：下腹部有压痛，胎位触不清，胎心不规律，宫口扩张早期缓慢或停滞，潜伏期延长，胎先露部下降延缓或停滞。

（二）预防

应进行产前教育，消除产妇的思想顾虑和恐惧心理。开展陪伴分娩或家属陪伴分娩。分娩前鼓励多进食，必要时静脉补充营养。避免过多使用镇定药物，警惕头盆不称，及时排空直肠和膀胱，必要时导尿。

（三）处理

★1. 协调性宫缩乏力　首先寻找原因，排除头盆不称或胎位异常因素，估计能经阴道分娩者，应采取加强宫缩的措施。

（1）第一产程

1）一般处理　消除产妇对分娩的顾虑和紧张情绪，指导其休息、饮食及大小便，主要补充营养与水分。

2）加强子宫收缩　①人工破膜：宫口扩张≥3cm、无头盆不称、胎头已衔接而产程延缓者，可行人工破膜。破膜前须检查有无脐带先露，破膜应在宫缩间歇期进行，观察羊水量、性状和胎心变化。②缩宫素静脉注射：适用于协调性宫缩乏力、宫口扩张≥3cm、胎心良好、胎位正常、头盆相称者。原则是以最小浓度获得最佳宫缩。维持宫缩时宫腔内压力达50~60mmHg，宫缩间隔2~3分钟，持续40~60s。并应有专人守护，监测宫缩、胎心、血压及产程进展等状况。若10分钟内宫缩≥5次、宫缩持续1分钟以上或胎心率异常，立即停止注射宫缩素。需警惕水中毒的发生。③地西泮静脉推注：适用于宫口扩张缓慢及宫颈水肿。

经上述处理，试产2~4小时产程无进展或出现胎儿窘迫征象时，应剖宫产术。

（2）第二产程　无头盆不称出现宫缩乏力时应予缩宫素静脉滴注。

（3）第三产程　当胎儿前肩娩出时给予缩宫素10~20U静脉滴注，加强子宫收缩。给予抗生素防感染。

2. 不协调性宫缩乏力　处理原则是调节子宫收缩，恢复正常节律性和极性。给予哌替啶100mg、吗啡10mg肌内注射或地西泮10mg静脉推注，使其恢复为协调性宫缩。在宫缩恢复协调性之前严禁应用缩宫素。若经上述处理，不协调性宫缩未得到纠正、出现胎儿窘迫征象或伴有头盆不称和胎位异常，应行剖宫产术。若不协调性宫缩已被纠正，但宫缩仍较弱时，按协调性宫缩乏力处理。

二、子宫收缩过强

（一）协调性子宫收缩过程

1. 临床表现及诊断　子宫收缩的节律性、对称性和极性均正常，仅子宫收缩力过强、过频、宫腔压力≥60mmHg。总产程<3小时结束分娩，称为急产。若有产道梗阻或瘢痕子宫，宫缩过强时可出现病理缩复环，甚至发生子宫破裂。

2. 处理　应提前住院待产。临产后慎用促进宫缩的方法。做好接生及抢救新生儿窒息的准备。若急产来不及消毒及新生儿坠地者，应预防新生儿颅内出血和破伤风，抗生素预防感染，缝合裂伤的软产道。

（二）不协调性子宫收缩过强

1. 强直性子宫收缩　其特点是子宫强烈收缩，失去节律性，宫缩无间歇。常见于缩宫药物使用不当时，如缩宫素剂量过大或米索前列醇引产等。

（1）临床表现及诊断　产妇烦躁不安，持续性腹痛，拒按。胎位触不清，胎心听不清。有时出现病理缩复环、血尿等先兆子宫破裂征象。

（2）处理　一旦确诊，应及时给予宫缩抑制剂，如25%硫酸镁20ml加于5%葡萄糖注射液20ml内缓慢静脉推注，或肾上腺素1mg加于5%葡萄糖注射液250ml内静脉推注。若合并产道梗阻应剖宫产术。若胎死宫内可用乙醚吸入麻醉，如仍不能缓解强直性宫缩，应行剖宫产术。

2. 子宫痉挛性狭窄环　其特点是子宫局部平滑肌呈痉挛性不协调性收缩形成的环状狭窄，持续不放松，称为子宫痉挛性狭窄环。狭窄环多在子宫上下段交界处或胎体某一狭窄部，如胎颈、胎腰处，多因精神紧张过度疲劳及不适当地应用缩宫药物或粗暴地进行阴道内操作所致。

（1）临床表现及诊断　产妇出现持续性腹痛，烦躁不安，宫颈扩张缓慢，胎先露部下降停滞，胎心时快时慢。阴道检查在宫腔内触及较硬而无弹性的狭窄环，此环特点是不随宫缩上升。

（2）处理　应寻找原因，及时纠正。若无胎儿窘迫现象，给予哌替啶 100mg 或吗啡 10mg 肌内注射，25% 硫酸镁 20ml 加于 5% 葡萄糖注射液 20ml 内缓慢静脉推注。当宫缩恢复正常时可阴道助产或等待自然分娩。若经上述处理，子宫痉挛性狭窄环部未缓解，或出现胎儿窘迫征象，应行剖宫产术。若胎死宫内，宫口已全开，可行乙醚麻醉，经阴道分娩。

第 2 节　产道异常

一、骨产道异常

骨盆径线过短或形态异常，致使骨盆腔小于胎先露部可通过的限度，阻碍胎先露部下降，影响产程顺利进展，称为狭窄骨盆。

（一）狭窄骨盆的分类

1. 骨盆入口平面狭窄　常见于扁平型骨盆（包括单纯扁平骨盆和佝偻病性扁平骨盆），以骨盆入口前后径狭窄为主。狭窄的程度可分为 3 级：Ⅰ级为临界性狭窄；Ⅱ级为相对性狭窄；Ⅲ级为绝对性狭窄。

2. 中骨盆平面狭窄　主要见于男型骨盆及类人猿型骨盆，以坐骨棘间径及中骨盆后矢状径狭窄为主。狭窄的程度分 3 级（同前）。

3. 骨盆出口平面狭窄　主要见于男型骨盆，以坐骨结节间及骨盆出口后矢状径狭窄为主。狭窄的程度分 3 级（同前）。

4. 骨盆 3 个平面狭窄　骨盆外形属正常女型骨盆，但骨盆 3 个平面各径线均比正常值小 2cm或更多，称为均小骨盆，多见于身材矮小，体形匀称的妇女。

5. 畸形骨盆　指骨盆失去正常形态及对称性，包括跛行及脊柱侧突所致的偏斜骨盆和骨盆骨折所致的畸形骨盆。

（二）狭窄骨盆的临床表现

1. 骨盆入口平面狭窄的临床表现

（1）胎头衔接受阻，胎位异常发生率增加。

（2）因骨盆狭窄程度、产力、胎儿等情况出现不同的临床表现　①骨盆临界性狭窄多发生后不均倾势，表现为潜伏期及活跃期早期延长，胎头不入盆，常并发胎膜早破及脐带脱垂。②骨盆绝对性狭窄：发生梗阻性难产，可发生子宫破裂或泌尿生殖道瘘，新生儿颅骨骨折和颅内出血。

2. 中骨盆平面狭窄的临床表现

（1）胎头能正常衔接，出现持续性枕横位或枕后位，继发性宫缩乏力，活跃期晚期及第二产程延长甚至第二产程停滞。

（2）胎头受阻于中骨盆，可发生颅内出血及胎儿宫内窘迫，甚至先兆子宫破裂及子宫破裂。强行助产，可致严重软产道裂伤及新生儿产伤。

3. 骨盆出口平面狭窄的临床表现　常与中骨盆平面狭窄同时存在。第一产程进展顺利，第二产程停滞。强行助产，可致严重软产道裂伤及新生儿产伤。

（三）狭窄骨盆的诊断

在妊娠期间应评估骨盆大小，有无头盆不称，及早诊断，决定分娩方式。

1. 病史　询问产妇既往病史。

2. 全身检查　测量身高，观察孕妇体形，步态，米氏菱形窝是否对称等。

3. 腹部检查

（1）一般检查 观察腹部形态，测量子宫底高度及腹围，四步触诊法，B 型超声。

（2）评估头盆关系 胎头跨耻征阳性提示头盆不称，但不能单凭胎头跨耻征阳性轻易做出临床诊断，需观察产程进展或试产后方可作出最终诊断。

4. 评估骨盆大小 产科检查评估骨盆大小。

5. 胎位及产程监测。

（四）狭窄骨盆分娩时处理

分娩时应明确狭窄骨盆的类型和程度，了解产力、胎方位、胎儿大小、胎心率、宫口扩张程度、胎先露下降程度、破膜与否，同时结合年龄、产次、既往分娩史进行综合分析、判断、决定分娩方式。

1. 骨盆入口平面狭窄的处理

（1）绝对性骨盆入口狭窄 行剖宫产术结束分娩。

（2）相对性骨盆入口狭窄 足月胎儿体重＜3000g，产力、胎位及胎心均正常时，应在严密监护下进行阴道试产，试产时间以 2～4 小时为宜。

2. 中骨盆平面狭窄的处理 易发生持续性枕横位或枕后位。若宫口开全，S ≥ +3，经阴道徒手旋转胎头为枕横位，等待自然分娩或助产术；若 S ≤ +2 或胎儿宫内窘迫，应行剖宫产术。

3. 骨盆出口平面狭窄的处理 不应进行阴道试产。坐骨结节间径与出口后矢状径之和 ≤ 15cm，足月胎儿，应行剖宫产术。

4. 骨盆 3 个平面狭窄的处理 若估计胎儿不大，产力、胎位及胎心均正常，头盆相称，可以阴道试产。

5. 畸形骨盆的处理 根据畸形骨盆种类、狭窄程度、胎儿大小、产力等情况具体分析。

二、软产道异常

（一）阴道异常

1. 阴道横隔 产程中当横隔被撑薄，可自小孔处将横隔作 X 型切开。待分娩结束再切除剩余的隔，用可吸收线缝合残端。

2. 阴道纵隔 纵隔厚阻碍胎先露部下降时，须在纵隔中间剪断，待分娩结束后，再剪除剩余的隔，用可吸收线缝合残端。

3. 阴道包块 阴道内肿瘤阻碍胎先露部下降而又不能经阴道切除者，应行剖宫产术，原有病变待产后再行处理。阴道尖锐湿疣应行剖宫产术为宜。

（二）宫颈异常

1. 宫颈粘连和瘢痕 轻度的宫颈膜状粘连可行粘连分离、机械性扩展或宫颈放射状切开，严重的宫颈粘连和瘢痕应行剖宫产术。

2. 宫颈坚韧 静脉推注地西泮 10mg，或子宫颈两侧各注入 0.5% 利多卡因 5～10ml。若宫口不扩张，应行剖宫产。

3. 宫颈水肿 轻者可抬高产妇臀部，子宫颈两侧各注入 0.5% 利多卡因 5～10ml 或地西泮 10mg 静脉推注。若经上述处理无效时，可行剖宫产。

4. 子宫颈癌 应行剖宫产。

（三）子宫异常

1. 子宫畸形 临产后应严密观察，适当放宽剖宫手术指征。

2. 瘢痕子宫 剖宫产后阴道分娩应根据前次剖宫产术式、指征、术后有无感染、术后再孕间隔时间、既往剖宫产次数，以及本次妊娠胎儿大小、胎位、产力及产道情况等综合分析决定。

（四）盆腔肿瘤

1. 子宫肌瘤　子宫肌瘤对分娩的影响主要取决于肌瘤大小、数量和生长部位。凡阻碍胎先露衔接与下降的肌瘤均应行剖宫产术，同时行肌瘤剔除术。

2. 卵巢肿瘤　卵巢肿瘤位于骨盆入口，应行剖宫产术，同时切除卵巢肿瘤。

第3节　胎位异常

一、持续性枕后位、枕横位

在分娩过程中，胎头以枕后位或枕横位衔接，在下降过程中，若胎头枕部持续位于母体骨盆后方或侧方，使分娩发生困难者，称为持续性枕后位或持续性枕横位。常可由骨盆异常、胎头俯屈不良、子宫收缩乏力、前壁胎盘、膀胱充盈、宫颈肌瘤、头盆不称及胎儿发育异常等因素引起。

（一）诊断

1. 临床表现　常出现协调性子宫收缩乏力及宫口扩张缓慢。产妇自觉肛门坠胀及排便感，常致使活跃晚期及第二产程延长。

2. 腹部检查　胎背偏向母体后方或侧方。

3. 肛门或阴道检查　胎儿后囟位于母体的侧方或后方。

4. B 型超声检查　能准确探清胎头位置。

（二）分娩机制

在无头盆不称的情况下，多数枕后位及枕横位可使胎头枕部向前旋转 90°～135°成为枕前位，其分娩机制如下。

1. 枕后位　枕后位内旋转时向后旋转 45°，使矢状缝与骨盆前后径一致。

胎头俯屈较好以前囟为支点、胎头俯屈不良以鼻根为支点相继娩出胎头顶、枕、额、鼻、口、颏部，但后者以较大枕额周径旋转，胎儿娩出更困难，多需助产。

2. 枕横位　多需用手或胎头吸引术将胎头转成枕前位娩出。

（三）处理

若骨盆无异常，胎儿不大时，可以试产。

1. 第一产程

（1）潜伏期　应保证产妇充分营养与休息。

（2）活跃期　除外头盆不称可行人工破膜。若产力欠佳，静脉滴注缩宫素。试产中，产程无进展或出现胎儿窘迫现象，应行剖宫产术。

2. 第二产程　若 S ≥ +3，可自然分娩或阴道助产。

3. 第三产程　预防发生产后出血。

二、胎头高直位

胎头呈不屈不仰姿势衔接于骨盆入口，其矢状缝与骨盆入口前后径一致，称为高直位，分为：①高直前位；②高直后位。常由头盆不称、腹壁松弛及腹直肌分离、胎膜早破等因素引起。

（一）诊断

1. 临床表现　活跃期早期宫口扩张延缓或停滞，若胎头不能衔接，表现活跃期停滞。高直后位时，胎头不能进入骨盆入口。

2. 腹部检查　胎头高直前位时，胎背靠近腹前壁，不易触及胎儿肢体。胎头高直后位时，耻骨联合上方触及胎儿下颏。

3. 阴道检查 胎头矢状缝在骨盆入口的前后径上，高直前位时，后囟在耻骨联合后，前囟在骶骨前，反之为胎头高直后位。

4. B 型超声检查 能准确探清胎头位置。

（二）分娩机制

胎头高直前位以正枕前位或枕前位经阴道分娩。高直后位临产后，以枕前位娩出的可能性极小。

（三）处理

高直前位时，若骨盆正常、胎儿不大、产力强，应给予阴道试产机会。高直后位一经确认，应行剖宫产术。

三、前不均倾位

枕横位入盆的胎头前顶骨先入盆，称为前不均倾位。因耻骨联合后方直而无凹陷，前顶骨紧嵌顿于耻骨后，后顶骨无法越过骶岬而入盆，故胎头下降停滞，产程延长，阴道检查示胎头矢状缝平行骨盆入口横径且向后移靠近骶岬侧，骨盆后方空虚。确诊为前不均倾位，应尽快行剖宫产术。

四、面先露

胎头以颜面为先露称为面先露，以颏骨为指示点，有 6 种胎方位。常可由骨盆狭窄、头盆不称、腹壁松弛、脐带过短或脐带绕颈、畸形等原因引起。

（一）诊断

1. 临床表现 潜伏期延长，活跃期延长或停滞，胎头迟迟不能入盆。

2. 腹部检查 宫底位置升高，颏后位在胎背侧触及极度仰伸的枕骨隆突。

3. 肛门及阴道检查 触不到颅骨，触到高低不平、软硬不均的颜面部。

4. B 型超声检查 能准确探清胎头位置。

（二）分娩机制

包括：仰伸、下降、内旋转及外旋转。持续性颏后位，足月活胎不能经阴道自然娩出。

（三）处理

均在临产后发生。颏前位时，若无头盆不称，产力良好，有可能经阴道自然分娩。持续性颏后位时，难以经阴道分娩，应行剖宫产术。

五、臀先露

臀先露以骶骨为指示点，有骶左（右）前、骶左（右）横、骶左（右）后 6 种胎位。可由胎儿在宫腔内活动范围过大、胎儿在宫腔内活动范围受限、胎头衔接受阻等原因引起。分为单臀先露、完全臀先露、不完全臀先露 3 种类型。

（一）诊断

1. 临床表现 妊娠晚期胎动时，孕妇常有季肋部胀痛感；临产后易出现宫缩乏力，宫口扩张缓慢，使产程延长。

2. 腹部检查 四步触诊在宫底部触到圆而硬、有浮球感的胎头；胎心在脐上方听得最清楚。

3. 阴道检查 宫口扩张、胎膜破裂后可触到胎臀、外生殖器及肛门。

4. B 型超声检查 能准确探清胎头位置。

（二）分娩机制

相继以胎臀、胎肩、胎头娩出，有自然分娩、臀位助产和臀牵引术 3 种分娩方式。

（三）处理

1. 妊娠期 妊娠 30 周后应予矫正。可通过胸膝卧位、激光照射或艾灸至阴穴、外转胎位术等方法矫正。

2. 分娩期 根据产妇年龄、胎产次、骨盆类型、胎儿大小、胎儿是否存活、臀先露类型及有无合并症，于临产初期做出正确判断，决定分娩方式。

（1）剖宫产 足月臀先露选择性剖宫产的指征如下：狭窄骨盆、软产道异常、胎儿体重大于3500g、胎儿窘迫、妊娠合并症、高龄初产、B型超声见胎头过度仰伸、有脐带先露或膝先露、有难产史、不完全臀先露、瘢痕子宫等。

（2）阴道分娩

1）阴道分娩的条件 ①孕龄≥36周；②单臀先露；③胎儿体重为2500～3500g；④无胎头仰伸；⑤骨盆大小正常；⑥无其他剖宫产指征。

2）阴道分娩的处理 ①第一产程：侧卧休息，一旦破膜，应立即听胎心，注意脐带脱垂。如胎足脱出至阴道，应消毒外阴后，使用"堵"外阴方法。②第二产程：接产前，应导尿，做会阴侧切术，按分娩机制娩出胎儿。③第三产程：防止产后出血。

◆ 六、肩先露

当胎体横卧于骨盆入口以上，其纵轴与母体纵轴垂直，先露部为肩时称为肩先露。有肩左前（后）、肩右前（后）4种胎位。足月活胎不能经阴道娩出。

（一）诊断

1. 腹部检查 子宫呈横椭圆形，母体腹部一侧触及胎头，另侧触及胎臀。胎心在脐周两侧最清楚。

2. 肛门检查或阴道检查 胎膜未破者不易查清胎位，胎膜已破，若宫口已扩张，可触到肩胛骨或肩峰、锁骨、肋骨及腋窝。

3. B型超声检查 能准确定位。

（二）对分娩的影响

常发生胎膜早破及宫缩乏力、胎儿上肢或脐带易脱垂致胎儿窘迫甚至死亡、形成忽略性（嵌顿性）肩先露发生子宫破裂。

（三）处理

1. 妊娠期 处理同臀先露。

2. 分娩期 应根据胎产次、胎儿大小、胎儿是否存活、宫口扩张程度、胎膜是否破裂、有无并发症等，综合判断决定分娩方式。只有当经产妇宫口开大5cm以上或双胎第二胎儿为肩先露且无先兆子宫破裂时可行内倒转术，其余情况均应行剖宫产术。

◆ 七、复合先露

胎头或胎臀伴有肢体（上肢或下肢）作为先露部同时进入骨盆入口，称为复合先露。破膜后上臂完全脱出或下肢和胎头同时入盆则能阻碍分娩。如无头盆不称，让产妇向脱出肢体的对侧侧卧，肢体常可自然缩回，宫口近开全或开全后上推肢体，将其回纳。若有明显头盆不称或伴有胎儿窘迫征象，应尽早行剖宫产术。

第4节 异常分娩的诊治要点

产力、产道及胎儿等任何1种或2种及以上因素的改变均会影响分娩，需综合判断。包括产力异常、产道异常、胎儿异常、早识别、及时判断、恰当处理，则可保证分娩顺利和母胎安全。

在分娩过程中，在母亲方面可出现产妇全身衰竭、子宫收缩力异常、胎膜早破等；而在胎儿方面可出现胎头水肿或血肿、胎头下降受阻、胎儿窘迫。同时可出现各类产程曲线异常，主要有潜伏期延长、活跃期延长、活跃期停滞、第二产程延长、胎头下降延缓、胎头下降停滞、滞产。

在处理产程时，尽可能做到产前预测，产时及时准确诊断，针对原因适时处理。★解除产妇的恐惧和精神紧张，补充营养。

掌握剖宫产指针：先兆子宫破裂、骨盆明显狭窄或明显畸形、肩先露、颏后位、高直后位、前不均倾位、初产产妇混合臀位或足位、臀位伴有骨盆狭窄、巨大胎、联体胎等。否则可给予充分的试产机会，试产过程中，严密观察胎心、产力，试产时间一般 2～4 小时，人工破膜后不超过 2 小时。当 S≥ +3，可自然分娩或行低位产钳及胎头吸引助产；若 S≤ +2，应行剖宫产术。

同步练习

1. 试述异常分娩及狭窄骨盆的定义。
2. 试述子宫收缩乏力的处理。

参考答案

1. 影响分娩因素为产力、产道、胎儿及精神心理因素，任何 1 个或 1 个以上的因素发生异常及 4 个因素间相互不能适应，使分娩进程受到阻碍，称为异常分娩。骨盆径线过短或形态异常，致使骨盆腔小于胎先露部可通过的限度，阻碍胎先露部下降，影响产程顺利进展，称为狭窄骨盆。

2. 首先应查找原因，针对病因进行处理，并区分是否为协调性子宫收缩乏力。

（1）不协调性子宫收缩乏力，应用镇静剂如哌替啶 100mg、吗啡 10mg 肌内注射或地西泮 10mg 静脉推注，使其恢复为协调性宫缩。若经处理，不协调性宫缩未得到纠正，应行剖宫产术。

（2）协调性子宫收缩乏力，排除头盆不称或胎位异常因素，能经阴道分娩者，应消除产妇的顾虑和紧张情绪，指导其休息、饮食及大小便，主要补充营养与水分，第一产程采取加强宫缩的措施：①人工破膜。②缩宫素静脉注射：原则是以最小浓度获得最佳宫缩。维持宫缩时宫腔内压力达 50～60mmHg，宫缩间隔 2～3 分钟，持续 40～60s。并应专人守护，监测宫缩、胎心、血压及产程进展等状况。③地西泮静脉推注：适用于宫口扩张缓慢及宫颈水肿。经上述处理，试产 2～4 小时产程无进展或出现胎儿窘迫征象时，应剖宫产术。

第二产程：无头盆不称出现宫缩乏力时应加强宫缩，予缩宫素静脉滴注。若 S≥ +3，等待自然分娩或助产术；若 S≤ +2 或胎儿宫内窘迫，应行剖宫产术。

第17章 分娩期并发症

教学目的

1. 掌握 分娩期并发症的定义、临床表现及处理。
2. 熟悉 分娩期并发症的分类。

第1节 产 后 出 血

★ 一、定义

胎儿娩出后24小时阴道流血量超过500ml称为产后出血。

★ 二、病因及分类

（1）子宫收缩乏力 最常见的原因，影响子宫收缩和缩复功能的因素均可引起子宫收缩乏力性产后出血。

（2）胎盘因素 按胎盘剥离状况可分为以下类型。①胎盘滞留、胎盘嵌顿、胎盘剥离不全；②胎盘粘连或植入；③胎盘部分残留。

（3）软产道损伤 较少见，严重时引起产后出血，需手术及时修补。

（4）凝血功能障碍 任何原发或继发的凝血功能异常均可引起产后出血。

三、诊断依据

1. 胎盘娩出前出血 胎儿娩出时或娩出后，即出现活动性鲜红色血液自阴道流出，多为软产道损伤所致，如有间断性流出暗红色血液，混有血块，胎盘娩出延迟，常属胎盘因素所造成，应迅速娩出胎盘。

2. 胎盘娩出后出血 查胎盘胎膜完整，触诊子宫体柔软，甚至轮廓不清，经按摩子宫后宫缩好转，出血明显减少或停止，则为子宫收缩乏力；如果软产道无损伤，胎盘娩出完整，宫缩良好，仍有持续性阴道出血且血液不易凝固，应考虑为凝血功能障碍，需进一步做凝血功能的检查。

★ 四、处理原则

处理原则是：迅速止血，防治休克和控制感染。

1. 宫缩乏力 加强宫缩是最有效的止血方法。按摩子宫、注射宫缩剂、子宫腔填塞纱条法压迫止血，结扎子宫动脉上行支或子宫切除术。

2. 胎盘滞留性出血 胎盘剥离后滞留，胎盘剥离不全或胎盘残留应立即行人工剥离胎盘术并取出胎盘。

3. 软产道损伤性出血 查明解剖关系，及时缝合。

4. 凝血功能障碍　治疗原则是消除病因、纠正休克及酸中毒。

第2节　羊水栓塞

一、定义

在分娩过程中，羊水进入母体血循环引起肺栓塞、休克和 DIC 等一系列严重症状的综合征称为羊水栓塞，是极严重的分娩并发症，也可发生在中期妊娠流产。

二、相关因素

羊水栓塞是由羊水中的有形物质（胎儿毳毛、角化上皮、胎脂、胎粪）进入母体血循环引起，与以下因素有关。

（1）子宫收缩过强（包括缩宫素使用不当），致使羊膜腔内压力增高。

（2）宫颈或子宫损伤处有开放的静脉或血窦存在。

（3）当胎膜破裂后羊水由开放血管或血窦进入母体血循环导致本病发生。

（4）宫颈撕伤、子宫破裂、前置胎盘、胎盘早剥或剖宫产术中羊水通过病理性开放的子宫血窦进入母体血循环。

（5）羊膜腔穿刺及钳刮术时子宫壁损伤处静脉窦亦可成为羊水进入母体的通道。

综上所述，过强宫缩、急产、羊膜腔压力高是羊水栓塞发生的主要原因；胎膜早破、前置胎盘、胎盘早剥、子宫破裂、剖宫产术中生理、病理性血窦开放是其发生的诱因。

★ 三、病理生理

羊水进入母体血循环后，通过阻塞肺小血管，引起过敏反应和凝血机制异常而导致机体发生一系列病理生理变化（如右心衰）。

★ 四、临床表现

典型临床经过可分为 3 个阶段。

（1）休克　可因肺动脉高压引起心力衰竭及急性呼吸循环衰竭，或由变态反应引起的过敏性休克。开始时产妇出现烦躁不安、寒战、恶心、呕吐、气急等先兆症状；继而出现呛咳、呼吸困难、发绀、肺底部出现湿性啰音，心率加快，面色苍白、四肢厥冷，血压下降等。

（2）DIC 引起的出血　患者渡过第一阶段，继之发生难以控制的全身广泛性出血，大量阴道流血、切口渗血、全身皮肤黏膜出血、血尿甚至出现消化道大出血。产妇可因出血性休克死亡。

（3）急性肾功能衰竭　羊水栓塞后期患者出现少尿或无尿和尿毒症的表现。主要由于循环衰竭引起的肾缺血及 DIC 前期形成的血栓堵塞肾内小血管，引起肾脏缺血、缺氧，导致肾脏器质性损害。

五、诊断

根据分娩或钳刮时出现的上述临床表现，可初步诊断，应立即进行抢救。在抢救时抽取下腔静脉血，镜检有无羊水成分作为羊水栓塞确诊的依据。同时可做如下检查：床旁胸部 X 线摄片，床旁心电图，凝血因子缺乏检查（血小板计数、血浆纤维蛋白原测定，凝血酶原时间测定，出血时间测定）及凝血功能检查。若患者死亡应行尸检。可见肺水肿，肺泡出血；心内血可查见羊水中有形物质，肺小动脉或细血管中有羊水成分栓塞；子宫或阔韧带血管内可查见羊水有形物质。

六、处理

一旦出现羊水栓塞的临床表现，应立即进行抢救。重点是针对过敏和急性肺动脉高压所致低氧血症及呼吸循环功能衰竭、预防 DIC 及肾功能衰竭。

1. 解除肺动脉高压，改善低氧血症

（1）供氧　保持呼吸道通畅，立即行面罩给氧，或气管插管正压给氧，必要时行气管切开。

（2）解痉药物应用　缓解肺动脉高压，改善肺血流灌注，预防右心衰竭所致的呼吸循环衰竭。盐酸罂粟碱为解除肺动脉高压首选药物。阿托品，心率快者不宜使用，可阻断迷走神经反射所引起的肺血管痉挛及支气管痉挛，与罂粟碱联合应用效果更好。氨茶碱可扩张冠状动脉及支气管平滑肌。酚妥拉明为肾上腺素能抑制剂，有解除肺血管痉挛，降低肺动脉阻力，消除肺动脉高压的作用。

2. 抗过敏，抗休克

（1）抗过敏　早期使用大剂量糖皮质激素，可抗过敏，解痉，稳定溶酶体，保护细胞。

（2）抗休克　急性羊水栓塞初期多因过敏，左心排出量骤降而发生休克；后期则多因凝血功能障碍所致大量子宫出血而发生休克。补充血容量：扩容可用右旋糖酐；并应补充新鲜血液和血浆。抢救过程中应做中心静脉压测定（CVP），了解心脏负荷状况，指导输液量及速度。

（3）适当应用升压药物　休克时可选用多巴胺或选用间羟胺可根据休克时血压情况调整速度。

（4）纠正酸中毒　应做血氧分析及血清电解质测定，若有酸中毒可用 5% 碳酸氢钠，并及时纠正电解质紊乱。

（5）预防纠正心衰　脉快者可应用冠状动脉扩张剂，并应考虑较早应用强心剂。

3. 防治 DIC　尽早应用抗凝剂是控制 DIC 发展的关键；产后羊水栓塞及 DIC 后期继发性纤溶亢进时，则以补充凝血因子，改善微循环，纠正休克及抗纤溶药物治疗为主。肝素钠、抗血小板凝集药物、补充凝血因子（输新鲜血或血浆、纤维蛋白原等）、抗纤溶药物。

4. 预防肾功能衰竭、预防感染　注意尿量，当血容量补足后若仍少尿，可用呋塞米 20～40mg 静脉注射，或甘露醇 250ml 快速静脉滴注，扩张肾小球动脉预防肾衰，并应注意检测电解质。应选用肾毒性小的广谱抗生素预防感染。

5. 产科处理　抢救羊水栓塞产妇时，若在第一产程，应行剖宫产终止妊娠去除病因。若在第二产程中发病，行阴道助产结束分娩。若发生产后大出血，积极处理后，短期仍无法止血者可行子宫切除，减少胎盘剥离面开放的血窦出血，争取抢救时机。

第 3 节　子宫破裂

一、定义

子宫体部或子宫下段在妊娠期或分娩期发生破裂称为子宫破裂，为产科最严重并发症，常引起母儿死亡。

二、分类

（1）根据程度分为完全破裂和不完全破裂。

（2）根据部位分为子宫下段破裂和子宫体部破裂。

（3）根据原因分为自然破裂和创伤性破裂。

★ 三、临床表现

发生在分娩遇到困难时，分为先兆子宫破裂和子宫破裂 2 个阶段。

1. 先兆子宫破裂　常见于产程长、有梗阻性难产因素的产妇，表现如下。

（1）产妇烦躁不安和下腹疼痛，排尿困难或出现血尿及少量阴道流血。

（2）检查　心率、呼吸加快，子宫收缩频繁，呈强直性或痉挛性收缩；子宫体及下段之间可出现病理缩复环，并有明显宫缩；胎先露部固定于骨盆入口。

（3）胎动频繁，胎心加快或减慢，胎儿心电图可出现不同程度的胎儿窘迫征象（重度变异或晚期减速）。因胎先露部下降受阻，子宫收缩加强，子宫体部肌肉增厚变短，下段肌肉变薄变长，两者间形成环形凹陷，称为病理缩复环。

子宫病理缩复环形成，下腹部压痛，胎心率改变及血尿出现是先兆子宫破裂的四大主要表现。

2. 子宫破裂

（1）完全性子宫破裂　破裂一瞬间，产妇感撕裂状剧烈疼痛，随之宫缩消失，疼痛缓解，很快又感到全腹痛，脉搏加快微弱，呼吸急促，血压下降。检查全腹压痛及反跳痛，腹壁下清楚扪及胎体，子宫缩小位于胎儿侧方，胎心消失，阴道有鲜血流出，宫口回缩。

（2）不完全性子宫破裂　指子宫肌层全部或部分破裂，浆膜层尚未穿破，宫腔与腹腔未相通，胎儿及其附属物仍在宫腔内。腹部检查，在子宫不完全破裂处有压痛，形成阔韧带内血肿，此时在宫体一侧可触及逐渐增大且有压痛的包块，胎心音多不规则。

◆ 四、诊断

诊断完全性子宫破裂无大困难，不完全性子宫破裂只有严密观察方能发现。晚期妊娠只有出现子宫破裂典型症状和体征方能确诊。

◆ 五、处理

（1）先兆子宫破裂　应立即给以抑制子宫收缩药物（肌内注射派替啶100mg，或静脉全身麻醉），立即行剖宫产术。

（2）子宫破裂　输液、输血、吸氧、抢救休克，同时尽快行手术治疗。

◆ 六、预防

（1）健全三级保健网，宣传孕妇保健知识。

（2）加强产前检查，密切观察产程，避免忽略性难产发生。

（3）有剖宫产史或子宫切开手术史者，应提前住院待产，若无阻塞性难产存在，严密观察下经阴道试产。

（4）严格掌握催产素、前列腺素等子宫收缩剂的使用指征和方法，避免滥用。

同步练习

产后出血的主要病因是什么？

参考答案

子宫收缩乏力、胎盘因素、软产道裂伤及凝血功能障碍。

第18章 正常产褥

教学目的

1. 掌握 产褥期母体变化。
2. 了解 产褥期母体的生理变化和临床表现。

产褥期指胎盘娩出至产妇全身各器官除乳腺外恢复至正常未孕状态所需的一段时期，通常为6周。

第1节 产褥期母体变化

一、生殖系统的变化

1. 子宫复旧 是指胎盘娩出后子宫逐渐恢复至未孕状态的全过程，主要变化如下。

（1）肌纤维缩复，肌细胞缩小，产后6周恢复正常状态。

（2）子宫内膜再生修复 产后6周全部修复。

（3）子宫血管变化 压缩变窄、血栓形成。

（4）子宫下段及宫颈变化 子宫下段变回峡部，产后4周宫颈恢复至非孕形态。分娩裂伤使初产妇宫颈外口由圆形变为"一"字形。

2. 阴道 阴道壁肌张力逐渐恢复，阴道黏膜皱襞约在产后3周重新显现，但产褥期阴道不能完全恢复至未孕时的紧张度。

3. 外阴 分娩后外阴水肿产后2~3日内逐渐消退。会阴轻度撕裂或会阴侧切缝合后，在产后3~4日愈合。处女膜痕指处女膜在分娩时撕裂形成残痕。

4. 盆底组织 分娩使盆底肌肉和筋膜过度伸展、弹性降低，产褥期逐渐恢复。

二、乳房的变化

产后乳房的主要变化是泌乳。当胎盘剥离娩出后，产妇雌激素、孕激素及胎盘生乳素水平急剧下降，抑制了催乳素抑制因子释放，在催乳素作用下，乳汁开始分泌。吸吮是保持乳腺不断泌乳的关键环节。不断排空乳房是维持乳汁分泌的重要条件。同时保证充分的休息、足够睡眠和营养丰富的饮食，避免精神刺激。多数药物可渗入乳汁中，故哺乳期间用药应慎重。

三、循环系统及血液的变化

★子宫胎盘血循环终止且子宫缩复，大量血液从子宫涌入产妇体循环，加之妊娠期潴留的组织间液回吸收，产后72小时内，产妇循环血量增加15%~25%，应注意预防心衰的发生。循环血量于产后2~3周恢复至未孕状态。

产褥早期血液仍处于高凝状态，血纤维蛋白原、凝血酶、凝血酶原于产后2~4周内恢复正常。血红蛋白水平于产后1周左右回升。白细胞总数于产褥早期较高，可达（15~30）×10⁹/L，

产褥早期血液仍处于高凝状态，血纤维蛋白原、凝血酶、凝血酶原于产后 2~4 周内恢复正常。血红蛋白水平于产后 1 周左右回升。白细胞总数于产褥早期较高，可达（15~30）$\times 10^9$/L，

1~2 周可恢复正常。淋巴细胞稍减少，中性粒细胞增多，血小板数增多。红细胞沉降率于产后3~4 周恢复正常。

四、消化系统的变化

妊娠期胃肠蠕动及肌张力减弱，胃液中盐酸分泌量减少，产后1~2 周可恢复。产褥期活动减少，肠蠕动减弱，加之腹肌及盆底肌松弛，容易便秘。

五、泌尿系统的变化

产后1 周尿量增多，妊娠期发生的肾盂及输尿管扩张，产后2~8 周可恢复正常。产褥期，尤其产后24 小时内，因膀胱肌张力降低，对膀胱内压的敏感性降低，外阴切口疼痛、不习惯卧床排尿、器械助产、区域阻滞麻醉，易发生尿潴留。

六、内分泌系统的变化

产后雌、孕激素水平急剧下降，产后1 周时降至未孕水平。胎盘生乳素于产后6 小时已不能测出。不哺乳者产后6~10 周恢复排卵、月经复潮；哺乳者产后4~6 个月恢复排卵。产后42 天开始避孕。

七、腹壁的变化

妊娠期出现的下腹正中线色素沉着，产褥期逐渐消退。初产妇腹壁紫红色妊娠纹变成银白色。产后腹壁明显松弛，腹壁紧张度需在产后6~8 周恢复。

第2节　产褥期临床表现

1. 生命体征　产后体温多正常，产后24 小时内略升高，一般不超过38℃。产后脉搏一般略慢，60~70 次/分。产后呼吸一般14~16 次/分。正常产妇血压变化不大，妊高症血压于产后下降。

2. 子宫复旧　胎盘娩出后，宫底在脐下一指。产后第1 天稍上升至平脐，以后每日下降1~2cm，产后10 日子宫降入骨盆腔内。

3. 产后宫缩痛　在产褥早期因子宫收缩引起下腹部阵发性剧烈疼痛，产后1~2 日出现，持续2~3 日消失，经产妇多见。

4. 恶露　产后随子宫蜕膜脱落，含有血液、坏死蜕膜等组织经阴道排出，称为恶露。恶露有血腥味，但无臭味，持续4~6 周，总量为250~500ml。恶露分类及表现见表18-1。

表18-1　恶露分类及表现

分类	血性恶露	浆液恶露	白色恶露
持续时间	产后最初3 日、持续3~4 天	产后4~14 日、持续10 日	产后14 日以后、持续3 周
颜色	红色	淡红色	白色
内容物	大量血液、少量胎膜、坏死蜕膜	少量血液、坏死蜕膜、宫颈黏液、细菌	坏死退化蜕膜、表皮细胞、大量白细胞和细菌等

5. 褥汗　产后1 周内皮肤排泄功能旺盛，排出大量汗液，以夜间睡眠和初醒时更明显，不属病态。

第3节 产褥期处理及保健

一、产褥期处理

1. 产后2小时内的处理 产后2小时内易发生严重并发症，应在产房内严密观察产妇的生命体征、子宫收缩情况及阴道流血量，注意宫底高度及膀胱是否充盈等。

2. 饮食 产后1小时可让产妇进流食或清淡半流食，以后恢复普通饮食。

3. 排尿与排便 鼓励产妇尽早自行排尿，预防产后便秘。

4. 观察子宫复旧及恶露 每日于同一时间手测宫底高度，以了解子宫复旧情况。每日观察恶露数量、颜色及气味。

5. 会阴处理 擦洗外阴，保持会阴部清洁、干燥；水肿者，用50%硫酸镁溶液湿热敷，或24小时后用红外线照射；缝线者，产后3~5日拆线，若伤口感染，提前拆线引流或清创处理，定时换药。

6. 观察情绪变化 产后3~10日可表现为轻度抑郁，应帮助减轻产妇身体不适，给予鼓励和关怀，抑郁严重者，需服抗抑郁药物治疗。

7. 乳房护理 推荐母乳喂养，按需哺乳。母婴同室，做到早接触、早吸吮。重视心理护理的同时，指导正确哺乳方法。

8. 预防产褥中暑 产褥期因高温环境使体内余热不能及时散发，引起中枢性体温调节功能障碍的急性热病，称为产褥中暑，表现为高热、水及电解质紊乱、循环衰竭和神经系统功能损害等。治疗原则是立即改变高温和不通风环境，迅速降温，及时纠正水及电解质紊乱和酸中毒。其中迅速降低体温是抢救成功的关键。

二、产褥期保健

产褥期保健的目的是防止产后出血、感染等并发症产生，促进产后机体生理功能恢复。

1. 饮食起居 合理饮食休息，保持身体清洁，产妇居室应清洁通风。

2. 适当活动及做产后康复锻炼 产后适当活动，产后康复锻炼应循序渐进。

3. 计划生育指导 产褥期禁止性交。产后42天应采取避孕措施，哺乳者以工具避孕为宜，不哺乳者可选用药物避孕。

4. 产后检查 包括产后访视和产后健康检查两部分。

同步练习

正常恶露的演变情况是怎样的？

参考答案

正常恶露有血腥味，但无臭味，持续4~6周，总量为250~500ml，个体差异较大。血性恶露持续3个月，逐渐转为浆液恶露，约2周后变为白色恶露，约持续3周干净。上述变化是子宫出血量逐渐减少的结果。

产褥期并发症

教学目的

1. 掌握 产褥感染与产褥病率的定义；产褥感染的病因、临床表现、诊断和防治措施；晚期产后出血的定义、病因、临床表现及诊断。

2. 熟悉 晚期产后出血的处理原则。

3. 了解 产褥感染的常见病因、诱因和病理变化；产后抑郁症的临床表现及诊断。

第1节 产褥感染

产褥感染指分娩及产褥期生殖道受病原体侵袭，引起局部或全身感染，是导致孕产妇死亡的四大原因之一。产褥病率指分娩24小时以后的10日内，每日测量体温4次，间隔时间4小时，有2次体温≥38℃（口表）。产褥病率常由产褥感染引起，但也可由生殖道以外感染如急性乳腺炎、上呼吸道感染、泌尿系统感染、血栓静脉炎等原因所致。

一、病因

1. 诱因 分娩降低或破坏了女性生殖道的防御功能和自净作用，机体抵抗力下降，增加病原体侵入生殖道的机会。

2. 病原体种类 生殖道内有大量需氧菌、厌氧菌、真菌、衣原体及支原体等寄生，以厌氧菌为主，许多非致病菌在特定环境下可以致病。β－溶血性链球菌是最常见的病原体。

3. 感染途径 一是内源性感染，正常孕妇生殖道或其他部位寄生的病原体并不致病，当抵抗力降低等感染诱因出现时可致病。二是外源性感染，由被污染的衣物、用具、各种手术器械、物品等均可造成感染。其中，内源性感染更重要。

二、病理及临床表现

发热、疼痛、异常恶露，为产褥感染三大主要症状。由于感染部位、程度、扩散范围不同，其临床表现也不同。

1. 急性外阴、阴道、宫颈炎 分娩时会阴损伤或手术产导致感染，表现为局部灼热、疼痛、下坠。局部伤口红肿、发硬、伤口裂开，脓液流出，较重时可出现低热。阴道裂伤及挫伤感染表现为黏膜充血、水肿、溃疡、脓性分泌物增多。感染部位较深时，可引起阴道旁结缔组织炎。宫颈裂伤感染向深部蔓延，可达宫旁组织，引起盆腔结缔组织炎。

2. 子宫感染 病原体经胎盘剥离面侵入，扩散至子宫蜕膜层称为子宫内膜炎，侵入子宫肌层称为子宫肌炎，两者常伴发。表现为发热、恶露增多有臭味、下腹疼痛及压痛、白细胞计数增高。

3. 急性盆腔结缔组织炎和急性输卵管炎 病原体沿宫旁淋巴和血行达宫旁组织，出现急性炎性反应而形成炎性包块，同时波及输卵管，形成急性输卵管炎。临床表现为下腹痛伴肛门坠胀，可有寒战、高热、脉速、头痛等全身症状。严重者整个盆腔形成"冰冻骨盆"。淋病奈瑟菌沿生殖道黏膜上行感染，达输卵管与盆腹腔，形成脓肿，高热不退。

4. 急性盆腔腹膜炎及弥漫性腹膜炎 炎症继续发展，扩散至子宫浆膜，继而发展成弥漫性腹膜炎，出现全身中毒症状明显，高热、恶心、呕吐、腹胀，检查时下腹部明显压痛、反跳痛。腹膜面分泌大量渗出液，纤维蛋白覆盖引起肠粘连，也可在直肠子宫陷凹形成局限性脓肿，若脓肿波及肠管与膀胱出现腹泻、里急后重与排尿困难。急性期治疗不彻底可发展成慢性盆腔炎导致不孕。

5. 血栓静脉炎 盆腔内血栓静脉炎常侵及子宫静脉、卵巢静脉、髂内静脉、髂总静脉及阴道静脉，厌氧菌为常见病原体。病变单侧居多，产后1~2周多见，表现为寒战、高热，症状可持续数周或反复发作。下肢血栓静脉炎，多继发于盆腔静脉炎，表现为弛张热，下肢持续性疼痛，局部静脉压痛或触及硬索状，使血液回流受阻，引起下肢水肿，皮肤发白，习称为"股白肿"。

6. 脓毒血症及败血症 感染血栓脱落进入血液循环可引起脓毒血症，并发感染性休克和迁徙性脓肿（肺脓肿、左肾脓肿）。若病原体大量进入血液循环形成败血症，表现为持续高热、寒战、全身明显中毒症状，危及生命。

三、诊断

1. 病史 详细询问病史及分娩全过程，对产后发热者，首先考虑为产褥感染，再排除引起产褥病率的其他疾病。

2. 全身及局部检查 仔细检查腹部、盆腔及会阴伤口，确定感染部位和严重程度。

3. 辅助检查 B超、彩色多普勒超声、CT、磁共振成像等检测手段，能够对感染形成的炎性包块、脓肿，做出定位及定性诊断。血清 CRP > 8mg/L，有助于早期诊断感染。

4. 确定病原体 通过分泌物涂片，分泌物培养和药物敏感试验，病原体抗原和特异抗体检测。

四、鉴别诊断

主要与上呼吸道感染、急性乳腺炎、泌尿系统感染相鉴别。

五、治疗

（1）支持疗法，纠正贫血与电解质紊乱，增强免疫力。

（2）清除宫腔内残留物，脓肿切开引流，半卧位以利引流。

（3）选用广谱高效抗生素，当中毒症状严重者，短期可加用肾上腺皮质激素。

（4）血栓静脉炎时，应用大量抗生素同时，加用肝素钠，也可用活血化瘀中药治疗。

（5）子宫严重感染，经积极治疗无效，炎症继续扩展，出现不能控制的出血、败血症或脓毒血症时，应及时行子宫切除术，清除感染源，抢救患者生命。

六、预防

加强孕期卫生宣传，注意产褥期卫生，增强营养，增强体质，接生严格无菌操作。

第2节 晚期产后出血

分娩24小时后，在产褥期内发生的子宫大量出血，称为晚期产后出血。以产后1~2周发病最常见。

一、病因与临床表观

1. 胎盘、胎膜残留　为阴道分娩最常见的原因。表现为血性恶露持续时间长，反复或大量出血，多在产后10日发生。

2. 蜕膜残留　若蜕膜剥离不全长时间残留，影响子宫复旧，继发子宫内膜炎症，引起晚期产后出血。临床表现与胎盘残留不易鉴别，需病理鉴别。

3. 子宫胎盘附着面复旧不全　表现为突然大量阴道流血，检查发现子宫大而软，宫口松弛，阴道及宫口有血块堵塞。多在产后2周左右发生。

4. 感染　以子宫内膜炎症多见。感染引起胎盘附着面复旧不良和子宫收缩欠佳，血窦关闭不全导致子宫出血。

5. 剖宫产术后子宫切口裂开　引起切口愈合不良造成出血的原因主要如下。

（1）宫壁切口止血不良，局部血肿形成。

（2）局部缝合不当，对合不良。

（3）宫壁切口位置选择不当。

（4）切口局部感染组织坏死。

上述因素，常发生在产后2周左右，出现大量阴道流血，甚至引起休克。

6. 其他　产后子宫滋养细胞肿瘤、子宫黏膜下肌瘤等，均可引起晚期产后出血。

二、诊断

1. 病史　若为阴道分娩，应注意产程进展及产后恶露变化，若为剖宫产，应了解手术指征、术式及术后恢复情况。

2. 症状和体征　阴道流血的量及时间，腹痛和发热情况，结合全身症状及体征。

3. 辅助检查　血常规、B超检查、病原菌培养和药敏试验，血HCG测定及病理检查。

三、治疗

（1）少量或中等量阴道流血，给予抗生素、子宫收缩剂及支持疗法。

（2）疑有胎盘、胎膜、蜕膜残留或胎盘附着部位复旧不全者，可行刮宫术，刮出物送病检。术后继续抗生素及子宫收缩剂。

（3）疑剖宫产术后出血，少量阴道流血予抗生素及支持疗法，密切观察；若大量阴道流血，应积极抢救，必要时剖腹探查。若出血难以控制，酌情做低位子宫次全切除术或子宫全切除术。

（4）肿瘤引起的阴道流血，应按肿瘤性质、部位做相应处理。

第3节　产褥期抑郁症

产褥期抑郁症指产妇在产褥期间出现抑郁症状，是产褥期精神综合征最常见的一种类型，主要表现为持续和严重的情绪低落及一系列症候。

一、诊断

产褥期抑郁症至今尚无统一的诊断标准，诊断主要依据症状，但需排除器质性疾病或精神活性物质所致抑郁。美国精神病学会1994年诊断标准如下。

（1）在产后2周内出现下列5条或5条以上的症状，必须具备1）、2）2条。

1）情绪抑郁。

2）对全部或多数活动明显缺乏兴趣或愉悦。

3）体重显著下降或增加。

4）失眠或睡眠过度。

5）精神运动性兴奋或阻滞。

6）疲劳或乏力。

7）遇事均感毫无意义或有自罪感。

8）思维能力减退或注意力不集中。

9）反复出现死亡想法。

（2）在产后4周内发病。

产褥期抑郁症诊断困难，产后常规进行自我问卷调查对早期发现和诊断很有帮助。

◀ 二、鉴别诊断

需排除器质性精神障碍或精神活性物质和非成瘾物质所致抑郁。

◀ 三、治疗与预后

包括心理治疗和药物治疗，心理治疗为重要的治疗手段，药物治疗适用于中重度患者。预后良好，约70%患者于1年内治愈，但再次妊娠有20%复发。

同 步 练 习

1. 什么是产褥感染及产褥病率？

2. 晚期产后出血有哪些病因？

参 考 答 案

1. 产褥感染指分娩及产褥期生殖道受病原体侵袭，引起局部或全身感染，是导致孕产妇死亡的四大原因之一。产褥病率指分娩24小时以后的10日内，每日测量体温4次，间隔时间4小时，有2次体温≥38℃（口表）。

2. 胎盘、胎膜残留；蜕膜残留；子宫胎盘附着面复旧不全；感染；剖宫产术后子宫切口裂开；其他（产后子宫滋养细胞肿瘤、子宫黏膜下肌瘤等）。

第20章 妇科病史及检查

教学目的

★1. 掌握　妇科病史的特点。
2. 熟悉　妇科检查的方法、步骤及记录顺序。
3. 了解　妇科常见症状的鉴别要点。

病史采集和体格检查是诊断疾病的主要依据，也是妇科临床实践的基本技能。盆腔检查更是妇科所特有的检查方法。

第1节　妇科病史

一、病史采集方法
★采集病史是疾病诊治的重要步骤，要做到准确、完整。要重视沟通技巧及尊重患者隐私。

二、病史内容
包括一般项目、主诉、现病史、既往史、月经史、婚育史、个人史及家族史。

★特别是月经史包括初潮年龄、月经周期及经期持续时间、经量、经期伴随症状。常规询问并记录末次月经（LMP）起始日期及其经量和持续时间。若其流血情况不同于以往正常月经时，还应问准前次月经（PMP）起始日期。绝经后期患者应询问绝经年龄，绝经后有无再现阴道流血、阴道分泌物增多或其他不适；婚育史包括婚次及每次结婚年龄，是否近亲结婚（直系血亲及三代旁系血亲），男方健康状况，有无性病史及双方同居情况等。生育情况包括足月产、早产及流产次数以及现存子女数，记录分娩方式，有无难产史，新生儿出生情况，有无产后大量出血或产褥感染史。自然流产或人工流产情况。末次分娩或流产日期。采用何种计划生育措施及其效果。

第2节　体格检查

体格检查应在采集病史后进行。检查范围包括全身检查、腹部检查和盆腔检查。盆腔检查为妇科所特有，又称为妇科检查。

一、全身检查
测量体温、脉搏、呼吸及血压，必要时测量体重和身高。其他检查项目（略）。

二、腹部检查
为妇科体格检查的重要组成部分，应在盆腔检查前进行。

三、盆腔检查
盆腔检查是女性生殖器官疾病诊疗的重要手段，包括外阴、阴道、宫颈、宫体及双侧附件。

1. 基本要求 医师应关心体贴被检查的患者，做到态度严肃、语言亲切、检查仔细，动作轻柔；除尿失禁患者外，检查前应排空膀胱；垫单或纸单应一次性使用；患者取膀胱截石位。应避免于经期做盆腔检查。

2. 检查方法及步骤

（1）外阴部检查。

（2）阴道窥器检查 无性生活者未经本人同意，禁用窥器检查。检查阴道及宫颈，观察阴道各壁、穹窿及宫颈有无异常。做阴道分泌物检查与培养及宫颈细胞学检查和 HPV 检测。

（3）双合诊 是盆腔检查中最重要的项目。检查者一手的两指或一指放入阴道，另一手在腹部配合检查，称为双合诊。目的在于检查阴道、宫颈、宫体、输卵管、卵巢、宫旁结缔组织及骨盆腔内壁有无异常。正常子宫位置一般是前倾略前屈。

（4）三合诊 经直肠、阴道、腹部联合检查，称为三合诊。是对双合诊检查不足的弥补。它在生殖器官肿瘤、结核、子宫内膜异位症、炎症的检查时尤显重要。

（5）直肠－腹部诊 适用无性生活史、阴道闭锁或有其他原因不宜双合诊的患者。

3. 记录 通过盆腔检查，按外阴、阴道、宫颈、宫体、双侧附件顺序记录。

第3节　妇科疾病常见症状的鉴别要点

妇科疾病的常见症状有阴道流血、白带异常、下腹痛、外阴瘙痒及下腹部肿块等，掌握这些症状的鉴别要点对妇科疾病的诊治极为重要。

一、阴道流血

阴道流血为最常见的主诉之一，常见病因有卵巢内分泌功能失调、与妊娠有关的子宫出血、生殖器炎症、生殖器肿瘤、损伤、异物和外源性性激素、与全身疾病有关的阴道流血。阴道流血的形式有经量增多、周期不规则的阴道流血、无任何周期可辨的长期持续阴道流血、停经后阴道流血、阴道流血伴白带增多、经间出血前或经后点滴出血、绝经多年后阴道流血、外伤后阴道流血。除上述各种不同形式的阴道流血外，年龄对诊断有重要参考价值，如绝经过渡期妇女出现阴道流血，以无排卵性功能失调性子宫出血最多见，但应首先排除生殖道恶性肿瘤。

二、白带异常

白带（leucorrhea）是由阴道黏膜渗出液、宫颈管及子宫内膜腺体分泌液等混合而成，其形成与雌激素作用有关。正常白带呈白色稀糊状或蛋清样，高度黏稠，无腥臭味，量少，对妇女健康无不良影响，称为生理性白带。病理性白带常见的有：透明黏性白带、黄色或黄白色泡沫状稀薄白带、凝乳块状或豆渣样白带、灰白色匀质鱼腥味白带、脓性白带多见于阴道炎、血性白带、水样白带。

三、下腹痛

下腹痛为妇女常见的症状，多为妇科疾病所引起。应根据下腹痛的性质和特点，考虑各种不同妇科情况。但下腹痛来自内生殖器以外的疾病并不少见，应注意鉴别。

四、外阴瘙痒

外阴瘙痒（pruritus vulvae）是妇科患者常见症状，其原因分为局部原因及全身原因，还有查不出原因的外阴瘙痒。外阴阴道假丝酵母菌病和滴虫阴道炎是引起外阴瘙痒最常见的局部原因。应根据不同临床表现考虑不同疾病。

五、下腹部肿块

下腹部肿块是妇科患者就医时的常见主诉，腹部肿块可以是子宫增大、子宫附件肿块、肠道肿块、泌尿系肿块、腹壁或腹腔肿块。

1. 子宫增大 子宫增大常见于妊娠子宫、子宫肌瘤、子宫腺肌病、子宫恶性肿瘤、子宫畸形宫腔阴道积血或宫腔积脓等病因。

2. 附件肿块 附件包括输卵管和卵巢。输卵管和卵巢通常不能扪及。常见于输卵管妊娠；附件炎性肿块：肿块多为双侧性，与子宫有粘连，压痛明显；卵巢子宫内膜异位囊肿：多为与子宫有粘连、活动受限有压痛的囊性包块；卵巢非赘生性囊肿；卵巢赘生性肿块若囊性可活动者，多为良性囊肿。肿块为实性，表面不规则，活动受限，伴盆腔内扪及结节或胃肠道症状者，多为卵巢恶性肿瘤。

3. 肠道及肠系膜肿块 肠道及肠系膜肿块常见于粪块嵌顿、阑尾周围脓肿、腹部手术或感染后继发的肠管、大网膜粘连、肠系膜肿块、结肠癌。

4. 泌尿系肿块 多见于充盈膀胱、异位肾。

5. 腹腔肿块 多见于腹腔积液、盆腔结核包裹性积液、直肠子宫陷凹脓肿。

6. 腹壁及腹膜后肿块 常见于腹壁血肿或脓肿、腹膜后肿瘤或脓肿。

同步练习

1. 名词解释：双合诊
2. 简答题：如何描述月经史？

参考答案

1. 双合诊是盆腔检查中最重要的项目。检查者一手的两指或一指放入阴道，另一手在腹部配合检查，称为双合诊。

2. 描述月经史应包括初潮年龄、月经周期及经期持续时间、经量、经期伴随症状。常规询问并记录末次月经（LMP）起始日期及其经量和持续时间。若其流血情况不同于以往正常月经时，还应问准前次月经（PMP）起始日期。绝经后期患者应询问绝经年龄，绝经后有无再现阴道流血、阴道分泌物增多或其他不适。

教学目的

1. 掌握 外阴上皮非瘤样病变的诊断。
2. 熟悉 外阴上皮非瘤样病变的病理改变及治疗。
3. 了解 外阴上皮非瘤样病变的鉴别。

第1节 外阴鳞状上皮增生

外阴鳞状上皮增生是以外阴瘙痒为主要症状的鳞状上皮细胞良性增生为主的外阴疾病，是最常见的外阴上皮非瘤样病变。

一、病理

主要组织病理变化为表皮层角化过度和角化不全，棘细胞层不规则增厚，上皮脚向下延伸，上皮脚之间的真皮层乳头明显，并有轻度水肿以及淋巴细胞和少量浆细胞浸润。但上皮细胞层次排列整齐、极性保持、细胞的大小和形态、染色均正常。

二、临床表现

外阴瘙痒是此病的最主要症状，主要累及大阴唇、阴唇间沟、阴蒂包皮、阴唇后联合等处，常呈对称性。早期病变较轻时，皮肤颜色暗红或粉红，角化过度部位则呈现白色。

三、诊断与鉴别诊断

★除上述临床症状及体征外，主要依靠病理检查方能确诊，特别是有无不典型增生和癌变，病理检查更是唯一确诊手段。

鳞状上皮细胞增生应与白癜风和外阴炎相鉴别。

四、治疗

1. 一般治疗 包括保持外阴部皮肤清洁干燥，不食辛辣和过敏食物。衣着要宽大，凡精神较紧张，瘙痒症状明显以致失眠者，可加用镇静、安眠和抗过敏药物以加强疗效。

2. 局部药物治疗 目的在于控制局部瘙痒。采用糖皮质激素局部治疗。

3. 物理治疗 对缓解症状、改善病变有一定效果。

4. 手术治疗 一般仅适用于：①局部病损组织出现不典型增生或有恶变可能者；②反复应用药物或物理治疗无效者。

第2节 外阴硬化性苔癣

外阴硬化性苔癣是一种以外阴及肛周皮肤萎缩变薄、色素减退为主的疾病。

一、病理

病变早期真皮乳头层水肿，晚期出现均质化，有淋巴细胞和浆细胞浸润，表皮过度角化及黑色素细胞减少。

二、临床表现

主要表现为外阴病损区瘙痒及外阴烧灼感。病损常位于大阴唇、小阴唇、阴蒂包皮、阴唇后联合及肛周，多呈对称性。早期皮肤发红肿胀，出现粉红、象牙白色或有光泽的多角形平顶小丘疹，中心有角质栓。晚期皮肤菲薄皱缩似卷烟纸，阴道口挛缩狭窄。

三、诊断和鉴别诊断

★ 一般根据临床表现做出诊断，病理检查是唯一最后诊断方法。

硬化性苔癣应与老年生理性萎缩、白癜风、白化病相鉴别。

四、治疗

1. **一般治疗** 与外阴鳞状上皮增生治疗相同。
2. **局部药物治疗** 目前均认为丙酸睾酮局部涂擦是治疗硬化性苔癣的标准方法。
3. **全身用药** 阿维A胶囊，20~30mg/d，口服。
4. **物理治疗** 同外阴鳞状上皮增生治疗相同。
5. **手术治疗** 很少采用。

第3节　其他外阴皮肤病

一、外阴硬化性苔癣合并鳞状上皮增生

硬化性苔癣患者由于长期瘙痒和搔抓的结果，在原有硬化性苔癣的基础上出现鳞状上皮增生。治疗应选用氟轻松软膏涂擦局部，每日3~4次，共用6周，继用丙酸睾酮软膏，6~8周，之后每周2~3次，必要时长期使用。

二、外阴白癜风

外阴白癜风是黑素细胞被破坏所引起的疾病。除外阴外，身体其他部位也可伴发白癜风。通常不需治疗。

三、继发性外阴色素减退疾病

各种慢性外阴病变均可使外阴表皮过度角化。经渗出物浸渍，角化表皮常脱屑而呈白色。治疗应针对原发疾病。

四、贝赫切特病

贝赫切特病又称为眼－口－生殖器综合征，病因尚不清楚，可能与微生物感染，非特异性免疫高活性有关。病理主要表现毛细血管病变。

同步练习

1. 外阴鳞状上皮细胞增生有怎样的病理改变？
2. 外阴硬化性苔癣的主要临床表现是什么？

参考答案

1. 主要组织病理变化为表皮层角化过度和角化不全，棘细胞层不规则增厚，上皮脚向下延伸，上皮脚之间的真皮层乳头明显，并有轻度水肿以及淋巴细胞和少量浆细胞浸润。但上皮细胞层次排列整齐、极性保持、细胞的大小和核形态、染色均正常。

2. 主要症状为病损区皮肤发痒，病损常位于大阴唇、小阴唇、阴蒂包皮、阴唇后联合及肛周，多呈对称性。早期皮肤发红肿胀，出现粉红、象牙白色或有光泽的多角形平顶小丘疹，中心有角质栓。晚期皮肤菲薄皱缩似卷烟纸，阴道口挛缩狭窄。

第22章 外阴及阴道炎症

1. 掌握 阴道炎症的病因。
2. 熟悉 外阴阴道炎症的诊断方法。
3. 了解 外阴阴道炎症的治疗。

第1节 非特异性外阴炎

一、病因

★外阴与尿道、肛门临近，经常受到经血、阴道分泌物、尿液、粪便的刺激，若不注意皮肤清洁易引起外阴炎。其次糖尿病患者糖尿的刺激、粪瘘患者粪便的刺激以及尿瘘患者尿液的长期浸渍等。此外，穿紧身化纤内裤，导致局部通透性差、局部潮湿，以及经期使用卫生巾的刺激，均可引起非特异性外阴炎。

二、临床表现

外阴皮肤瘙痒、疼痛、烧灼感，于活动、性交、排尿、排便时加重。检查见局部充血、肿胀、糜烂，常有抓痕，严重者形成溃疡或湿疹。

三、治疗

1. **病因治疗** 积极寻找病因，若发现糖尿病应及时治疗。若有尿瘘、粪瘘，应及时行修补术。
2. **局部治疗** 可用 1：5000 高锰酸钾液坐浴，每日 2 次，若有破溃涂抗生素软膏或紫草油。

第2节 前庭大腺炎

一、病因

★前庭大腺位于两侧大阴唇后 1/3 深部，腺管开口于处女膜与小阴唇之间。因解剖部位的特点，在性交、分娩等其他情况污染外阴部时，病原体容易侵入而引起前庭大腺炎。

二、临床表现

炎症多发生于一侧。初起时局部肿胀、疼痛、灼热感，行走不便，有时会致大小便困难。检查见局部皮肤红肿、发热、压痛明显。

三、治疗

急性炎症发作时，需卧床休息。根据病原体选用抗生素、磺胺药。脓肿形成后可切开引流并作造口术。

第3节　前庭大腺囊肿

一、病因

★前庭大腺囊肿系因前庭大腺管开口部阻塞，分泌物积聚于腺腔而形成囊肿。

二、临床表现

前庭大腺囊肿若囊肿小且无感染，患者可无自觉症状，若囊肿大，患者可感到外阴有坠胀感或有性交不适。检查见囊肿多为单侧，也可为双侧，囊肿呈椭圆形，大小不等。

三、治疗

现多行前庭大腺囊肿造口术取代以前的囊肿剥出术。

第4节　滴虫阴道炎

一、病因

★滴虫阴道炎由阴道毛滴虫引起。

二、传染方式

经性交直接传播，是主要的传播方式；经公共浴池、浴盆、浴巾等间接传播；医源性传播。

三、临床表现

主要症状是外阴瘙痒，稀薄的泡沫状白带，可有臭味。检查时见阴道黏膜充血，严重者有散在出血斑点。

四、诊断

典型病例容易诊断，若在阴道分泌物中找到滴虫即可确诊。

五、治疗

全身用药：甲硝唑口服，每日2次，7日为一疗程，性伴侣应同时治疗。也可全身及局部联合用药，药效更佳。

第5节　外阴阴道假丝酵母菌病（VVC）

一、病因

★80%～90%的病原体为白假丝酵母菌。

二、传染方式

念珠菌除寄生阴道外，还可寄生于人的口腔、肠道，这3个部位的念珠菌可互相自身传染，当局部环境条件适合时易发病。

三、临床表现

主要表现为外阴瘙痒、灼痛，还可伴有尿频、尿痛及性交痛。急性期白带增多，白带特征是白色稠厚呈凝乳或豆渣样。

四、治疗

1. 消除诱因 积极治疗原发病，如糖尿病，及时停用相关药物，如抗生素、雌激素等。

2. 单纯性 VVC 的治疗 局部短疗程抗真菌药物为主。

3. 复杂性 VVC 的治疗 抗真菌剂以口服 + 局部药物治疗。如氟康唑 150mg，每日 1 次口服，连用 5 日。

第 6 节　细菌性阴道病

一、定义

细菌性阴道病为阴道内正常菌群失调所致的一种混合感染。

二、临床表现

患者可无症状，有症状者的主要表现为阴道分泌物增多，有恶臭味，可伴有轻度外阴瘙痒或烧灼感。

三、诊断

下列 4 条中有 3 条阳性即可临床诊断为细菌性阴道病。

（1）匀质、稀薄、白色阴道分泌物。

（2）线索细胞阳性。

（3）阴道分泌物 pH 值 >4.5。

（4）胺臭味试验阳性。

四、治疗

1. 全身用药 甲硝唑，每日 2~3 次口服，共 7 日。

2. 阴道局部用药 甲硝唑，每日 1 次，共 7 日。2% 克林霉素软膏涂抹，每晚 1 次，连用 7 日。

第 7 节　萎缩性阴道炎

一、病因

★因卵巢功能衰退，雌激素水平降低，阴道壁萎缩，上皮细胞内糖原含量减少，阴道内 pH 增高，局部抵抗力降低，致病菌容易入侵繁殖引起炎症。

二、临床表现

主要症状为阴道分泌物增多及外阴瘙痒、灼热感。阴道分泌物稀薄，呈淡黄色，严重者呈血样脓性白带。检查见阴道呈老年性改变，上皮萎缩，皱襞消失，上皮变平滑、菲薄。阴道黏膜充血，有小出血点，有时见浅表溃疡。

三、诊断

根据年龄及临床表现。应取阴道分泌物检查滴虫及念珠菌。对有血性白带者，应与子宫恶性肿瘤相鉴别。

四、治疗

原则为补充雌激素增加阴道抵抗力及抗生素抑制细菌的生长。

（1）增加阴道抵抗力，补充雌激素是萎缩性阴道炎的主要治疗方法。

（2）抑制细菌生长，阴道局部应用抗生素，放于阴道深部。

第8节　婴幼儿外阴阴道炎

一、病因

★婴幼儿外阴发育差，雌激素水平低，阴道上皮菲薄，抵抗力低，易受感染。

二、临床表现

主要症状为阴道分泌物增加，呈脓性，外阴痒。检查可见外阴、阴蒂、尿道口、阴道口黏膜充血、水肿，有脓性分泌物自阴道口流出。

三、诊断

根据症状及查体所见，详细询问病情及母亲有无阴道炎的病史，通常可做出初步诊断。

四、治疗

原则为：①保持外阴清洁、干燥，减少摩擦。②针对病原体选择相应抗生素治疗。③对症处理：有蛲虫者，给予驱虫治疗；小阴唇粘连者应予以分离；若阴道有异物，应及时取出。

同步练习

1. 滴虫阴道炎的传染方式有哪些？

2. 外阴阴道假丝酵母菌病的临床表现是什么？

参考答案

1. 经性交直接传播；经公共浴池、浴盆、浴巾等间接传播；医源性传播。

2. 主要表现为外阴瘙痒、灼痛，还可伴有尿频、尿痛及性交痛。急性期白带增多，白带特征是白色稠厚呈凝乳或豆渣样。

第23章 子宫颈炎症

★1. 掌握 宫颈炎症的治疗。

2. 熟悉 宫颈炎症的病原体、临床表现及诊断。

3. 了解 慢性宫颈炎病理。

第1节 急性子宫颈炎

子宫颈炎症是妇科常见疾病之一。★包括宫颈阴道部炎症及宫颈管黏膜炎症。急性子宫颈炎指子宫颈发生急性炎症。常见病原体可为性传播疾病病原体或内源性病原体。

一、临床表现及诊断

1. 临床表现 大部分患者无症状，有症状者主要表现为阴道分泌物增多，呈黏液脓性。妇科检查见宫颈充血、水肿、黏膜外翻，宫颈管有脓性分泌物附着或流出。

2. 诊断

（1）出现2个特征性体征之一，显微镜检查子宫颈或阴道分泌物白细胞增多，可做出急性宫颈炎症的初步诊断。2个特征性体征为：宫颈管或宫颈管棉拭子标本上，肉眼见到脓性或黏液脓性分泌物；棉拭子擦拭宫颈管时，易诱发宫颈管内出血。

（2）白细胞检测。

（3）病原体检测。

二、治疗

★主要为抗生素药物治疗，有性传播疾病高危因素的年轻女性，未获得病原体检测结果即可给予治疗，对获得病原体针对病原体选择抗生素。若感染淋病奈瑟菌或衣原体，应对其性伴侣进行检查及治疗。

第2节 慢性子宫颈炎

慢性子宫颈炎指宫颈间质内有大量淋巴细胞、浆细胞等慢性炎细胞浸润，可伴有子宫颈腺上皮及间质增生和鳞状上皮化生。慢性子宫颈炎症可有急性子宫颈炎症迁延而来，也可为病原体持续感染所致。其病理分为慢性子宫颈管黏膜炎、子宫颈息肉、子宫颈肥大。

一、临床表现及诊断

1. 临床表现 多数患者无症状，妇科检查发现子宫颈糜烂样改变子宫颈息肉或肥大。

2. 诊断 根据临床表现可初步做出慢性子宫颈炎诊断，需与子宫颈柱状上皮异位和子宫颈上皮内瘤变、子宫颈腺囊肿、子宫恶性肿瘤相鉴别。

二、治疗

有炎症表现糜烂样表现及宫颈息肉以局部治疗为主，治疗前必须排除子宫颈上皮内瘤变及宫颈癌。无症状的生理性宫颈糜烂样改变无须处理。

同步练习

宫颈炎症最常见的病原体是：

A. 厌氧菌   B. 大肠埃希菌   C. 金黄色葡萄球菌

D. 溶血性链球菌   E. 淋病奈瑟菌

参考答案

E

教学目的

★1. 掌握　盆腔炎性疾病的临床表现、诊断标准及治疗原则。

2. 熟悉　盆腔炎性疾病的病因、病理变化，熟悉盆腔炎后遗症的病理变化，临床表现及治疗原则。

3. 了解　女性生殖系统的自然防御机制，了解结核性盆腔炎的传播途径。

第1节　盆腔炎性疾病

★盆腔炎性疾病是指女性上生殖道的一组感染性疾病，主要包括子宫内膜炎、输卵管炎、输卵管卵巢脓肿、盆腔腹膜炎。以输卵管炎、输卵管卵巢炎最常见。盆腔炎性疾病多发生在性活跃期、有月经的妇女，初潮前、绝经后或未婚妇女很少发生盆腔炎性疾病。

一、病原体及其致病特点

盆腔炎性疾病的病原体有外源性及内源性2个来源，2种病原体可单独存在，但通常为混合感染。

二、感染途径

有经淋巴系统蔓延；沿生殖器黏膜上行蔓延；经血循环传播；直接蔓延4种。经淋巴系统蔓延是产褥感染，流产后感染的主要途径。

三、病理及发病机制

急性子宫内膜炎及子宫肌炎；急性输卵管炎、输卵管积脓、输卵管卵巢脓肿；急性盆腔腹膜炎；急性盆腔结缔组织炎；败血症及脓毒血症；肝周围炎。

四、临床表现及诊断

1. 临床表现　轻者无症状或症状轻微。常见症状为下腹痛、发热、阴道分泌物增多。腹痛为持续性，活动或性交后加重。妇科检查仅发现宫颈举痛或宫体压痛或附件区压痛。

2. 诊断　根据病史、症状、体征及实验室检查可做出初步诊断。由于临床正确诊断盆腔炎性疾病比较困难，而延误诊断又导致盆腔炎性疾病后遗症的产生，现采用2010年美国疾病控制中心推荐的盆腔炎性疾病的诊断标准（表24－1）。

★表24－1　盆腔炎性疾病的诊断标准（美国CDC诊断标准，2010年）

最低标准（minimum criteria）	特异标准（specific criteria）
宫颈举痛或子宫压痛或附件区压痛	子宫内膜活检组织学证实子宫内膜炎

最低标准（minimum criteria）	特异标准（specific criteria）
附加标准（additional criteria）	
体温超过 38.3℃（口表）	
宫颈或阴道异常黏液脓性分泌物	
阴道分泌物湿片见到大量白细胞	阴道超声或核磁共振检查显示输卵管增粗、输卵管积液，伴或不
红细胞沉降率升高	伴有盆腔积液、输卵管卵巢肿块，以及腹腔镜检查发现盆腔炎性
血 C 反应蛋白升高	疾病征象
实验室证实的宫颈淋病奈瑟菌或衣原体阳性	

五、治疗

★ 主要为抗生素药物治疗，必要时手术治疗。抗生素的治疗原则：经验性、广谱、及时及个体化。

1. 门诊治疗 若患者一般状况好，症状轻，能耐受口服抗生素，并有随访条件，可在门诊给予口服或肌内注射抗生素治疗。

2. 住院治疗 若患者一般情况差，病情严重，伴有发热、恶心、呕吐；或有盆腔腹膜炎；或输卵管卵巢脓肿；或门诊治疗无效；或不能耐受口服抗生素；或诊断不清，均应住院给予以抗生素药物治疗为主的综合治疗。

（1）抗生素药物治疗 给药途径以静脉滴注收效快，常用的配伍方案如下：①头孢菌素类药物或头霉素；②克林霉素与氨基糖苷类药物联合方案等。

★（2）手术治疗 主要用于治疗抗生素控制不满意的输卵管卵巢脓肿或盆腔脓肿。手术指征有：①药物治疗无效；②脓肿持续存在；③脓肿破裂。

手术可根据情况选择经腹手术或腹腔镜手术。手术原则以切除病灶为主。

六、盆腔炎性疾病后遗症

若盆腔炎性疾病未得到及时正确的治疗，可能会发生一系列后遗症，即盆腔炎性疾病后遗症。主要病理改变：①输卵管阻塞、输卵管增粗；②输卵管卵巢粘连形成输卵管卵巢肿块；③若输卵管伞端闭锁、输卵管积水或输卵管积脓、输卵管卵巢囊肿；④盆腔结缔组织表现为主、骶韧带增生、变厚，若病变广泛，可使子宫固定。

1. 临床表现 表现不孕、异位妊娠发生率增高、慢性盆腔痛、盆腔炎性疾病反复发作。妇科检查根据病变部位不同，可有不同体征。

2. 治疗 盆腔炎性疾病后遗症需根据不同情况选择治疗方案。不孕患者多需要辅助生育技术协助受孕。对慢性盆腔痛，需排除子宫内膜异位症等其他引起盆腔痛的疾病。对反复发作者，在抗生素药物治疗基础上必要时联合手术治疗。

第 2 节　生殖器结核

由结核分枝杆菌引起的女性生殖器炎症称为生殖器结核。多见于 20 ~ 40 岁妇女，也可见于绝经后的老年妇女。

一、传染途径

有血行传播、直接蔓延、淋巴传播、性交传播 4 种，血行传播为最主要的传播途径。

二、病理

包括输卵管结核、子宫内膜结核、宫颈结核、卵巢结核、盆腔腹膜结核，其中输卵管结核占女性生殖器结核的 90% ~ 100% 。

三、临床表现及诊断

1. 临床表现 不孕、月经不调、下腹坠痛、若为活动期，可有结核病的一般症状，依病情轻重、病程长短而异。有的患者无任何症状，有的患者则症状较重。

2. 诊断 多数患者缺乏明显症状，阳性体征不多，故诊断时易被忽略。为提高确诊率，应详细询问病史，对怀疑有生殖器结核患者，可通过子宫内膜病理检查、子宫输卵管碘油造影腹腔镜检查等辅助检查方法可协助诊断。若能找到病原学或组织学证据即可确诊。术前及术后抗结核治疗。

四、鉴别诊断

结核性盆腔炎性疾病应与盆腔炎性疾病后遗症、子宫内膜异位症、卵巢肿瘤，尤其是卵巢癌鉴别，诊断困难时，可做腹腔镜检查或剖腹探查确诊。

五、治疗

采用抗结核药物治疗为主，休息营养为辅的治疗原则。

1. 抗结核药物治疗 药物治疗应遵循早期、联合、规律、适量、全程的原则。近年采用异烟肼、利福平、乙胺丁醇、吡嗪酰胺等抗结核药物联合治疗，推行两阶段短疗程治疗方案，前 2 ~ 3 个月为强化期，后 4 ~ 6 个月为巩固期或继续期。

2. 支持疗法 急性患者至少应休息 3 个月。

3. 手术治疗 出现以下情况应考虑手术治疗

（1）盆腔包块经药物治疗后缩小，但不能完全消退。

（2）治疗无效或治疗后又反复发作者，或难以与盆腹腔恶性肿瘤鉴别者。

（3）盆腔结核形成较大的包块或较大的包裹性积液者。

（4）子宫内膜结核严重，药物治疗无效者。手术前后需应用抗结核药物治疗。手术以全子宫及双侧附件切除术为宜。对年轻妇女应尽量保留卵巢功能；对病变局限于输卵管，而又迫切希望生育者，可行双侧输卵管切除术，保留卵巢及子宫。

同步练习

盆腔炎性疾病手术治疗的指征有哪些？

参考答案

（1）药物治疗无效 TOA 或盆腔脓肿经药物治疗 48 ~ 72 小时，体温持续不降，患者中毒症状加重或包块增大者因及时手术。

（2）脓肿持续存在 经药物治疗病情有好转，继续控制炎症数日（2 ~ 3 周），包块仍未消退，但已局限化。

（3）脓肿破裂 突然腹痛加剧、寒战、高热、恶心呕吐、腹胀，检查腹部拒按或有中毒休克表现，应怀疑脓肿破裂，需立即在抗生素治疗的同时行剖腹探查术。

第25章 子宫内膜异位症与子宫腺肌病

教学目的

1. 掌握　子宫内膜异位症的临床分期，子宫内膜异位症和子宫腺肌病的病理及临床表现。
2. 熟悉　子宫内膜异位症的辅助诊断方法及治疗。
3. 了解　子宫内膜异位症和子宫腺肌病的概念及病因；子宫内膜异位症的预防及子宫腺肌病的诊断与治疗。

子宫内膜异位性疾病包括子宫内膜异位症和子宫腺肌病，两者均由具有生长功能的异位子宫内膜所致，临床上常可并存。但两者的发病机制及组织发生学不尽相同，临床表现及其对卵巢激素的敏感性亦有差异，前者对孕激素敏感，后者不敏感。

第1节　子宫内膜异位症

子宫内膜组织（腺体和间质）出现在子宫体以外的部位时，称为子宫内膜异位症（endometriosis，EMT），简称为内异症。可侵犯全身任何部位，绝大多数位于盆腔脏器和壁腹膜，以卵巢、宫骶韧带最常见，其次为子宫及其他脏腹膜、阴道直肠隔等部位，故有盆腔子宫内膜异位症之称。内异症是激素依赖性疾病，在形态学上呈良性表现，但具有种植、侵袭及远处转移等类似恶性肿瘤的行为特点。持续加重的盆腔粘连、疼痛、不孕，是其主要的临床表现。

一、发病率

流行病学调查显示，育龄期是内异症的高发年龄，近年来发病率呈明显上升趋势，在慢性盆腔疼痛及痛经患者中的发病率为 20%～90%，25%～35% 不孕患者与内异症有关，妇科手术中有 5%～15% 患者被发现有内异症存在。

二、病因

异位子宫内膜来源至今尚未阐明，目前主要学说及发病因素如下。

1. 异位种植学说　1921 年 Sampson 首先提出经期时子宫内膜腺上皮和间质细胞可随经血逆流，经输卵管进入盆腔，种植于卵巢和邻近的盆腔腹膜，并在该处继续生长、蔓延，形成盆腔内异症，也称为经血逆流学说。子宫内膜也可以通过淋巴及静脉向远处播散，发生异位种植，是子宫内膜异位种植学说的组成部分。

2. 体腔上皮化生学说　Mayer 提出体腔上皮分化来的组织在受到持续卵巢激素或经血及慢性炎症的反复刺激后，能被激活转化为子宫内膜样组织。

3. 诱导学说　未分化的腹膜组织在内源性生物化学因素诱导下，可发展成为子宫内膜组织。

4. 遗传因素　内异症具有一定的家族聚集性，患者一级亲属的发病风险是无家族史者的 7 倍。有研究发现内异症与谷胱甘肽转移酶、半乳糖转移酶和雌激素受体的基因多态性有关，提示该病存在遗传易感性。

5. 免疫与炎症因素　越来越多的证据表明内异症患者免疫监视功能、免疫杀伤细胞的细胞毒作用减弱，不能有效清除异位内膜。还有证据表明，内异症与亚临床腹膜炎有关，表现为腹腔液中巨噬细胞、炎性细胞因子、生长因子、促血管生成物质增加，从而促进异位内膜存活、增殖并导致局部纤维增生、粘连。

6. 其他因素　"在位内膜决定论"、环境因素、血管生成因素、异位内膜细胞凋亡减少等理论都与子宫内膜异位症的发生及进展有关。

★ 三、病理

内异症的基本病理变化为异位子宫内膜随卵巢激素变化而发生周期性出血，导致周围纤维组织增生和囊肿、粘连形成，在病变区出现紫褐色斑点或小泡，最终发展为大小不等的紫褐色实质性结节或包块。

1. 大体病理

（1）卵巢　最易被异位内膜侵犯，约80%病变累及一侧，累及双侧占50%，异位病灶分为微小病灶型和典型病灶型。形成单个或多个囊肿型的典型病变，称为卵巢子宫内膜异位囊肿，又称为卵巢巧克力囊肿。表面呈灰蓝色，与邻近的子宫、阔韧带、盆侧壁或乙状结肠等紧密粘连，手术时若强行剥离，囊壁极易破裂，流出黏稠暗褐色陈旧血液。

（2）宫骶韧带、直肠子宫陷凹和子宫后壁下段　病变早期、轻者局部有散在紫褐色出血点或颗粒状结节，随病变发展，子宫后壁与直肠前壁粘连，直肠子宫陷凹变浅甚至消失，重者病灶向阴道直肠隔发展，在隔内形成肿块并向阴道后穹窿或直肠腔凸出，但穿破阴道或直肠黏膜罕见。

（3）盆腔腹膜　盆腔腹膜内异症分为色素沉着型和无色素沉着型两种，前者呈紫蓝色或黑色结节，后者为无色素的早期病灶，较前者更具活性，并有红色火焰样、息肉样、白色透明变、卵巢周围粘连、黄棕色腹膜斑等。无色素异位病变发展成典型病灶约需6～24个月。腹腔镜检查可以发现许多微小的腹膜内异症病灶。

（4）输卵管及宫颈　异位内膜累及输卵管和宫颈少见。

（5）其他部位　阑尾、膀胱、直肠异位病灶呈紫蓝色或红棕色点、片状病损，很少穿透脏器黏膜层。会阴及腹壁瘢痕处异位病灶因反复出血致局部纤维增生而形成圆形结节，可大至数厘米。

2. 镜下检查　典型的异位内膜组织在镜下可见子宫内膜上皮、腺体、内膜间质、纤维素及出血等成分。可出现临床表现极典型组织学特征极少的不一致现象，镜下找到少量内膜间质细胞即可确诊内异症。临床表现和术中所见很典型，即使镜下仅能在卵巢囊壁中发现红细胞或含铁血黄素细胞等出血证据，亦应视为内异症。肉眼正常的腹膜组织镜检时发现子宫内膜腺体及间质，称为镜下内异症。异位内膜组织可随卵巢周期变化而有增生和分泌改变，但其改变与在位子宫内膜并不一定同步，多表现为增生期改变。

异位内膜极少发生恶变，发生率低于1%。

★ 四、临床表现

25%的内异症患者无任何症状。

1. 症状

（1）下腹痛和痛经　典型症状为继发性痛经进行性加重。多位于下腹、腰骶及盆腔中部，有时可放射至会阴部、肛门及大腿，常于月经来潮时出现，并持续至整个经期。疼痛严重程度与病灶大小不一定呈正比。

（2）不孕　内异症患者不孕率高达40%。其原因复杂，如盆腔微环境改变、免疫功能异常、子宫内膜代谢异常、卵巢功能异常、输卵管蠕动异常等。

（3）性交不适　多见于直肠子宫陷凹有异位病灶或因局部粘连，一般表现为深部性交痛。

（4）月经异常　15%～30%患者有经量增多、经期延长或月经淋漓不尽或经前期点滴出血。可能与卵巢实质病变、无排卵、黄体功能不足或合并有子宫腺肌病和子宫肌瘤有关。

（5）其他特殊症状　盆腔外局部出现周期性疼痛、出血和肿块，并出现相应症状。肠道内异症可出现腹痛及腹泻、便秘或周期性少量便血；膀胱内异症经期出现尿痛和尿频；异位病灶侵犯和（或）压迫输尿管时，出现腰痛和血尿，甚至肾盂积水和继发性肾萎缩；手术瘢痕异位症常在瘢痕深部扪及剧痛包块。

2. 体征　囊肿破裂时腹膜刺激征阳性。子宫后倾固定，直肠子宫陷凹、宫骶韧带或子宫后壁下方可扪及触痛性结节，一侧或双侧附件处触及囊实性包块，活动度差。病变累及直肠阴道间隙时，可在阴道后穹窿触及触痛明显，或直接看到局部隆起的小结节或紫蓝色斑点。

◆ 五、诊断

生育年龄女性有继发性痛经且进行性加重、不孕或慢性盆腔痛，盆腔检查扪及与子宫相连的囊性包块或盆腔触痛结节，可初步诊断子宫内膜异位症。经腹腔镜检查可见盆腔病灶及病灶的活检是确诊依据。

1. 影像学检查　B超可见异位囊肿呈圆形或椭圆形，与周围特别与子宫粘连，囊壁厚而粗糙，囊内有细小的絮状光点，其诊断敏感性和特异性在96%以上。

2. 血清CA125测定　血清CA125水平可能增高，但变化范围很大，临床上多用于重度内异症和疑有深部异位病灶者。敏感性和特异性均较低，可用于监测异位内膜病变活动情况，评估疗效和预测复发。

3. 腹腔镜检查　除了阴道或其他部位的直视可见的病变之外，腹腔镜检查是确诊盆腔内异症的标准方法。

★ ◆ 六、鉴别诊断

表 25 - 1　子宫内膜异位症常见鉴别诊断

项目	子宫内膜异位症	卵巢癌	盆腔炎性肿块	子宫腺肌病
病史	病程长，进行性加重的痛经	早期无症状病情发展快	多有急慢性盆腔感染史	病程长，进行性加重的痛经
妇科检查	子宫后位固定触痛结节，囊性包块不活动，边界清	包块为实性或囊实性，多伴腹水	肿块边界不清压痛明显	子宫均匀性增大变硬
B超检查	囊性包块边界清，血供不丰富	包块实性或囊实性，多伴腹水，血供丰富	多为混合性包块，边界不清	子宫多弥漫性增大，压痛
实验室检查	CA125正常或轻度升高	CA125明显升高	CA125正常或轻度升高，白细胞计数升高	CA125正常或轻度升高

◆ 七、临床分期

该分期法于1985年最初提出，1997年再次修正。内异症分期需在腹腔镜下或剖腹探查手术时进行，要求详细观察并对异位内膜的部位、数目、大小、粘连程度等进行记录，最后进行评分。该分期法有利于评估疾病严重程度、正确选择治疗方案、准确比较和评价各种治疗方法的疗效，并有助于判断患者的预后。

◆ 八、治疗

治疗内异症的根本目的是"缩减和去除病灶，减轻和控制疼痛，治疗和促进生育，预防和减少复发"。根据患者年龄、症状、病变部位和范围以及对生育要求等加以选择，强调治疗个体化。

1. 期待治疗 适用于轻度内异症患者，定期随访，对症处理。可给予前列腺素合成酶抑制剂（吲哚美辛、萘普生、布洛芬）等；希望生育者尽早促使其妊娠。

2. 药物治疗 采用使患者假孕或假绝经性激素疗法，已成为临床治疗内异症的常用方法。但对较大的卵巢内膜异位囊肿，特别是卵巢包块性质未明者，宜采用手术治疗。

（1）口服避孕药 降低垂体促性腺激素水平，并直接作用于子宫内膜和异位内膜，导致内膜萎缩和经量减少。长期连续服用避孕药造成类似妊娠的人工闭经，称为假孕疗法。用法为每日1片，连续用6~9个月，此法适用于轻度内异症患者。副作用主要有恶心、呕吐、血栓形成。

（2）孕激素 单用人工合成高效孕激素，通过抑制垂体促性腺激素分泌，造成无周期性的低雌激素状态，并与内源性雌激素共同作用，造成高孕激素性闭经和内膜蜕膜化形成假孕。连续应用6个月，如甲羟孕酮30mg/d，副作用有恶心、轻度抑郁、水钠潴留、体重增加及阴道不规则点滴出血等。

（3）孕激素受体拮抗剂 米非司酮（mifepristone）具有强抗孕激素作用，每日口服25~100mg，造成闭经使病灶萎缩。长期疗效有待证实。

（4）孕三烯酮（gestrinone） 为19-去甲睾酮甾体类药物，有抗孕激素、中度抗雌激素和抗性腺效应，能增加游离睾酮含量，减少性激素结合球蛋白水平，抑制FSH、LH峰值并减少LH均值，使体内雌激素水平下降、异位内膜萎缩、吸收，也是一种假绝经法。每周2次，每次2.5mg，于月经第1日开始服药，6个月为1个疗程。

（5）达那唑（danazol） 为合成的17α-乙炔睾酮衍生物。抑制FSH、LH峰值；抑制卵巢甾体激素生成并增加雌、孕激素代谢；直接与子宫内膜雌、孕激素受体结合抑制内膜细胞增生，子宫内膜萎缩，出现闭经。因FSH、LH呈低水平，又称为假绝经疗法。适用于轻度及中度的内异症痛经明显的患者。用法：月经第1日开始口服200mg，每日2~3次，持续用药6个月。副作用有恶心、头痛、潮热、乳房缩小、体重增加、性欲减退、多毛、痤疮、皮脂增加、肌痛性痉挛等。

（6）促性腺激素释放激素激动剂（GnRH-α） 为人工合成的十肽类化合物，其作用上GnRH相同，促进垂体LH和FSH释放，但其对GnRH受体的亲和力较天然GnRH高百倍，抑制垂体分泌促性腺激素，导致卵巢激素水平明显下降，出现暂时性闭经疗法又称为药物性卵巢切除。目前常用的GnRH-α类药物有：亮丙瑞林3.75mg，月经第1天注射后，每隔28日注射1次，共3~6次；戈舍瑞林3.6mg，用法同前。副作用主要有潮热、阴道干燥、性欲低、骨质丢失等绝经症状。

3. 手术治疗 适用于药物治疗后症状不缓解、局部病变加剧或生育功能未恢复者，较大的卵巢内膜异位囊肿者。腹腔镜手术首选，目前认为腹腔镜确诊、手术+药物为内异症的金标准治疗。手术方式如下。

（1）保留生育功能手术 切净或破坏所有可见的异位内膜病灶、分离粘连、恢复正常结构，保留子宫、一侧或双侧卵巢，至少保留部分卵巢组织。适用于药物治疗无效、年轻有生育要求的患者。术后复发率约40%，因此术后尽早妊娠或使用药物以减少复发。

（2）保留卵巢功能手术 切除盆腔内病灶及子宫，保留至少一侧或部分卵巢。适用于Ⅲ、Ⅳ期患者、症状明显且无生育要求的45岁以下患者。术后复发率约5%。

（3）根治性手术 将子宫、双附件及盆腔内所有异位内膜病灶予以切除和清除，适用45岁以上重症患者。术后不用雌激素补充治疗者，几乎不复发。双侧卵巢切除后，即使盆腔残留部分异位内膜病灶，也能逐渐自行萎缩退化直至消失。

4. 手术与药物联合治疗 手术治疗前给予3~6个月的药物治疗，使异位病灶缩小、有利于缩小手术范围和手术操作。对保守性手术、手术不彻底或术后疼痛不缓解者，术后给予6个月的药物治疗，推迟复发。

◀ 九、预防

内异症病因不明确，预防作用有限，主要通过以下几点以减少其发病。

1. 防止经血逆流 及时发现并治疗引起经血潴留的疾病，如先天性生殖道畸形、闭锁和继发性宫颈粘连、阴道狭窄等。

2. 药物避孕 口服避孕药可抑制排卵、促使子宫内膜萎缩，对有高发家族史、容易带器妊娠者，可以选择。

3. 防止医源性异位内膜种植 尽量避免多次的宫腔手术操作。

第2节 子宫腺肌病

当子宫内膜腺体及间质侵入子宫肌层时，称为子宫腺肌病（adenomyosis）。多发生于30~50岁经产妇，约15%同时合并内异症，约半数合并子宫肌瘤。子宫腺肌病与子宫内膜异位症病因不同，但均受雌激素的调节。

◀ 一、病因

子宫腺肌病患者部分子宫肌层中的内膜病灶与宫腔内膜直接相连，故认为多次妊娠及分娩、人工流产、慢性子宫内膜炎等造成子宫内膜基底层损伤，与腺肌病发病密切相关。缺乏子宫黏膜下层的保护作用，使得在解剖结构上子宫内膜易于侵入肌层。高水平雌孕激素刺激，也可能是促进内膜向肌层生长的原因之一。

★ ◀ 二、病理

异位内膜在子宫肌层多呈弥漫性生长，累及后壁居多，故子宫呈均匀性增大，前后径增大明显，呈球形，一般不超过12周妊娠子宫大小。剖面见子宫肌壁显著增厚且硬，无旋涡状结构，于肌壁中见粗厚肌纤维带和微囊腔，腔内偶有陈旧血液。少数腺肌病病灶呈局限性生长形成结节或团块，称为子宫腺肌瘤（adenomyoma），与周围肌层无明显界限，手术时难以剥出。镜检特征为肌层内有呈岛状分布的异位内膜腺体及间质，对雌激素有反应性改变，但对孕激素无反应或不敏感。

★ ◀ 三、临床表现

主要症状是经量过多、经期延长和逐渐加重的进行性痛经，疼痛位于下腹正中，常于经前1周开始，直至月经结束。有35%患者无典型症状。

妇科检查子宫呈均匀增大或有局限性结节隆起，质硬且有压痛，经期压痛更甚。无症状者有时与子宫肌瘤不易鉴别。

四、诊断

可依据典型的进行性痛经和月经过多史、妇科检查子宫均匀增大或局限性隆起、质硬且有压痛而做出初步临床诊断。影像学检查有一定帮助，可酌情选择，确诊取决于术后的病理学检查。

五、治疗

应视患者症状、年龄和生育要求而定。目前无根治性的有效药物，对于症状较轻、有生育要求及近绝经期患者可试用达那唑、孕三烯酮或 GnRH－α 治疗。年轻或希望生育的子宫腺肌瘤患者，可试行病灶挖除术，但术后有复发风险；对症状严重、无生育要求或药物治疗无效者，应行全子宫切除术。是否保留卵巢，取决于卵巢有无病变和患者年龄。

同步练习

一、选择题

1. 关于子宫内膜异位症哪项是错误的：

A. 其发病与卵巢的周期性变化有关

B. 子宫内膜侵入子宫肌层

C. 绝经后无发病

D. 使用性激素抑制卵巢功能可暂时阻止此病的发展

E. 病变多位于宫骶韧带及子宫直肠陷凹

2. 子宫内膜异位的临床表现哪项是正确的：

A. 卵巢子宫内膜异位囊肿越大疼痛越重

B. 疼痛仅位于下腹部

C. 子宫内膜异位症都有痛经

D. 盆腔腹膜上小的子宫内膜异位结节病灶不导致痛经

E. 疼痛的强度与病变的大小不一定呈正比

3. 关于子宫腺肌病的症状，下列哪项是错误的：

A. 月经过多　　　　B. 阴道分泌物增多　　　　C. 进行性痛经

D. 经期延长　　　　E. 不孕

4. 关于子宫腺肌病的治疗，主要依据什么决定：

A. 患者的年龄　　　　B. 患者的症状　　　　C. 患者的体征

D. 患者的症状和年龄、生育要求　　　　E. 患者的生育要求

5. 不孕症伴有痛经常发生于：

A. 多囊卵巢综合征　　　B. 子宫内膜异位症　　　C. 子宫内膜增殖症

D. 卵巢囊肿　　　　E. 以上都不对

6. 子宫内膜异位症最重要的临床特点：

A. 腹痛于经期 1～2 天开始　　　B. 继发性痛经进行性加重　　　C. 月经不规则

D. 经期腹痛，肛门坠胀感　　　E. 下腿两侧疼痛

7. 关于子宫内膜异位症，下列哪项是错误的：

A. 很少发生恶变　　　B. 常在育龄期发病　　　C. 最常见的发病部位是卵巢

D. 妊娠后症状可以缓解，甚至消失　　　E. 异位病灶仅见于盆腔

二、名词解释

1. 子宫内膜异位症

2. 子宫腺肌病

三、简答题

子宫内膜异位症的基本病理改变是什么？

参考答案

一、1. D 2. E 3. B 4. D 5. B 6. B 7. E

二、1. 子宫内膜组织（腺体和间质）出现在子宫体以外的部位时，称为子宫内膜异位症。

2. 当子宫内膜腺体及间质侵入子宫肌层时，称子宫腺肌病。

三、内异症的基本病理变化为异位子宫内膜随卵巢激素变化而发生周期性出血，导致周围纤维组织增生和囊肿、粘连形成，在病变区出现紫褐色斑点或小泡，最终发展为大小不等的紫褐色实质性结节或包块。

第26章　女性生殖器官发育异常

教学目的

1. 掌握　生殖腺、生殖管发育的生理；性生殖器官发育异常的分类；性畸形的分类和治疗原则。
2. 熟悉　性分化异常的诊断；处女膜闭锁的临床表现与并发症；子宫发育异常的辅助检查；单角子宫、残角子宫的诊断与鉴别诊断；两性畸形的机制。
3. 了解　性腺、生殖管发育的具体机制；女性生殖器官发育异常的具体机制。

第1节　女性生殖器官的发生

一、概述

两性畸形（intersex，hermaphroditism）是指由于各种原因（包括性染色体异常、性腺发育异常及内分泌混乱）而致小儿出生后内外生殖器的发育畸形。在近半世纪有飞速的发展，睾丸和卵巢在指导生殖管和外阴部的分化并不是等同的，男性胚胎生殖管和外阴部的分化几乎完全由于睾丸的存在；女性胚胎却不依赖卵巢，即如果没有睾丸则生殖系统向女性方向发展。

二、生殖系统的正常发育

1. 生殖腺的发生

★性染色体在男性为XY，女性为XX。性染色体指导性腺始基分化为卵巢或睾丸，即在正常情况下，有性染色体Y，其所含基因物质位于Y染色体的短臂上，曾称为之为睾丸决定因子（testis-determining factor，TDF）或锌指基因（zinc-finger gene，ZFY）；出现ZFY，则性腺发展为睾丸。

2. 生殖道的发生　在胚胎6周时，无论男女均有一对生殖道，即★中肾管（男性生殖道的始基）和副中肾管（又称为苗勒管，女性生殖道的始基）。

胎儿睾丸形成后，产生2种激素，一种为胎睾曲细精管的支持细胞产生的苗勒管抑制物质（MIS），这种物质使苗勒管道系统发生退化，中肾管发育。另一种为胎睾间质细胞（Leydig cells）产生的睾酮。

睾酮的作用使中肾管分化为附睾、输精管及精囊；女性的发育，不依赖性腺及激素的作用，在没有睾丸的情况下，★副中肾管分化为输卵管、子宫、子宫颈及阴道上部。副中肾管的分化与中肾管的退化同时进行。

3. 外生殖器的发育　睾酮也刺激原始外生殖器分化为前列腺及男性外生殖器。★睾酮在 5α 还原酶的作用下变成双氢睾酮（DHT），其与细胞内雄激素受体结合，使个体向男性分化；反之向女性分化。

第2节 常见女性生殖器官发育异常

常见女性生殖器官发育异常分类如下。

1. 处女膜闭锁 泌尿生殖窦上皮未能贯穿前庭部所致。

2. 阴道发育异常 包括：先天性无阴道、阴道横隔、阴道纵隔、阴道闭锁。

3. 宫颈发育异常。

4. 子宫发育异常 先天性无子宫、始基子宫、子宫发育不良、双子宫、双角子宫、中隔子宫、单角子宫、残角子宫。

第3节 两性畸形

一、分类

有多种分类方法较为简单实用的分类为：女性假两性畸形；男性假两性畸形；性腺发育异常：分为单纯、混合型；真两性畸形。

★表26-1 几种两性畸形的特征比较

	常见染色体核型	常见病因和机制	特征
女性假两性畸形	46，XX	肾上腺皮质增生－皮质激素合成过程中存在酶的缺陷负反馈－肾上腺皮质激素（ACTH）分泌增高－肾上腺增生雄激素分泌	第二性征呈现男性化
男性假两性畸形	46，XY	外阴5α－羟化酶缺乏－雄激不能和外阴受体结合而发挥作用 外阴女性化	第二性征呈现女性化
混合性腺发育不全	45，XO/46，XY	患者一侧为睾丸，而另一侧为索条状性腺	因男化不全，而表现为女性，或因腹腔型隐睾，恶变几率高
单纯性腺发育不全	46，XX 或46，XY	不明	外表是女性，双侧均为索条状性腺，并性幼稚，即婴儿型子宫及输卵管
真两性畸形	半数以上为46，XX；其次为嵌合体	不明，睾丸、卵巢同时存在	外阴形态不一致，不易分辨男女

二、治疗

最重要的是早期决定患儿的性别，根据具体情况进行必要的手术治疗和激素治疗。根据年龄、外阴部条件及检查结果制订手术方案。考虑社会心理因素，并要征求家属和本人的合作。★基本原则如下。

（1）应首先确定是否为女性假两性畸形。因这类患者早期激素治疗及女性整形手术可成为正常女性，半数以上患者可以生育。

（2）男性假两性畸形及真两性畸形应根据外阴条件特别是阴茎的大小、年龄、抚育性别制订合适的整形手术，不宜以性腺、生殖管、核性别作为手术依据。

（3）将矛盾的性腺和生殖管，尤其是异位的或外观发育不良的性腺切除，含有 Y 的患者更应该切除性腺以预防肿瘤的发生。

（4）使患者成为男性的手术复杂，一般需分次手术，建成的阴茎在性生活中能否发挥作用应充分考虑，阴蒂和阴道整形手术简单，成功率高。

同步练习

1. 试述子宫发育异常的分类。
2. 试述女性假两性畸形最常见的疾病和基本机制。

参考答案

1. 分为先天性无子宫、始基子宫、子宫发育不良、双子宫、双角子宫、中隔子宫、单角子宫、残角子宫。
2. 肾上腺皮质增生。皮质激素合成过程中存在酶的缺陷，通过负反馈导致肾上腺皮质激素（ACTH）分泌增高，导致肾上腺增生雄激素分泌过多。

第27章 盆底功能障碍性及生殖器官损伤疾病

教学目的

★1. **掌握** 盆底功能障碍性疾病的定义包含内容；POP－Q分度方法；压力性尿失禁的诊断和治疗方法。

2. **熟悉** 子宫脱垂、阴道前后壁膨出的病因、发病机制与病理变化；子宫脱垂、阴道前后壁膨出的临床表现与并发症；子宫脱垂、阴道前后壁膨出的辅助检查；子宫脱垂、阴道前后壁膨出的诊断与鉴别诊断；子宫脱垂、阴道前后壁膨出的治疗；生殖道瘘的病因、治疗。

3. **了解** 粪瘘的病因、治疗；子宫托治疗子宫脱垂的适应证。

第1节 阴道前壁膨出

一、分类
包括膀胱和尿道膨出。

二、病因
盆底筋膜松弛和断裂。

三、临床表现
阴道内有肿物脱出。

四、分度
半程系统（halfway system），见表27－1。

五、治疗和预防
无症状者，Ⅰ～Ⅱ度不治疗。其余做修补。预防：避免腹压增加。

第2节 阴道后壁膨出

一、直肠膨出
1. **病因** 盆底筋膜松弛和断裂。
2. **临床表现** 阴道内有肿物脱出。
★3. **膨出的分度** 半程系统 halfway system，见表27－1。

表 27 –1　阴道前、后壁膨出分级系统

	传统分级	半程系统（halfway system）	备注
Ⅰ	（膨出达）处女膜缘，仍在阴道内	距处女膜半程处	在最大屏气状态下进行
Ⅱ	阴道口内	处女膜缘	
Ⅲ	阴道口外	处女膜外	

第 3 节　子宫脱垂

★ 一、定义

2 个指示点：宫颈外口、坐骨棘以下。

二、病因

产伤、腹压增大疾病、医源。

三、症状

阴道脱出肿物。

★ 四、临床分度

表 27 –2　POP – Q 系统

POP – Q 分度	具体标准
0	无脱垂，Aa 、Ap、Ba、Bp 均在 –3 处，C 点或 D 点位置在 ［阴道全长 –（阴道全长 –2）］ cm 处
Ⅰ	范围大于 0 级，脱垂的最远端在处女膜缘上，距处女膜缘 <1cm。即脱垂的最远端定位于 < –1cm
Ⅱ	脱垂的最远端距处女膜缘 >1cm，即脱垂的最远端定位于 –1 ~ +1cm
Ⅲ	脱垂的最远端超过处女膜缘 1cm，但小于（阴道全长 –2）cm，即脱垂的最远端定位于 +1 ~（阴道全长 –2）cm
Ⅳ	全部脱出，脱垂的最远端超过处女膜缘 >（阴道全长 –2）cm，即脱垂的最远端定位于 >（TVL –2）cm

注：在最大屏气状态下进行诊断，注意是否合并阴道前、后壁膨出和压力性尿失禁

★ 五、治疗方法和适应证

表 27 –3　治疗方法和适应证

治疗方法		内容	适应证	注意
手术	曼氏手术	阴道前、后壁修补 + 部分宫颈切除 + 主韧带缩短	年轻、宫颈长、希望保留生育功能	
	阴道子宫全切除及阴道前、后壁修补术	阴道子宫全切除及阴道前、后壁修补	年龄较大、无生育要求	重度脱垂术后复发高
	阴道封闭术	部分封闭阴道	年老体弱或因其他疾病不能耐受复杂手术，且子宫无恶性病变可疑者	
	盆底重建	骶前固定、骶棘韧带固定。方式：经阴道、腹腔镜，应用 MESH 网片	各种脱垂	治愈率高，网片可能侵蚀

治疗方法	内容	适应证	注意
子宫托	支撑	POP－QⅡ～Ⅳ 不能耐受复杂手术；妊娠；产后	
盆底锻炼	肛提肌锻炼（Kegel 锻炼）	POP－QⅠ～Ⅱ	
中医	补中益气		辅助治疗

第4节　压力性尿失禁

★一、定义

腹压突然增大，不自主漏尿，无逼尿肌收缩。

二、病因

解剖原因（盆底松弛）＋其他（ISD，尿道内括约肌障碍）。

三、症状

加腹压漏尿±尿频、尿急。

四、临床分度

主观分度4度，根据漏尿条件。

Ⅰ度：咳嗽、喷嚏。

Ⅱ度：运动、上楼。

Ⅲ度：站立，卧位缓解。

Ⅳ度：卧位即漏尿。

五、诊断

1. 压力试验（stress test）。

2. 指压试验（Bonney test）。

3. 棉签试验（Q－tip test）。

4. 尿动力学（表 27－4）。

★表 27－4　压力性尿失禁的诊断方法和意义

实验名称	试验方法	实验阳性判断	意义
压力试验 （stress test）	截石位，充盈膀胱，咳嗽观察是否漏尿	漏尿	压力性尿失禁 SUI
指压试验 （Bonney test）	中指放入尿道两侧，上抬膀胱镜，再行压力试验	漏尿消失	压力性尿失禁 SUI
棉签试验 （Q－tip test）	棉签放入尿道膀胱交界处，静息时和屏气时观察棉棒和水平夹角的差	角度差 >30°	解剖学支持薄弱
尿动力学	尿动力学仪器	——	鉴别急迫性尿失禁

六、鉴别诊断

急迫性尿失禁，后者有逼尿肌收缩。

七、治疗

见表 27 – 5。

★ 表 27 – 5 压力性尿失禁的治疗方法、原理、适应证和疗效

治疗方法	原理	代表术式疗效	适应证	成功率和评价
手术治疗				
耻骨后膀胱尿道悬吊	抬高膀胱颈和尿道连接处的角度	Burch	解剖型 SUI	1 年 85% ~90%，随时间推移，下降，可选
阴道无张力性尿道中段悬吊	形成吊床	TVT/TVT – O	解剖型 + 尿道内括约肌障碍 SUI	90%，一线治疗
阴道前壁修补	折叠尿道	Kelly	目前不用	1 年 30%，不用
非手术治疗				
药物				
生物反馈		α – 肾上腺受体激动剂、雌激素 Kegel 锻炼	轻 ~ 重 SUI，辅助治疗	30% ~60% 改善

第 5 节　生殖道瘘

一、定义

生殖器官和毗邻器官间异常通道，包括尿瘘和粪瘘。

二、尿瘘病因

产伤和手术损伤。

三、症状

阴道无痛持续性漏尿。

★ 四、诊断方法

（1）病史（产伤、手术）＋体检（漏尿）。

（2）液体化验和尿液比对。寻找瘘孔。

（3）亚甲蓝（美兰）充盈膀胱。

（4）静脉推注靛胭脂。

（5）内镜　膀胱镜、输尿管镜。

（6）影像学、肾图。

五、治疗

★治疗以手术为主。手术时机见表 27 – 6。

表 27 – 6　尿瘘的手术时机

尿瘘类型	手术时机
直接损伤	尽早修补
其他（产伤等）	待 3 个月，组织水肿消退
瘘修补失败	至少待 3 个月
放疗	12 个月

六、预防

可疑有损伤者，留置尿管 10 天。

同步练习

叙述子宫脱垂的 POP – Q 分级系统。

参考答案

POP – Q 定量评价系统（pelvic organ prolapse quantitive examination）是目前国际公认的，该系统是以处女膜为参照（0 点），以阴道前壁、后壁和顶部的 6 个点为指示点（前壁两点 Aa、Ba，后壁两点 Ap、Bp，顶部两点 C、D），以 6 点相对于处女膜的位置变化为尺度，对脱垂作出量化。同时记录阴道全长（Tvl），生殖道裂孔（Gh）长度、会阴体（Pb）长度的情况。POP – Q 方法将脱垂分为 4 级。Ⅰ级：脱垂最低部位于处女膜上 >1cm；Ⅱ级：脱垂最低部在处女膜上、下 1cm 之间；Ⅲ级：脱垂最低部在处女膜下 1cm 之外；Ⅳ级：全阴道脱出。

第28章 外阴肿瘤

1. 掌握 外阴癌的治疗原则。
2. 熟悉 外阴癌的转移途径及诊断依据。
3. 了解 外阴良、恶性肿瘤的临床表现。

外阴肿瘤包括良性与恶性肿瘤，良性肿瘤少见，恶性肿瘤多见于 60 岁以上女性。

第1节 外阴良性肿瘤

外阴良性肿瘤较少见，常见的有上皮来源的乳头瘤、汗腺瘤，中胚叶来源的纤维瘤、平滑肌瘤等。外阴良性肿瘤主要表现为外阴肿物、瘙痒，有时因反复摩擦出现感染、溃疡、疼痛。肿瘤多为单发，生长缓慢，较少恶变。诊断需靠组织病理检查明确。治疗多采用局部肿瘤切除，必要时术中行快速冰冻切片，若有恶变及时扩大手术范围。

第2节 外阴上皮内瘤变

一、概述

外阴上皮内瘤变（VIN）是外阴病变的病理学诊断名称，包括外阴鳞状上皮内瘤变和非鳞状上皮内瘤变（Paget 病和非浸润性黑色素瘤），多见于 45 岁女性，近年发病率有升高。其病因不明确，可能与 HPV16 型感染、性传播疾病、免疫抑制等有关。

二、分类

2004 年国际外阴疾病研究协会认为 VIN I 是 HPV 感染的反应性改变，VIN II ~ III 才是 VIN。

三、临床表现与诊断

1. **临床表现** 外阴瘙痒、皮损、溃疡、疼痛，体检见外阴丘疹、赘生物、色素沉着。
2. **诊断** 对可疑部位行多点活检进行病理检查确诊。在阴道镜下或病变部位涂抹醋酸后活检可增加准确率。

四、治疗

治疗目的是消除病灶，缓解症状和预防恶变。主要采用手术治疗，依据患者年龄、病灶大小、分类决定手术范围，若患者年轻、病灶局限可采用药物和物理治疗，治疗前均需排除早期浸润癌。

第3节　外阴恶性肿瘤

外阴恶性肿瘤占女性生殖道恶性肿瘤 3%～5%，90% 为鳞状细胞癌，其次可见恶性黑色素瘤、基底细胞癌等。

一、外阴鳞状细胞癌

（一）发病相关因素

与高危型 HPV 感染、VIN、外阴硬化性苔藓、外阴鳞状上皮增生、吸烟等有关。

（二）病理

多数外阴鳞癌分化好，来源于前庭和阴蒂的病灶分化差。

（三）临床表现

久治不愈的外阴瘙痒和不同形态的外阴肿物，可发生在外阴任何部位，常见大阴唇，若合并感染出现疼痛、溃疡、出血。

（四）转移途径

局部蔓延和淋巴扩散为主，晚期出现血行转移。外阴淋巴管丰富，癌细胞常转移至腹股沟浅、深淋巴结，盆腔淋巴结转移少见。

（五）临床分期

采用 2009 年国际妇产科联盟分期法见表 28-1。

表 28-1　外阴癌分期（FIGO，2009 年）

FIGO	肿瘤累及范围
Ⅰ期	肿瘤局限于外阴
Ⅱ期	肿瘤侵犯下列任何部位（下 1/3 尿道、下 1/3 阴道、肛门），无淋巴结转移
Ⅲ期	肿瘤有或无侵犯下列任何部位（下 1/3 尿道、下 1/3 阴道、肛门），有腹股沟-股淋巴结转移
Ⅳ期	肿瘤侵犯其他区域（上 2/3 尿道、上 2/3 阴道），或远处转移

（六）诊断

对外阴赘生物和可疑病灶取材行病理检查确诊。取材时应有足够深度，避免误取坏死组织。

（七）治疗

手术治疗为主，辅以放射治疗及化学治疗。外阴癌手术治疗应个体化，在不影响预后前提下，尽量减小手术范围，保留外阴解剖结构，改善生活质量。ⅠA 期行局部病灶扩大切除或单侧外阴切除，ⅠB 期及以上行广泛外阴切除、受累部位切除及腹股沟淋巴结切除术。

（八）预后及随访

外阴癌的预后与癌灶大小、生长部位、分期、分化级别、淋巴结是否累及及治疗措施有关，其中淋巴结是否累及最重要。治疗后定期随访：术后第 1 年内 1 次/（2～3 个月），第 2 年内 1 次/3 个月，第 3～5 年内 1 次/6 个月，5 年后 1 次/12 个月。

二、外阴恶性黑色素瘤

外阴恶性黑色素瘤少见，但恶性程度高，好发于阴蒂及小阴唇。表现为外阴瘙痒、棕褐色或蓝黑色色素沉着，表面平坦或结节状。临床分期以测量癌灶浸润深度为标准。病理确诊后首选手术治疗，行局部病灶扩大切除或广泛外阴切除及腹股沟淋巴结清扫术，术后辅以免疫治疗。晚期患者采用化疗或综合治疗。

三、外阴基底细胞癌

外阴基底细胞癌不常见，为低度恶性，好发于大阴唇及会阴联合。可无症状或表现为外阴瘙痒、烧灼，外阴皮肤局灶溃疡型或出现小结节。组织学检查确诊后手术治疗为主，视病灶大小行局部病灶扩大切除或广泛外阴切除。

同步练习

1. 有关外阴恶性肿瘤的描述，下列哪项是错误的：

A. 单纯疱疹病毒Ⅱ型、人乳头状瘤病毒、巨细胞病毒等与外阴癌有关

B. 外阴鳞状细胞癌最常见的转移方式是直接浸润和淋巴转移

C. 临床表现为不易治愈的外阴瘙痒和不同形态的肿物

D. 外阴鳞状细胞癌对放疗敏感，应采取放疗辅以手术

E. 预后与病灶大小、部位、细胞分化程度、有无淋巴结转移、治疗措施等有关

2. 68 岁性患者，患有外阴鳞状细胞癌 0 期（原位癌），下列何项处理正确：

A. 放疗

B. 药物、激光或冷冻等局部治疗

C. 外阴切除并患侧淋巴清扫术

D. 单侧外阴切除术

E. 外阴广泛切除术

参考答案

1. D　2. D

第29章 子宫颈肿瘤

教学目的

1. 掌握　宫颈上皮内瘤变及宫颈癌与HPV的关系；宫颈上皮内瘤变确诊和分级的依据及治疗手段；宫颈癌的临床表现及诊断方法；宫颈癌的治疗原则；宫颈癌的转移途径。
2. 熟悉　宫颈癌的临床分期。
3. 了解　宫颈癌的病理类型；宫颈上皮内瘤变及宫颈癌的流行病学。

★子宫颈肿瘤包括良性肿瘤和恶性肿瘤，子宫颈癌是最常见的妇科恶性肿瘤，起源于子宫颈上皮内瘤变，两者病因相同，均为高危型 HPV 感染所致。

第1节　子宫颈上皮内瘤变

子宫颈上皮内瘤变是与子宫颈浸润癌密切相关的一组子宫颈病变，常发生于 25～35 岁妇女。

一、发病相关因素

流行病学发现 CIN 和子宫颈癌与人乳头瘤病毒（HPV）感染、多个性伴侣、吸烟、性生活过早 <16 岁 HPV、性传播疾病等因素相关。

二、子宫颈组织学特点

子宫颈上皮由子宫颈阴道部鳞状上皮和子宫颈管柱状上皮组成。

（1）子宫颈阴道部鳞状上皮　由深至浅可分为基底带、中间带及浅表带 3 个带。

（2）子宫颈管柱状上皮　柱状上皮为分化良好细胞，而柱状上皮下细胞为储备细胞，具有分化或增殖能力。

（3）转化区　也称为移行带，原始鳞-柱交接部和生理鳞-柱交接部之间的区域，称为转化区。

（4）转化区表面被覆的柱状上皮被鳞状上皮取代的机制有　①鳞状上皮化生：暴露于子宫颈阴道部的柱状上皮受阴道酸性影响，柱状上皮下未分化储备细胞开始增殖，并逐渐转化为鳞状上皮，继之柱状上皮脱落，被复层鳞状细胞替代。②鳞状上皮化：子宫颈阴道部鳞状上皮直接长入柱状上皮与其基底膜之间，直至柱状上皮完全脱落而被鳞状上皮替代。

（5）转化区成熟的化生鳞状上皮对致癌物的刺激相对不敏感，但未成熟的化生鳞状上皮代谢活跃，在人乳头瘤病毒等刺激下，发生细胞异常增生、分化不良、排列紊乱、细胞核异常有丝分裂增加，最后形成 CIN。

三、病理学诊断和分级

CIN 分为 3 级。Ⅰ级：异型细胞局限在上皮层的下 1/3；Ⅱ级：异型细胞局限在上皮层的下 1/3～2/3；Ⅲ级：异型细胞几乎累及或全部累及上皮层，即宫颈重度不典型增生及宫颈原位癌。

四、临床表现

无特殊症状。偶有阴道排液增多；也可在性生活或妇科检查后发生接触性出血。检查子宫颈可光滑，或仅见局部红斑、白色上皮，或子宫颈糜烂表现，未见明显病灶。

五、诊断

★**1. 子宫颈细胞学检查**　是 CIN 及早期子宫颈癌筛查的基本方法。也是诊断的必需步骤，其特异性高，但敏感性低。筛查在性生活开始 3 年后开始，或 21 岁以后开始，并定期复查。

2. 高危型 HPV DNA 检测　相对于细胞学检查其敏感性较高，特异性较低。可与细胞学检查联合应用于子宫颈癌筛查。阳性者行阴道镜检查，阴性者 12 个月后行细胞学检查。

3. 阴道镜检查　细胞学检查为 ASCUS 并高危 HPV DNA 检测阳性，或低度鳞状上皮内瘤变（LSIL）及以上者，应作阴道镜检查。

★**4. 子宫颈活组织检查**　是确诊子宫颈鳞状上皮内瘤变的最可靠方法。若需了解子宫颈管的病变，应行子宫颈管内膜刮取术（ECC）。

六、治疗

★**1. CINI**　60% CINI 可自然消退，若细胞学检查为 LSIL 及以下可观察随访。若细胞学检查为 HSIL 应治疗，阴道镜检查满意者行激光和冷冻治疗，阴道镜检查不满意者或 ECC 阳性者行子宫颈锥切术。

2. CINⅡ和 CINⅢ　约 20% CINⅡ 会发展为 CINⅢ，5% 发展为浸润癌。故所有的 CINⅡ 和 CINⅢ均需要治疗。★阴道镜检查满意的 CINⅡ 可用物理治疗或子宫颈锥切术；阴道镜检查不满意的 CINⅡ 和所有 CINⅢ 采用子宫颈锥切术，包括 LEEP 术和冷刀锥切术。年龄较大、无生育要求的 CINⅢ 也可行全子宫切除术。

七、妊娠合并子宫颈上皮内瘤变

一般认为妊娠期 CIN 仅作观察，产后复查后再处理。

第 2 节　子 宫 颈 癌

宫颈癌是最常见的妇科恶性肿瘤。高发年龄 50～55 岁。近 40 年来，国内外均已普遍开展宫颈细胞防癌涂片检查，宫颈癌发病率明显下降，死亡率也随之不断下降。

一、病因

同"子宫颈上皮内瘤变"。

二、组织发生和发展

CIN 形成后继续发展，突破上皮下基底膜，浸润间质，形成子宫颈浸润癌。

三、病理

1. 鳞状细胞浸润癌　占子宫颈癌的 75%～80%。

（1）巨检　镜下早期浸润癌及极早期宫颈浸润癌，肉眼观察无明显异常，随着病变逐步发展，有以下 4 种类型。

1）外生型　病灶向外生长，状如菜花又称为菜花型。

2）内生型　癌灶向子宫颈深部组织浸润。

3）溃疡型　癌组织感染坏死，脱落后形成溃疡或空洞，似火山口状。

4）颈管型 癌灶发生于子宫颈管内，侵入宫颈及子宫峡部供血层及转移到盆壁的淋巴结。

（2）显微镜检

1）微小浸润癌 原位癌基础上，镜下发现小泪滴状、锯齿状癌细胞团穿破基底膜，浸润间质。

2）浸润癌 指癌灶浸润间质的范围已超出可测量的早期浸润癌，呈网状或团块状融合浸润间质。根据细胞分化程度分3级：Ⅰ级，即角化性大细胞型，分化较好。Ⅱ级，即非角化性大细胞型，中度分化。Ⅲ级，即小细胞型，多为未分化的小细胞。

2. 腺癌 占子宫颈癌的 20% ~ 25%。

（1）巨检 来自宫颈管，并浸润宫颈管壁。当癌灶长至一定程度即突向宫颈外口，常侵犯宫旁组织。癌灶呈乳头状、芽状、溃疡或浸润型。病灶向宫颈管内生长，宫颈外观完全正常，但宫颈管膨大如桶状。

（2）显微镜检 有下列 3 型。

1）黏液腺癌 最常见，来源于宫颈柱状黏液细胞，镜下见腺体结构，腺腔内有乳头状突起，腺上皮增生为多层，细胞低矮，异型性明显，见核分裂相。分为高、中、低分化腺癌。

2）恶性腺瘤 又称为微偏腺癌。属高分化子宫颈管黏液腺癌。

3）鳞腺癌 由储备细胞同时向腺癌和鳞癌方向发展故名。

四、转移途径

主要为直接蔓延及淋巴转移，血行转移极少见。

1. 直接蔓延 最常见。癌组织局部浸润，并向邻近器官及组织扩散。

2. 淋巴转移 癌灶侵入淋巴管，形成瘤栓，随淋巴液引流到达局部淋巴结，在淋巴管内扩散。宫颈癌淋巴结转移分为一级组包括宫旁、宫颈旁、闭孔、髂内、髂外、髂总、骶前淋巴结；二级组包括腹股沟深、浅及腹主动脉旁淋巴结。

3. 血行转移 很少见。可转移至肺、肝或骨骼等。

五、临床分期

采用国际妇产科联盟（FIGO，2009 年）修订的临床分期。

表 29 - 1 国际妇产科联盟子宫颈癌临床分期

Ⅰ期		肿瘤局限在子宫颈
	ⅠA	镜下浸润癌。间质浸润深度最深为≤5mm，宽度≤7mm
	ⅠA1	间质浸润深度最深为≤3mm，宽度≤7mm
	ⅠA2	间质浸润深度最深为 >3mm 且 <5mm，宽度≤7mm
	ⅠB	癌灶局限在子宫颈，或镜下病灶 >ⅠA
	ⅠB1	临床病灶≤4cm
	ⅠB2	临床病灶 >4cm
Ⅱ期		肿瘤超越子宫，但未达骨盆壁或未达阴道下 1/3
	ⅡA	肿瘤侵犯阴道上 2/3，无宫旁浸润
	ⅡA1	临床可见癌灶≤4cm
	ⅡA2	临床可见癌灶 >4cm
	ⅡB	有明显宫旁浸润，但未达盆壁

Ⅲ期		肿瘤已扩展到骨盆壁，肿瘤累及阴道下 1/3，由肿瘤引起的肾盂积水或肾无功能的病例
	ⅢA	肿瘤累及阴道下 1/3，没有扩展到骨盆壁
	ⅢB	肿瘤扩展到骨盆壁，或引起肾盂积水或肾无功能
Ⅳ期		肿瘤超出了真骨盆范围，或侵犯膀胱和（或）直肠黏膜
	ⅣA	肿瘤侵犯临近的盆腔器官
	ⅣB	远处转移

六、临床表现

早期宫颈癌常无症状，也无明显体征，与慢性宫颈炎无明显区别。

1. 症状

（1）阴道流血　年轻患者常表现为接触性出血，发生在性生活后或妇科检查后出血。

（2）阴道排液　多数患者有白色或血性，稀薄如水样或米泔状，有腥臭阴道排液。

（3）晚期癌的症状　根据病灶侵犯范围出现不同继发性症状。如尿频、尿急、便秘、下肢肿痛等；严重时导致输尿管梗阻、肾盂积水，最后引起尿毒症。到了疾病末期，患者出现恶病质。

2. 体征　微小浸润癌可无明显病灶。随着病情发展，可出现不同体征。外生型宫颈癌可见息肉状、菜花样赘生物；内生型则见宫颈肥大、质硬，宫颈管膨大如桶状；癌灶浸润阴道壁见阴道壁有赘生物或阴道壁变硬；宫旁组织受累时，妇科检查扪及两侧增厚，结节状，质硬或形成冰冻骨盆。

七、诊断

早期病例诊断采用宫颈细胞学检查和（或）HPV DNA 检测、阴道镜检查、子宫颈活组织检查的"三阶梯"程序，确诊依据为组织学诊断。

八、鉴别诊断

1. 子宫颈良性病变　子宫颈柱状上皮异位、宫颈息肉、子宫颈子宫内膜异位症和宫颈结核。

2. 子宫颈良性肿瘤　子宫颈黏膜下肌瘤、子宫颈管肌瘤、子宫颈乳头瘤。

3. 子宫颈恶性肿瘤　原发性恶性黑色素瘤、肉瘤及淋巴瘤、转移性癌等。

九、处理

根据临床分期、患者年龄、全身情况、设备条件和医疗技术水平决定治疗方案，★总原则为采用手术和放疗为主。

1. 手术治疗　手术优点是年轻患者可保留卵巢和阴道。适应证：ⅠA～ⅡA 期患者。

（1）ⅠA1 期　无淋巴脉管浸润者行筋膜外子宫切除术，有淋巴脉管浸润者按ⅠA2 期处理。

（2）ⅠA2 期　行改良广泛子宫切除及盆腔淋巴清扫术。

（3）ⅠB1 期和ⅡA1 期　行广泛子宫切除及盆腔淋巴清扫术，必要时行腹主动的脉旁淋巴取样。

（4）ⅠB2 期和ⅡA2 期　行广泛子宫切除及盆腔淋巴清扫术和腹主动的脉旁淋巴取样。未绝经、<45 岁的鳞癌患者可保留卵巢。对要求保留生育功能年轻患者，ⅠA1 期可行子宫颈锥切术；ⅠA2 期和肿瘤直径 <2cm 的ⅠB1 期，可行广泛子宫颈切除及盆腔淋巴结清扫术。

2. 放射治疗

（1）适用于部分ⅠB2 期和ⅡA2 期和ⅡB～ⅣA 期患者。

（2）全身情况不宜手术的早期患者。

（3）子宫颈大块病灶的术前放疗。

（4）手术后病理检查发现有高危因素的辅助治疗。放疗包括腔内及体外照射。早期病例以腔内放疗为主，体外照射为辅。晚期则以体外照射为主，腔内放疗为辅。

3. 化疗 主要用于晚期或复发转移的患者。常用的药物有顺铂、卡铂、氟尿嘧啶和紫杉醇等。常采用以铂类为基础的联合化疗方案。

十、预后

与临床期别、病理类型有关。淋巴结转移者，预后差。

十一、随访

治疗后 2 年内每 3~4 个月复查 1 次；3~5 年内，每半年复查 1 次；第 6 年开始每年复查 1 次。

十二、预防

（1）通过普及、规范宫颈癌筛查，早发现 CIN、及时治疗高级别病变，阻断宫颈癌的发生。

（2）普及防癌知识。

（3）推广 HPV 疫苗注射，阻断 HPV 感染预防宫颈癌发生。

十三、宫颈癌合并妊娠

妊娠 20 周之前经锥切确诊的Ⅰ A 期可延期至产后治疗；妊娠 20 周之前诊断的Ⅰ A2 期及以上患者应终止妊娠立即治疗。

同步练习

宫颈癌的临床表现是什么？

参考答案

早期表现为：①阴道排液；②阴道流血；晚期癌的症状：根据病灶侵犯范围出现不同继发性症状。如尿频、尿急、便秘、下肢肿痛等；严重时导致输尿管梗阻、肾盂积水，最后引起尿毒症。到了疾病末期，患者出现恶病质。

第30章　子宫肿瘤

教学目的

1. 掌握　子宫肌瘤的类型、临床表现、治疗原则。
2. 熟悉　子宫内膜癌及子宫肉瘤临床特点、分期、诊断方法、治疗原则。
3. 了解　子宫肌瘤及子宫内膜癌病因、病理改变、目前新进展；子宫内膜癌的发病情况和致病因素。

第1节　子宫肌瘤

子宫肌瘤是女性生殖器最常见的良性肿瘤，由平滑肌及结缔组织组成。

一、发病相关因素

确切病因尚未明了。因肌瘤好发于生育年龄，青春期前少见，绝经后萎缩或消退，提示其发生可能与女性性激素相关。认为肌瘤组织局部对雌激素的高敏感性，是肌瘤发生的重要因素之一。此外研究证实，孕激素有促进肌瘤有丝分裂活动、刺激肌瘤生长的作用。

二、分类

（1）按肌瘤生长部位分类分为宫体肌瘤和宫颈肌瘤。
（2）按肌瘤与子宫肌壁的关系分为肌壁间肌瘤、浆膜下肌瘤和黏膜下肌瘤。
各种类型的肌瘤可发生在同一子宫，称为多发性子宫肌瘤。

三、病理

（1）巨检为实质性球形包块，质地较子宫肌层硬，与周围边界清。切面呈灰白色，可见漩涡状或编织状结构。颜色和硬度与纤维组织多少。
（2）镜检主要由梭形平滑肌细胞和不等量纤维结缔组织构成。

四、肌瘤变性

★肌瘤变性是肌瘤失去原有的典型结构。常见的变性有：玻璃样变、囊性变、红色样变、肉瘤样变、钙化5种。其中玻璃样变最常见，红色样变见于妊娠期或产褥期，为肌瘤的一种特殊类型坏死，肉瘤样变多见绝经后伴疼痛和出血患者。

五、临床表现

1. 症状　多无明显症状，症状与肌瘤部位、有无变性相关，常见症状有：经量增多及经期延长是子宫肌瘤最常见的症状；下腹包块；白带增多；压迫症状；下腹坠胀、腰酸背痛，经期加重、可引起不孕或流产。

2. 体征　妇科检查子宫增大，表面不规则单个或多个结节状突起。黏膜下肌瘤脱出于宫颈外口者，检查可见子宫颈口处肿物，粉红色，宫颈四周边缘清楚。

六、诊断及鉴别诊断

根据病史及体征，诊断多无困难。B 型超声检查是常用辅助检查。个别患者诊断困难，可选择 MIR、宫腔镜检查、腹腔镜检查、子宫输卵管造影等协助诊断。子宫肌瘤须与妊娠子宫、卵巢囊肿、子宫腺肌病、盆腔炎性肿块、子宫恶性肿瘤、子宫畸形相鉴别。

七、治疗

治疗根据患者年龄，生育要求，症状及肌瘤的部位、大小、数目全面考虑。

1. 观察等待 ★无症状肌瘤一般不需治疗，特别是近绝经期妇女。每 3~6 个月随访 1 次。

2. 药物治疗 适用于症状轻、近绝经年龄或全身情况不宜手术者。常用药物有促性腺激素释放激素类似物和米非司酮等。

3 手术治疗 ★适应证：月经过多致继发贫血，药物治疗无效；严重腹痛、性交痛或慢性腹痛、有蒂肌瘤扭转引起的急性腹痛；有压迫症状；能确定肌瘤是不孕或反复流产的唯一原因者；疑有肉瘤变。

（1）肌瘤切除术 适用于希望保留生育功能的患者。可经腹做腹腔镜下切除，黏膜下肌瘤可经阴道或宫腔镜下切除。

（2）子宫切除术 不要求保留生育功能或疑有恶变者，可行子宫切除术。术前应行宫颈刮片细胞学检查，排除宫颈恶性病变。

4. 其他治疗 有子宫动脉栓塞术和宫腔镜下子宫内膜切除术。

八、子宫肌瘤合并妊娠

肌瘤合并妊娠占肌瘤患者 0.5%~1%，肌瘤对妊娠及分娩的影响与肌瘤大小及生长部位有关。妊娠期及产褥期肌瘤易发生红色样变，多能自然分娩，若肌瘤阻碍胎儿下降应行剖宫产术，术中需根据肌瘤大小、部位和患者情况决定是否切除肌瘤。

第 2 节　子宫内膜癌

子宫内膜癌是发生于子宫内膜的一组上皮性恶性肿瘤，以来源于子宫内膜腺体的腺癌最常见。为女性生殖道三大恶性肿瘤之一。

一、发病相关因素

子宫内膜癌可分为雌激素依赖型（Ⅰ型）和非雌激素依赖型（Ⅱ型）两种发病类型，Ⅱ型预后不良。

二、病理

1. 巨检 不同组织学类型的内膜癌肉眼表现无明显区别。大体可分为弥散型和局灶型。局灶型浸润肌层。

2. 镜检及病理类型 有内膜样腺癌、腺癌伴鳞状上皮化生、黏液性癌、浆液性癌、透明细胞癌 5 种病理类型。按腺癌分化程度分为 3 级，分级越高，预后越差。

三、转移途径

生长缓慢，部分特殊病理类型和低分化癌可发展很快，短期内出现转移。其主要转移途径为直接蔓延、淋巴转移，晚期可有血行转移。

四、分期

采用国际妇产科联盟（FIGO，2009 年）子宫内膜癌手术病理分期（表 30 - 1）。

表 30 - 1 子宫内膜癌手术病理分期（FIGO，2009 年）

Ⅰ期		肿瘤局限于子宫体
	ⅠA	肿瘤浸润深度 <1/2 肌层
	ⅠB	肿瘤浸润深度 ≥1/2 肌层
Ⅱ期		肿瘤侵犯宫颈间质，但无宫体外蔓延
Ⅲ期		肿瘤局部和（或）区域的扩散
	ⅢA	肿瘤累及浆膜层和（或）附件
	ⅢB	阴道和（或）宫旁受累
	ⅢC	盆腔淋巴结和（或）腹主动脉旁淋巴结转移
	ⅢC1	盆腔淋巴结阳性
	ⅢC2	腹主动脉旁淋巴结阳性伴（或不伴）盆腔淋巴结阳性
Ⅳ期		肿瘤侵及膀胱和（或）直肠黏膜，和（或）远处转移
	ⅣA	肿瘤侵及膀胱和（或）直肠黏膜
	ⅣB	远处转移，包括腹腔内和（或）腹股沟淋巴结转移

五、临床表现

1. 症状　约 90% 的患者出现阴道流血或阴道排液，下腹痛等。

2. 体征　早期患者妇科检查可无异常发现。晚期有子宫明显增大，合并宫腔积脓时有明显触痛，癌灶浸润周围组织时，子宫固定或在宫旁扣及不规则结节状物。

六、诊断

除根据临床表现及体征外，结合 B 超检查、CT、宫腔镜检查和诊断性刮宫等辅助手段，确诊依据是病理组织学检查。

七、鉴别诊断

绝经后及绝经过渡期阴道流血为子宫内膜癌最常见的症状，故子宫内膜癌应与功能失调性子宫出血、萎缩性阴道炎、子宫黏膜下肌瘤、子宫内膜息肉、内生型子宫颈癌、子宫肉瘤和输卵管癌相鉴别。

八、治疗

应根据患者全身情况、肿瘤累及范围及组织学类型，选用和制定适宜的治疗方案。

★**1. 手术治疗**　为首选的治疗方法。术中首先留取腹腔积液或盆腔冲洗液行细胞学检查，然后全面探查腹腔内器官。手术切除的标本应常规行雌、孕激素受体检测，Ⅰ期患者行筋膜外全子宫切除及双侧附件切除术。有特殊情况行盆腔及腹主动脉旁淋巴结切除或取样。Ⅱ期行改良广泛子宫切除及双侧附件切除术，同时行盆腔及腹主动脉旁淋巴结切除术。Ⅲ期和Ⅳ期手术个体化，行肿瘤细胞减灭手术。

★**2. 放疗**　对有深肌层浸润、淋巴结转移、盆腔及阴道残留病灶的患者术后均需加用放疗。

3. 化疗　为晚期或复发子宫内膜癌综合治疗措施之一。术后有复发高危因素患者的治疗，以期减少盆腔外的远处转移。

4. 孕激素治疗　用于晚期癌及复发癌，可试用于极早期要求保留生育功能的患者。

九、预后

影响预后的因素有肿瘤恶性程度及病变范围，包括手术病理分期、组织学类型、肿瘤分级、肌层浸润深度、淋巴转移及子宫外转移等；患者全身状况；治疗方案选择。

十、随访

治疗后应定期随访，一般术后 2 ~ 3 年内每 3 个月随访 1 次，3 年后每 6 个月 1 次，5 年后每年 1 次。

第3节　子宫肉瘤

一、组织发生及病理

1. 子宫平滑肌肉瘤　平滑肌肉瘤分为原发性及继发性者两种。原发性平滑肌肉瘤是最常见的恶性间叶性肿瘤。继发性子宫平滑肌肉瘤的预后比原发性。

2. 子宫内膜间质肉瘤　来自子宫内膜间质细胞，分为子宫内膜间质结节、子宫内膜间质肉瘤、高度或未分化子宫内膜间质肉瘤。

3. 上皮和恶性中胚叶混合瘤　指肿瘤中具有上皮及间叶 2 种成分组成的恶性肿瘤，分为腺肉瘤和癌肉瘤。

二、转移途径

有血行播散、直接蔓延及淋巴转移。

三、临床表现及诊断

1. 症状　最常见症状为阴道不规则流血伴腹痛，腹部包块、压迫症状。

2. 体征　子宫增大，外形不规则。

3. 诊断　因子宫肉瘤临床表现与子宫肌瘤及其他恶性肿瘤相似，术前诊断较困难。确诊依据为组织病理学检查。

四、临床分期

略。

五、治疗

★治疗原则以手术为主。Ⅰ期行全子宫及双侧附件切除术。子宫内膜间质肉瘤、癌肉瘤还应行淋巴结切除术，Ⅲ期及Ⅳ期应考虑手术、放疗和化疗综合治疗。

六、预后

复发率高，预后差，5 年生存率 20% ~ 30%。

同步练习

常见子宫肌瘤变性有哪些？

参考答案

玻璃样变、囊性变、红色样变、肉瘤样变、钙化。

卵巢肿瘤与输卵管肿瘤

1. 掌握 卵巢肿瘤的组织学类型、诊断及处理原则、卵巢肿瘤并发症的临床表现和处理、卵巢良恶性肿瘤的鉴别诊断。
2. 熟悉 卵巢肿瘤的病理、卵巢恶性肿瘤的分期及处理原则。
3. 了解 卵巢恶性肿瘤的化疗方案。

第1节　卵巢肿瘤概论

一、组织学分类

卵巢组织成分复杂，是全身各脏器原发肿瘤类型最多的器官。最常用世界卫生组织（WHO）的卵巢肿瘤组织学分类：①上皮性肿瘤；②性索－间质肿瘤；③生殖细胞肿瘤；④转移性肿瘤。

二、恶性肿瘤的转移途径

直接蔓延及腹腔种植、淋巴转移是卵巢恶性肿瘤的主要转移途径，血行转移少见，晚期可转移到肺，胸膜及肝实质。

★ 三、恶性肿瘤分期

采用国际妇产科联盟（FIGO）的手术病理分期，如表31－1所示。

表31－1　国际妇产科联盟卵巢肿瘤病理分期

Ⅰ期	肿瘤局限于卵巢
Ⅱ期	肿瘤累及一侧或双侧卵巢，伴盆腔扩散
Ⅲ期	肿瘤累及一侧或双侧卵巢，并有盆腔外腹膜种植和（或）局部淋巴结转移；肝表面转移
Ⅳ期	肿瘤累及一侧或双侧卵巢，伴远处转移，肝实质转移为Ⅳ期

四、临床表现

1. **卵巢良性肿瘤**　肿瘤较小时多无症状，常在妇科检查时发现。肿瘤增大时，感腹胀或腹部可扪及肿块。双、三合诊检查可在子宫一侧或双侧触及圆形或类圆形肿块，多为囊性，表面光滑，活动，与子宫无粘连。

2. **卵巢恶性肿瘤**　早期无症状。晚期主要症状为腹胀、腹部肿块、腹腔积液及其他消化道症状；逐渐出现消瘦、贫血等恶病质表现。三合诊检查可在直肠子宫陷凹处触及质硬结节或肿块，肿块多为双侧，实性或囊实性，表面凹凸不平，活动差，与子宫分界不清，常有腹腔积液。有时可在腹股沟、腋下或锁骨上触及肿大的淋巴结。

★ 五、并发症

1. 蒂扭转 常见的妇科急腹症，好发于瘤蒂较长、中等大、活动度良好、重心偏于一侧的肿瘤，如成熟畸胎瘤。常在体位突然改变，或妊娠期、产褥期子宫大小、位置改变时发生蒂扭转。其典型症状是体位改变后突然发生一侧下腹剧痛，常伴恶心、呕吐，甚至休克。双合诊检查可扪及压痛的肿块，以蒂部最明显。治疗原则是一经确诊，尽快行手术治疗。

2. 破裂 有自发性破裂和外伤性破裂。小的囊肿或单纯浆液性囊腺瘤破裂时，患者仅有轻微腹痛；大囊肿或畸胎瘤破裂后，患者常有剧烈腹痛伴随恶心呕吐。破裂也可导致腹腔内出血、腹膜炎及休克。体征有腹部压痛、腹肌紧张、腹腔积液征，盆腔原存在的肿块消失或缩小。治疗原则是一经确诊，立即手术，术中吸净囊液，彻底清洗盆腔、腹腔。

3. 感染 多继发于蒂扭转、破裂或邻近器官感染灶的扩散。患者可有发热、腹痛、腹部压痛及反跳痛、腹肌紧张、腹部肿块及白细胞升高等。治疗原则是抗感染治疗后，手术切除肿瘤。

4. 恶变 肿瘤迅速生长尤其双侧时，应考虑有恶变可能，应尽早手术。

★ 六、诊断

结合病史和体征，辅以必要的辅助检查确定：盆腔肿块是否来自卵巢、卵巢肿块性质是否为肿瘤、卵巢肿瘤是良性还是恶性、肿瘤的可能组织学类型、恶性肿瘤的转移范围。常用的辅助检查如下。

（一）影像学检查

1. B 型超声波检查 可了解肿块的部位、大小、形态、囊性或实性。

2. 腹部 X 线摄片 卵巢畸胎瘤可显示牙齿、骨质及钙化囊壁。

3. MRI、CT、PET 检查 MRI 可较好地显示肿块及肿块与周围的关系；CT 可判断周围侵犯及远处转移情况，对于手术方案的制订有较大优势。

（二）肿瘤标志物

1. 血清 CA125 多用于病情监测和疗效评估。

2. 血清 AFP 对卵黄囊瘤有特异性诊断价值。

3. 血清 HCG 对非妊娠性卵巢绒癌有特异性。

4. 性激素 颗粒细胞瘤、卵泡膜细胞瘤产生较高水平雌激素。

5. 血清 HE4 被高度认可的卵巢上皮性癌肿瘤标志物。

（三）腹腔镜检查

可直接观察肿块外观和盆腔、腹腔及横膈等部位，进行多点活检，抽取腹腔积液进行细胞学检查。

（四）细胞学检查

抽取腹腔积液或腹腔冲洗液和胸腔积液进行细胞学检查。

七、鉴别诊断

★（一）卵巢良性肿瘤与恶性肿瘤的鉴别

表 31-2 卵巢良性肿瘤与恶性肿瘤的鉴别

鉴别内容	良性肿瘤	恶性肿瘤
病史	病程长，逐渐增大	病程短，迅速增大
体征	多为单侧，活动，囊性，表面光滑，常无腹腔积液	多为双侧，固定；实性或囊实性，表面结节状，常有腹腔积液，多为血性

鉴别内容	良性肿瘤	恶性肿瘤
一般情况	良好	恶病质
B型超声	为液性暗区，边界清晰	液性暗区内有杂乱光团、光点，边界不清

（二）卵巢良性肿瘤的鉴别诊断

应与卵巢瘤样病变、输卵管卵巢囊肿、子宫肌瘤、腹腔积液相鉴别。

（三）卵巢恶性肿瘤的鉴别诊断

应与子宫内膜异位症、结核性腹膜炎、生殖道以外的肿瘤鉴别。

八、治疗

卵巢肿瘤一经发现，应行手术。手术目的：①明确诊断；②切除肿瘤；③恶性肿瘤进行手术病理分期；④解除并发症。良性肿瘤可行腹腔镜手术，恶性肿瘤采用经腹手术。恶性肿瘤患者术后应据其组织学类型、细胞分化程度、手术病理分期和残余灶大小决定是否进行辅助性治疗，化疗是主要的辅助治疗。

九、恶性肿瘤的愈后与随访

与分期、病理类型和分级、年龄有关，易复发，应该长期随访和监测。

十、预防

积极采取措施对高危人群严密监测随访，可采用以下方法。

1. 口服避孕药。

2. 正确处理附件包块。

3. 卵巢癌筛查。

4. 预防性卵巢切除。

十一、妊娠合并卵巢肿瘤

较常见，但合并恶性肿瘤较少，早期妊娠时，妇科检查可扪及腹腔肿块。中期妊娠以后需依靠病史和B超诊断。中期妊娠时，易并发肿瘤蒂扭转，晚期妊娠时可引起胎位异常。

合并良性卵巢肿瘤的处理原则：早期妊娠者可等待至妊娠12周后手术，以免流产。晚期妊娠者，可等待至妊娠足月行剖宫产加肿瘤切除。若考虑为卵巢恶性肿瘤应尽早手术，处理原则同非孕期。

第2节　卵巢上皮性肿瘤

卵巢上皮性肿瘤为最常见的卵巢肿瘤，多见于中老年妇女。

肿瘤来源于卵巢表面的生发上皮，具有分化各种苗勒上皮的潜能，向输卵管上皮分化，形成浆液性肿瘤；向宫颈黏膜分化，形成黏液性肿瘤；向子宫内膜分化，形成子宫内膜样肿瘤。近年来提出了"卵巢上皮性癌的卵巢外起源学说"。

卵巢上皮性肿瘤分为良性、交界性和恶性。交界性肿瘤是一种低度恶性潜能肿瘤，上皮细胞增生活跃、细胞层次增加、核异型及核分裂相增加，常无间质浸润。临床表现为生长缓慢、转移率低、复发迟。

一、病理

卵巢上皮肿瘤组织学类型主要有如下几类。

（一）浆液性肿瘤

1. 浆液性囊腺瘤　多为单侧，球形，大小不等，表面光滑，囊性，壁薄，囊内为淡黄色清亮液体。镜下见囊壁为纤维结缔组织，内衬单层柱状上皮。

2. 交界性浆液肿瘤　中等大小，多为双侧。镜下见乳头分支纤细而密，上皮复层不超过3层，细胞核轻度异型，核分裂相<1/HP，无间质浸润，预后好。

3. 浆液性囊腺癌　多为双侧，体积较大，囊实性。结节状或分叶状，灰白色，常为多房，腔内充满乳头，质脆，坏死。镜下见囊壁上皮明显增生，复层排列，4~5层以上。癌细胞为立方形或柱状，细胞异型明显，并向间质浸润。

（二）黏液性肿瘤

1. 黏液性囊腺瘤　多为单侧，圆形或卵圆形，体积较大，表面光滑，灰白色。常为多房，囊腔内为胶冻样黏液。镜下见囊壁为纤维结缔组织，内衬单层柱状上皮。少数卵巢黏液性瘤可破裂继发腹膜黏液瘤。

2. 交界性黏液性囊腺瘤　较大，单侧较多，表面光滑，常为多房。切面见囊壁增厚，有实质区和乳头状形成。镜下见细胞轻度异型性，细胞核大深染，有少量核分裂，上皮细胞不超过3层，无间质浸润。

3. 黏液性囊腺癌　多为单侧，瘤体较大，囊壁可见乳头或实质区，切面为囊实性，囊液混浊或血性。镜下见腺体密集，间质较少，上皮细胞超过3层，有间质浸润。

（三）卵巢子宫内膜样肿瘤

良性肿瘤较少见，多为单房，表面光滑，囊壁衬以单层柱状上皮。交界性瘤很少见。卵巢子宫内膜样癌多为单侧，中等大，囊性或实性，有乳头生长，囊液多为血性。镜下特点与子宫内膜癌极相似，多为高分化腺癌或腺棘皮癌，常与子宫内膜癌并存，不易鉴别何者为原发。

★ 二、治疗

（一）良性肿瘤

根据患者年龄、生育要求及对侧卵巢情况，决定手术范围。年轻、单侧肿瘤行患侧卵巢肿瘤剔除或卵巢切除术；双侧良性肿瘤应行肿瘤剔除术。绝经后妇女可行子宫及双侧附件切除术或单侧附件切除术。

（二）恶性肿瘤

初次治疗原则是手术为主，辅以化疗、放疗等综合治疗。

1. 手术治疗　手术治疗是治疗卵巢上皮性癌的主要手段。早期（FIGO Ⅰ、Ⅱ期）卵巢上皮性癌应行全面分期手术。

对于年轻的早期患者应考虑其生育问题，但应根据肿瘤的范围仔细讨论其预后、签署知情同意书后方可行保留生育功能手术。手术方式包括全面手术分期、患侧附件切除、保留子宫和对侧附件。适用于肿瘤局限于单侧卵巢的Ⅰ期患者。

晚期卵巢上皮性癌行肿瘤细胞减灭术，主要目的是切除原发灶，尽可能切除转移灶，使残余肿瘤病灶达到最小，必要时切除部分肠管、膀胱、脾脏等脏器。

2. 化学药物治疗　卵巢上皮性癌除ⅠA期和ⅠB期且为G1的患者不需化疗外，其他患者均需化疗。化疗主要用于：①初次手术后辅助化疗，灭杀残留癌灶、控制复发，以缓解症状、延长生存期。②新辅助化疗使肿瘤缩小，为达到满意手术创造条件。③作为不能耐受手术者主要治疗。

常用化疗药物有顺铂、卡铂、紫杉醇、环磷酰胺、依托泊苷等。多采用以铂类为基础的联合化疗，其中铂类联合紫杉醇为"金标准"一线化疗方案。采用静脉化疗或静脉腹腔联合化疗。早期患者3~6个疗程，晚期患者6~8个疗程。疗程间隔为3周。

3. 放射治疗 对于复发患者可选用姑息性局部放疗。

4. 其他治疗 细胞因子治疗，如白介素-2、干扰素、胸腺素等。

（三）交界性肿瘤

主要采取手术治疗。

参照卵巢癌手术方法进行全面分期的手术或肿瘤细胞减灭术。Ⅰ期的患者不行后腹膜淋巴结切除术。对临床Ⅰ期、希望保留生育功能的患者，均可行保守性手术。交界性肿瘤术后只有在腹膜、大网膜有浸润种植或术后短期内复发时考虑给予化疗。

（四）复发性癌

卵巢上皮性癌一经复发，预后很差，治疗时应优先考虑患者的生活质量。手术治疗应仔细、全面评估后实施，主要用于：①解除并发症。②对二线化疗敏感的复发灶再次减灭。③孤立复发灶的切除。

化疗是主要的治疗手段，药物的选择应根据一线化疗的方案、疗效、毒副作用及无瘤生存时间综合考虑。

第3节 非卵巢上皮性肿瘤

一、卵巢生殖细胞肿瘤

为来源于原始生殖细胞的一组肿瘤，多发生于年轻妇女及幼女。

（一）病理

1. 畸胎瘤 由多胚层组织构成，偶见只含一个胚层成分。

（1）成熟畸胎瘤 可发生于任何年龄，以20~40岁多见。多为单侧，中等大小，呈圆形或卵圆形，壁光滑、质韧。多为单房，腔内为油脂和毛发，偶见牙齿或骨质。囊壁内层为复层鳞状上皮，囊壁常见"头节"。肿瘤可含外、中、内胚层组织。成熟性囊性畸胎瘤恶变率2%~4%，多见于绝经后妇女。

（2）未成熟畸胎瘤 恶性肿瘤，平均年龄11~19岁。多为实性，可有囊性区域。含2~3胚层，由分化程度不同的未成熟胚胎组织构成，主要为原始神经组织。

2. 无性细胞瘤 好发于青春期及生育期妇女。中度恶性，单侧居多。肿瘤为圆形或椭圆形，中等大，实性，触之如橡皮样。表面光滑或呈分叶状，切面淡棕色。镜下见圆形或多角形大细胞，瘤细胞呈片状或条索状排列。对放疗敏感。

3. 卵黄囊瘤 又名内胚窦瘤。较罕见，常见于儿童及年轻妇女。多为单侧，较大，圆形或卵圆形。切面部分囊性，组织质脆，呈灰红或灰黄色，易破裂。镜下见疏松网状和内皮窦样结构，瘤细胞扁平、立方、柱状或多角形，产生AFP，故患者血清AFP是诊断及病情监测的重要标志物。恶性程度高，生长迅速，易早转移，预后差，但其对化疗十分敏感。

★（二）治疗

1. 良性生殖细胞肿瘤 行卵巢肿瘤剔除术或患侧附件切除术，绝经后妇女可行全子宫及双侧附件切除术。

2. 恶性生殖细胞肿瘤

（1）手术治疗 行全面分期手术。年轻且希望保留生育功能者，只要对侧卵巢和子宫未被肿瘤浸润，均可行保留生育功能手术。对复发者主张手术。

（2）化学药物治疗　除Ⅰ期无性细胞瘤和Ⅰ期、G1 的未成熟畸胎瘤外，其他患者均需化疗。化疗采用 BEP 或 EP 方案。

（3）放疗　无性细胞瘤对放疗敏感，但会破坏患者卵巢功能，仅用于治疗复发的无性细胞瘤。

二、卵巢性索间质肿瘤

卵巢性索间质肿瘤来源于原始性腺中的性索及间质组织，性索向上皮分化形成颗粒细胞瘤或支持细胞瘤；向间质分化形成卵泡膜细胞瘤或间质细胞瘤。此类肿瘤常有内分泌功能，故又称为卵巢功能性肿瘤。

（一）病理

1. 颗粒细胞－间质细胞瘤　分为成人型或幼年型。成人型颗粒细胞瘤占95%，属低度恶性肿瘤，多为45～55岁，肿瘤能分泌雌激素。多为单侧，圆形或椭圆形，呈分叶状，表面光滑，实性或部分囊性；切面组织脆而软，伴出血坏死灶。镜下见颗粒细胞环绕成小圆形囊腔，菊花样排列。瘤细胞呈小多边形，偶呈圆形或圆柱形。预后较好。

幼年型颗粒细胞瘤罕见，多见于青少年，恶性度极高，98%为单侧。镜下呈卵泡样，缺乏核纵沟，胞质丰富，核分裂更活跃，10%～15%呈重度异型性。

2. 卵巢膜细胞瘤　常与颗粒细胞瘤同时存在，也可单一成分。良性多为单侧，圆形、卵圆形或分叶状，表面被覆薄的有光泽的纤维包膜。切面为实性、灰白色。镜下见瘤细胞短梭形，细胞交错排列呈漩涡状。瘤细胞团为结缔组织分隔。恶性较少见，预后好。

3. 纤维瘤　多见于中年妇女，单侧居多，中等大小，实性、坚硬，表面光滑或结节状，切面灰白色。镜下见由梭形瘤细胞组成，排列呈编织状。纤维瘤伴有腹腔积液或胸腔积液者，称为梅格斯综合征，手术切除肿瘤后，胸腔积液、腹腔积液自行消失。

4. 支持细胞－间质细胞瘤　又称为睾丸母细胞瘤，罕见，多见于40岁以下妇女，单侧居多，较小，可局限在卵巢门区或皮质区，实性，表面光滑而滑润，切面灰白色伴囊性变，囊内壁光滑，含血性浆液或黏液。镜下见不同分化程度的支持细胞及间质细胞。高分化属良性。中低分化为恶性，具有男性化作用，5年生存率70%～90%。

（二）治疗

1. 良性性索间质肿瘤　应行卵巢肿瘤剔除术或患侧附件切除术，绝经后妇女可行子宫及双侧附件切除术。

2. 恶性性索间质肿瘤

（1）手术治疗　手术方法参照卵巢上皮性癌，但可不行后腹膜淋巴切除。

（2）术后辅助治疗　Ⅰ期低危患者术后随访，不需辅助治疗；Ⅰ期高危患者（肿瘤破裂、G3、肿瘤直均超过10～15mm）术后可选择随访或化疗、放疗；Ⅱ～Ⅳ期患者术后应给予化疗或残余灶放疗。常用化疗方案为 BEP 或 TP（紫杉醇＋卡铂）方案，化疗6个疗程。

三、卵巢转移性肿瘤

体内任何部位如乳腺、肠、胃、生殖道等的原发性癌，均可能转移到卵巢。库肯勃瘤即印戒细胞癌，是一种特殊的卵巢转移性腺癌，原发部位在胃肠道，肿瘤为双侧性，中等大，多保持卵巢原状或呈肾型。一般无粘连，切面实性，胶质样。镜下见典型印戒细胞，能产生黏液。治疗原则是缓解和控制症状。

第4节　输卵管肿瘤

一、输卵管良性肿瘤

输卵管良性肿瘤种类繁多，以腺瘤样居多，其他包括乳头状瘤、血管瘤、平滑肌瘤、脂肪瘤、畸胎瘤等。肿瘤体积小且无症状，术前难以确诊，多数在盆、腹腔手术时发现。可行肿瘤切除或患侧输卵管切除术，预后良好。

二、原发性输卵管癌

较少见，40~65岁居多，多发生于绝经后妇女。

（一）病理

单侧居多，好发于输卵管壶腹部，始于黏膜层。早期呈结节状增大，病程逐渐进展，输卵管增粗形似腊肠。切面见输卵管腔扩大且壁薄，有乳头状或菜花状赘生物。伞端有时封闭，内有血性液体，外观类似输卵管积水。镜下为腺癌。

转移途径同卵巢癌转移途径。

（二）临床表现

输卵管癌患者常有原发或继发不孕史。典型临床表现为阴道排液、腹痛及盆腔肿块，称为输卵管癌"三联症"。常累及卵巢，故手术前易误诊为卵巢癌。辅助检查方法有：①影像学检查：包括B型超声、CT、MRI等；②血清CA125测定；③细胞学检查：如有不典型腺细胞，在排除子宫颈癌和子宫内膜癌后，应高度怀疑为输卵管癌；④腹腔镜检查：见输卵管增粗，外观似输卵管积水，呈茄子形态，有时可见到赘生物。

（三）治疗

原发性输卵管癌的处理原则参照卵巢上皮性癌，以手术为主，辅以化疗、放疗的综合治疗。输卵管癌的预后相关因素与卵巢上皮性癌相似，但预后更差。Ⅰ期患者5年生存率仅65%，Ⅱ期50%~60%，而Ⅲ~Ⅳ期为10%~20%。其随访参照卵巢上皮癌。

同步练习

1. 卵巢良恶性肿瘤应如何鉴别？
2. 卵巢肿瘤的并发症有哪些？应如何处理？

参考答案

1.

鉴别内容	良性肿瘤	恶性肿瘤
病史	病程长，逐渐增大	病程短，迅速增大
体征	多为单侧，活动，囊性，表面光滑，常无腹腔积液	多为双侧，固定；实性或囊实性，表面结节状，常有腹腔积液，多为血性
一般情况	良好	恶病质
B型超声	为液性暗区，边界清晰	液性暗区内有杂乱光团、光点，边界不清

2. 卵巢肿瘤的并发症有蒂扭转、破裂、感染和恶变。当诊断为卵巢肿瘤蒂扭转和破裂时，均应立即手术治疗；卵巢肿瘤感染则应抗感染治疗后手术切除肿瘤；如考虑卵巢肿瘤恶变时应及早手术。

第32章 妊娠滋养细胞疾病

教学目的

1. 熟悉　葡萄胎、侵蚀性葡萄胎、绒癌的定义、病理、临床表现及诊断处理。
2. 掌握　侵蚀性葡萄胎的化疗。
3. 了解　侵蚀性葡萄胎及绒癌的随访。

妊娠滋养细胞疾病是一组来源于胎盘滋养细胞的疾病。组织学根据形态特征将其分为葡萄胎、侵蚀性葡萄胎、绒毛膜癌及胎盘部位滋养细胞肿瘤。

第1节　葡　萄　胎

葡萄胎因妊娠后胎盘绒毛滋养细胞增生、间质水肿，而形成大小不一的水泡，水泡间借蒂相连成串，形如葡萄，也称为水泡状胎块。葡萄胎可分为完全性和部分性葡萄胎两类。

◀一、相关因素

1. 完全性葡萄胎　完全性葡萄胎的染色体核型为二倍体，均来自父系，其中90%为46，XX，系由1个细胞核缺如或失活的空卵与1个单倍体精子受精，经自身复制为2倍体。另有10%核型为46，XY，系由1个空卵分别和2个单倍体精子同时受精而成。

2. 部分性葡萄胎　部分性葡萄胎的染色体核型为三倍体，合并存在的胎儿也为三倍体。最常见的核型是69，XXY，其余为69，XXX或69，XYY，系由1看似正常的单倍体卵子和2个单倍体精子受精，或由1似正常的单倍体卵子（精子）和1个减数分裂缺陷的双倍体精子（卵子）受精而成，一套多余的染色体来自父方。

◀二、病理

1. 完全性葡萄胎　大体检查水泡状物大小不一，直径数毫米至数厘米不等。镜下见：①可确认的胚胎或胎儿组织缺失；②绒毛水肿；③弥漫性滋养细胞增生；④种植部位滋养细胞弥漫和显著异型性。

2. 部分性葡萄胎　部分绒毛水肿，合并胚胎或胎儿组织，胎儿多以死亡。镜下见：①有胚胎或胎儿组织存在；②局限性滋养细胞增生；③绒毛大小及其水肿程度不一；④绒毛呈显著的扇贝样轮廓、间质内可见滋养细胞包涵体；⑤种植部位滋养细胞局限和轻微异型性。

◀三、临床表现

1. 完全性葡萄胎　典型症状如下。

（1）停经后阴道流血。

（2）子宫异常增大、变软。

（3）妊娠呕吐。

（4）子痫前期征象。

（5）甲状腺功能亢进。

（6）腹痛。

（7）卵巢黄素化囊肿。

2. 部分性葡萄胎 阴道流血常见，子宫多数与停经月份相符甚至更小，一般无子痫前期、卵巢黄素化囊肿等，妊娠呕吐也较轻。

◆ 四、自然转归

正常情况下，葡萄胎排空后血清 HCG 逐渐下降，首次降至正常的平均时间约 9 周，最长不超过 14 周。若葡萄胎排空后 HCG 持续异常，要考虑滋养细胞肿瘤。当出现下列高危因素之一时应视为高危葡萄胎：①HCG > 100000U/L；②子宫明显大于孕周；③卵巢黄素化囊肿直径 > 6cm。

◆ 五、诊断

凡有停经后不规则阴道流血，子宫大于停经月份者，要考虑葡萄胎可能。常选择下列辅助检查以明确诊断。

1. 超声检查 B 型超声是诊断葡萄胎的一项可靠和敏感的辅助检查。完全性葡萄胎图像为子宫大于孕周，宫腔内充满不均质密集状祸端条状回声，呈 "落雪状" 或 "蜂窝状"。

2. 人绒毛膜促性腺激素（HCG）测定 是诊断葡萄胎另一项重要辅助检查。

3. DNA 倍体分析 完全性葡萄胎的染色体核型为二倍体，部分性葡萄胎的染色体核型为三倍体。

4. 母源表达印迹基因检测 完全性葡萄胎无母源染色体，检测母源表达印迹基因可区别完全性葡萄胎和部分性葡萄胎。

5. 其他检查 如 X 线胸片，血细胞和血小板计数、肝肾功能等。

◆ 六、鉴别诊断

1. 流产 葡萄胎病史与流产相同，容易混淆。完全性葡萄胎与先兆流产的鉴别容易，B 超可确诊。部分性葡萄胎与不全流产或过期流产临床表现相似，病理检查也鉴别困难，需通过 DNA 倍体分析等进行鉴别。

2. 双胎妊娠 子宫大于相应孕周，但阴道无流血，B 超可确诊。

◆ 七、处理

★**1. 清宫** 葡萄胎确诊后，应及时清宫。清宫在输液、备血准备下进行，选用大号吸管。子宫小于妊娠 12 周可一次性刮净，大于妊娠 12 周或术中感到一次性刮净有困难，可于 1 周后行第二次刮宫。组织学是葡萄胎的最终诊断依据，故葡萄胎每次刮宫的刮出物，必须送组织学检查。

2. 卵巢黄素化囊肿的处理 囊肿在葡萄胎清宫后会自行消退，一般不需处理。若发生急性蒂扭转，可在 B 超或腹腔镜下做穿刺吸液，囊肿多能自然复位。如扭转时间长发生坏死，则切除患侧附件。

3. 预防性化疗 不常规推荐。仅适应于有高危因素和随访困难的完全性葡萄胎患者。

4. 子宫切除术 对于年龄接近绝经、无生育需求者可行全子宫切除，手术后仍需要定期随访。

◆ 八、随访

★葡萄胎患者清宫后必须定期随访，以便尽早发现滋养细胞肿瘤并及时处理。随访内容包括如下。

（1）定期 HCG 检测，葡萄胎清宫后每周 1 次，直至连续 3 次阴性；此后每月 1 次，共 6 个月；然后每 2 个月 1 次，共 6 个月。

（2）询问病史，有无阴道流血、咳嗽、咯血等。

（3）妇科检查。

第 2 节　妊娠滋养细胞肿瘤

妊娠滋养细胞肿瘤 60% 继发于葡萄胎妊娠，30% 继发于流产，10% 继发于足月妊娠或异位妊娠，其中侵蚀性葡萄胎全部继发于葡萄胎妊娠，绒癌可继发于葡萄胎妊娠，也可继发于非葡萄胎妊娠。

一、病理

侵蚀性葡萄胎大体检查可见子宫肌壁内有大小不等的水泡状组织，宫腔内可有原发病灶，也可没有原发病灶。病灶接近子宫浆膜层时，子宫表面可见紫兰结节镜下见水泡状组织侵入子宫肌层，有绒毛结构及滋养细胞增生和异型性。

绒癌的大体观见肿瘤侵入子宫肌层内，可突向宫腔或穿破浆膜，单个或多个，大小不等，无固定形态，与周围组织分界不清，质地软，海绵样，暗红色伴出血坏死。镜下见细胞滋养细胞和合体细胞成片状高度增生，明显异型，不形成绒毛或水泡状结构，并侵入子宫肌层造成出血坏死。

二、临床表现

1. 无转移滋养细胞肿瘤　多继发于葡萄胎妊娠。表现为：①阴道流血；②子宫复旧不全或不均性增大；③卵巢黄素化囊肿持续存在；④腹痛；⑤假孕症状。

2. 转移滋养细胞肿瘤　多见于非葡萄胎妊娠后经组织学证实的绒癌。肿瘤主要经血播散，转移早且广泛。表现为：①肺转移；②阴道转移；③肝转移；④脑转移；⑤其他转移。

三、诊断

1. 临床诊断　根据葡萄胎排空后或流产、足月分娩、异位妊娠后出现阴道流血和转移灶及其相应症状和体征，结合 HCG 测定等检查，妊娠滋养细胞肿瘤的临床诊断可确定。

（1）血清 HCG 测定　凡符合下列标准之一且排除妊娠物残留或再次妊娠即可诊断为妊娠滋养细胞肿瘤：①HCG 测定 4 次高水平呈平台状态，并持续 3 周或更长时间，即 1、7、14、21 日；②HCG 测定 3 次上升（10%），并至少持续 2 周或更长时间，即 1、7、14 日。

非葡萄胎妊娠后滋养细胞肿瘤的诊断标准：足月产、流产和异位妊娠后超过 4 周血清 HCG 仍持续高水平，或一度下降后又上升，在除外妊娠物残留或再次妊娠后，可确诊妊娠滋养细胞肿瘤。

（2）超声检查　是诊断子宫原发病灶最常用的方法。彩色多普勒超声主要显示丰富的血流信号和低阻力型血流频谱。

（3）X 线胸片　为常规检查。

（4）CT 和磁共振检查　及早发现肺、脑、肝等部位转移灶。

（5）其他检查　血细胞、肝肾功能等。

2. 组织学诊断　在子宫肌层或子宫外转移灶组织中若见到绒毛或退化的绒毛阴影，诊断为侵蚀性葡萄胎；若仅见成片滋养细胞浸润或坏死出血，未见绒毛结构，则诊断为绒癌。

四、临床分期

表 32 – 1 滋养细胞肿瘤解剖学分期（FIGO，2000 年）

Ⅰ 期	病变局限于子宫
Ⅱ 期	病变扩散，但仍局限于生殖器官
Ⅲ 期	病变转移至肺，有或无生殖系统病变
Ⅳ 期	所有其他转移

五、治疗

★治疗原则以化疗为主、手术和放疗为辅的综合治疗。

1. 化疗 常用一线化疗药物有 MTX、KSM、5 – FU、CTX、VCR、VP – 16 等。

（1）单一药物化疗 适用于低危患者。

（2）联合化疗 适用高危患者，首选 EMA – CO 方案或氟尿嘧啶为主的联合化疗方案。

（3）疗效评估 每疗程化疗结束至 18 日内，血 HCG 下降至少 1 个对数为有效。

（4）毒、副作用防治 主要为骨髓抑制，其次消化道反应，肝肾功能损害及脱发等。

（5）停药指征 为血 HCG 连续 3 次阴性后，低危患者至少给予 1 个疗程化疗，高危患者继续化疗 3 个疗程。

2. 手术 主要用于辅助治疗。

（1）子宫切除 对于大病灶、耐药病灶或病灶穿孔出血者，可在化疗的基础上行全子宫切除术。

（2）肺叶切除术 对于多次化疗未能吸收的孤立的耐药病灶，血 HCG 水平不高，可考虑肺叶切除术。

3. 放疗 主要应用于肝、脑转移和肺部耐药病灶的治疗。

4. 耐药复发病例的治疗

（1）治疗前准确分期和评分，给予规范的化疗方案，减少耐药和复发。

（2）采用有效二线化疗方案。

六、随访

治疗结束后严密随访，第 1 次在出院后 3 个月，然后每 6 个月 1 次至 3 年，此后每年 1 次直至 5 年以后可每 2 年 1 次。

第 3 节 胎盘部位滋养细胞肿瘤

胎盘部位滋养细胞肿瘤指起源于胎盘种植部位的一种特殊类型的滋养细胞肿瘤。

一、病理

大体检查见肿瘤为突向宫腔的息肉样组织，也可侵入子宫肌层或子宫外扩散，切面呈黄褐色或黄色。镜下见肿瘤几乎完全由中间型滋养细胞组成，无绒毛结构，呈单一或片状侵入子宫肌纤维之间，仅有灶性坏死和出血。

二、临床表现

症状多表现闭经后不规则阴道流血或月经过多。体征为子宫均匀性或不规则增大。

三、诊断

症状、体征不典型，容易误诊。确诊靠组织学诊断，常用的辅助检查如下。

1. 血清 HCG 测定　多数阴性或轻度升高，无评估预后的价值。

2. hPL 测定　血清 hPL 轻度升高或阴性，但免疫组化阳性。

3. 超声检测。

四、临床分期

参照 FIGO 分期中的解剖学分期。

五、处理

手术是首选的治疗方法，原则是切除一切病灶，手术范围为全子宫及双附件切除术。高危患者术后给予辅助性化疗。

六、随访

随访内容同滋养细胞肿瘤。由于缺乏肿瘤标志物，随访时临床表现和影像学检查更有价值。

同步练习

葡萄胎随访目的及时间是什么？

参考答案

发现有无恶变。随访时间 2 年。

第33章 生殖内分泌疾病

教学目的

1. 掌握 功能失调性子宫出血的定义、分类、临床表现、诊断及治疗；闭经的分类、病因、诊断及治疗；多囊卵巢综合征的内分泌特征、临床表现、诊断标准及治疗。

2. 熟悉 痛经的病因、临床表现、诊断及治疗；经前期综合征病因、临床表现、诊断及治疗；绝经综合征的内分泌变化、临床表现、诊断及治疗；高催乳素血症的病因、临床表现、诊断及治疗。

3. 了解 各种生殖内分泌疾病的病理生理。

女性生殖内分泌疾病是妇科常见病，通常由下丘脑－垂体－卵巢轴功能异常或靶细胞效应异常所致，部分还涉及遗传因素、女性生殖器官发育异常等。

第1节 功能失调性子宫出血

★正常月经的周期为 24～35 日，经期持续 2～7 日，平均失血量为 20～60ml。凡不符合上述标准的均属异常子宫出血。功能失调性子宫出血（以下简称为"功血"）是由于生殖内分泌轴功能紊乱造成的异常子宫出血，分为无排卵性和有排卵性两大类。

一、无排卵性功能失调性子宫出血

（一）病因和病理生理

正常月经的发生是基于排卵后黄体生命期结束，雌激素和孕激素撤退，使子宫内膜功能层皱缩坏死而脱落出血，表现为明显的规律性和自限性。当机体受内部和外界各种因素影响，可引起下丘脑－垂体－卵巢轴功能调节或靶细胞效应异常而导致月经失调。

★无排卵性功血好发于青春期和绝经过渡期，但也可以发生于生育年龄。在青春期，由于下丘脑－垂体－卵巢轴激素间的反馈调节尚未成熟，无促排卵性 LH 陡直高峰形成而不能排卵；在绝经过渡期，由于卵巢功能衰退及卵子耗竭，卵泡发育受阻而不能排卵；生育年龄妇女有时因应激等因素干扰，也可发生无排卵。各种原因引起的无排卵均可导致子宫内膜受单一雌激素刺激而无孕酮对抗，引起雌激素突破性出血或撤退性出血。

雌激素突破性出血有两种类型：低水平雌激素维持在阈值水平，可发生间断性少量出血，出血时间延长；高水平雌激素维持在有效浓度，引起长时间闭经，内膜增厚但不牢固，容易发生急性突破性出血，血量汹涌。

无排卵性功血时，异常子宫出血还与子宫内膜出血自限机制缺陷有关。

1. 子宫内膜病理改变 无排卵性功血患者的子宫内膜受雌激素持续作用而无孕激素拮抗，可发生不同程度的增生性改变，少数可呈萎缩性改变。

（1）子宫内膜增生症 根据国际妇科病理协会（ISGP，1998 年）的分型如下。

1）单纯型增生 为最常见的子宫内膜增生类型。发展为子宫内膜腺癌的几率仅约 1%。

2）复杂型增生　只涉及腺体，通常为局灶性。约3%可发展为子宫内膜腺癌。

3）不典型增生　只涉及腺体。通常为局灶性。发展为子宫内膜腺癌的几率为23%。不典型增生不属于功血范畴。

（2）增生期子宫内膜　在月经周期后半期甚至月经期，仍表现为增生期形态。

（3）萎缩型子宫内膜　子宫内膜菲薄萎缩，腺体少而小。

★**2. 临床表现**　无排卵性功血患者可有各种不同的临床表现。临床上最常见的症状是子宫不规则出血，表现为月经周期紊乱，经期长短不一，经量不定或增多，甚至大量出血。一般无腹痛或其他不适，常继发贫血，甚至导致休克。根据出血的特点，异常子宫出血包括：①月经过多：周期规则，经期延长（＞7日）或经量过多（＞80ml）。②子宫不规则出血过多：周期不规则，经期延长，经量过多。③子宫不规则出血：周期不规则，经期延长而经量正常。④月经过频：月经频发，周期缩短，＜21日。

3. 诊断　★鉴于功血的定义，功血的诊断应采用排除法。排除引起子宫异常出血的生殖系统或其他系统器质性病变或全身性疾病。主要依据病史、体格检查及辅助检查作出诊断。

（1）病史　详细了解异常子宫出血的类型、时间、经过，是否有停经史及以往治疗史，患者的年龄、月经婚育史和避孕措施，是否存在全身或生殖系统相关疾病，如肝病、血液病、糖尿病、甲状腺功能亢进或减退等。

（2）体格检查　检查有无贫血、出血性疾病、甲亢、多囊卵巢综合征等的阳性体征。妇科检查应排除阴道、宫颈及子宫器质性病变。

（3）辅助检查　根据病史及临床表现常可作出功血的初步诊断。辅助检查的目的是鉴别诊断和确定病情严重程度及是否有合并症。

1）尿妊娠试验或血 hCG 检测　有性生活史者，应除外妊娠及妊娠相关疾病。

2）盆腔 B 型超声检查　了解子宫内膜厚度及回声，有无宫腔占位病变及其他生殖道器质性病变等。

3）血清激素测定　包括选择性检查促卵泡生成素、促黄体生成素、雌二醇、睾酮、催乳素、甲状腺功能、皮质醇等明确卵巢功能及其他内分泌功能状态。

4）全血细胞计数及凝血功能检查。

5）基础体温测定（BBT）　有助于判断有无排卵，还可提示黄体功能不足、子宫内膜不规则脱落。基础体温呈单相型，提示无排卵。

6）诊断性刮宫　其目的是止血和明确子宫内膜病理诊断。可随时刮宫。诊刮时必须搔刮整个宫腔。疑有子宫内膜癌时，应行分段诊刮。无性生活史患者，若激素治疗失败或疑有器质性病变，应经患者或其家属知情同意后行诊刮术。

7）宫腔镜检查　在宫腔镜直视下，选择病变区进行活检，可诊断各种宫腔内病变，如子宫内膜息肉、子宫黏膜下肌瘤、子宫内膜癌等。

4. 鉴别诊断　在诊断功血前，必须先排除生殖器官器质性病变或全身性疾病所导致的异常出血，需鉴别的疾病如下。

（1）妊娠相关疾病　如流产、异位妊娠、葡萄胎等。

（2）生殖系统占位　如子宫颈息肉、子宫内膜息肉、子宫肌瘤、子宫内膜癌、子宫颈癌等。

（3）宫内节育器或异物引起的子宫不规则出血。

（4）生殖器官炎症　如子宫内膜炎。

（5）激素类药物使用不当。

（6）全身性疾病　如血液病、肝肾衰竭、甲状腺功能亢进症或减退症等。

★**5. 治疗**　功血的治疗首选药物治疗。青春期及生育年龄无排卵性功血以止血、调整周期、促排卵为主；绝经过渡期功血以止血、控制周期、减少经量、防止子宫内膜病变为治疗原则。

（1）止血　根据出血量常选择合适的性激素制剂和使用方法，要求性激素治疗24～48小时内出血基本停止，96小时以上仍不止血，应考虑其他疾病诊断。

1）性激素

★①雌孕激素联合用药：止血效果优于单一药物。口服避孕药在治疗青春期和生育年龄无排卵性功血时常常有效。目前使用的是第3代短效口服避孕药，如去氧孕烯炔雌醇片或炔雌醇环丙孕酮片。

②单纯雌激素：应用大剂量雌激素可迅速促使子宫内膜生长，短期内修复创面而止血，适用于青春期功血。常用药物如戊酸雌二醇、苯甲酸雌二醇、结合雌激素等。所有雌激素疗法在血红蛋白计数上升至80g/L以上后均必须加用孕激素撤退。有血液高凝或血栓性疾病史的患者，应禁忌应用大剂量雌激素止血。

③单纯孕激素：也称为"子宫内膜脱落法"或"药物刮宫"，停药后短期即有撤退性出血。适用于体内已有一定雌激素水平、血红蛋白水平＞80g/L、生命体征稳定的患者。孕激素可分为合成孕激素和天然孕激素。

★2）刮宫术　刮宫可迅速止血，了解内膜病理。对于绝经过渡期及病程长的生育年龄患者应首先考虑使用刮宫术。对无性生活史青少年，仅适于大量出血且药物治疗无效需立即止血或检查子宫内膜组织学者。对于B型超声提示宫腔内异常者可在宫腔镜下刮宫，以提高诊断准确率。

3）辅助治疗

①一般止血药：氨甲环酸、酚磺乙胺、维生素K等。

②丙酸睾酮：具有对抗雌激素作用，减少盆腔充血和增加子宫血管张力，以减少子宫出血量，起协助止血作用。

③矫正凝血功能：出血严重时可补充凝血因子。

④矫正贫血：对中重度贫血患者在上述治疗的同时给予铁剂和叶酸治疗，必要时输血。

⑤抗感染治疗：出血时间长，贫血严重，抵抗力差，或有合并感染的临床征象时应及时应用抗生素。

★（2）调整月经周期　应用性激素止血后，必须调整月经周期。青春期及生育年龄无排卵性功血患者，需恢复正常的内分泌功能，建立正常月经周期；绝经过渡期患者需控制出血及预防子宫内膜增生症的发生，防止功血再次发生。常用方法如下。

1）雌、孕激素序贯法　即人工周期。模拟自然月经周期中卵巢的内分泌变化，序贯应用雌、孕激素，使子宫内膜发生相应变化，引起周期性脱落。适用于青春期及生育年龄功血内源性雌激素水平较低者。连续3个周期为一疗程。

2）雌、孕激素联合法　即同时联合使用雌激素、孕激素。常用口服避孕药，可以很好地控制周期，尤其适用于有避孕需求的患者。应用口服避孕药的潜在风险应予注意，有血栓性疾病、心脑血管疾病高危因素及40岁以上吸烟的女性不宜应用。

3）孕激素法　适用于青春期或活组织检查为增生期内膜功血。于月经周期后半期使用合成或天然孕激素，酌情应用3～6个周期。

4）促排卵　功血患者经上述调整周期药物治疗几个疗程后，部分患者可恢复自发排卵。青春期一般不提倡使用促排卵药物，有生育要求的无排卵不孕患者，可针对病因采取促排卵。

5）宫内孕激素缓释系统　可有效治疗功血。在宫腔内局部持续微量释放孕激素，抑制内膜生长。常用于治疗严重月经过多。部分患者出现闭经。

（3）手术治疗　对于药物治疗疗效不佳或不宜用药、无生育要求的患者，尤其是不易随访的年龄较大患者，应考虑手术治疗。

1）子宫内膜切除术　利用宫腔镜下电切割或激光切除子宫内膜或采用滚动球电凝或热疗等方法，直接破坏大部分或全部子宫内膜和浅肌层，使月经减少甚至闭经。适用于药物治疗无效、不愿或不适合子宫切除术的患者。但术前必须有明确的病理学诊断，排除子宫内膜癌。

2）子宫切除术　患者经各种治疗效果不佳，并了解所有治疗功血的可行方法后，由患者和家属知情选择后接受子宫切除。

二、排卵性月经失调

排卵性月经失调较无排卵性功血少见，多发生于生育年龄妇女。患者有周期性排卵，因此临床上仍有可辨认的月经周期。类型有以下几种。

（一）月经过多

指月经周期规则、经期正常，但经量增多。

1. 发病机制　发病机制复杂，可能因子宫内膜纤溶酶活性过高或前列腺素血管舒缩因子分泌比例失调所致，也可能与晚分泌期子宫内膜 ER、PR 高于正常有关。

2. 病理　子宫内膜形态一般表现为分泌期内膜，可能存在间质水肿不明显或腺体与间质发育不同步。

3. 临床表现　一般表现为月经周期规则、经期正常，但经量增多 >80ml。

4. 诊断　根据月经周期规则、经期正常，但经量增多 >80ml；妇科检查无引起异常子宫出血的生殖器官器质性病变；血清基础性激素测定结果正常，可作出诊断。

5. 治疗

（1）止血药　氨甲环酸、酚磺乙胺、维生素 K 等。

（2）宫内孕激素缓释系统　宫腔释放左炔诺孕酮 20μg/d，有效期 5 年。副作用少，最初 6 个月可能有突破性出血。20%～30% 闭经。

（3）孕激素内膜萎缩法　详见无排卵型功血治疗。

（4）复方短效口服避孕药　抑制内膜增生，使内膜变薄，减少出血量。

（二）月经周期间出血

分为黄体功能异常和围排卵期出血。

1. 黄体功能异常　分黄体功能不足和子宫内膜不规则脱落两类。

（1）黄体功能不足　月经周期中有卵泡发育及排卵，但黄体期孕激素分泌不足或黄体过早衰退，导致子宫内膜分泌反应不良和黄体期缩短。

1）发病机制　黄体功能不足有多种因素：神经内分泌调节功能紊乱、LH 脉冲峰值不高及排卵峰后 LH 分泌不足、卵巢本身发育不良、高催乳素血症等。此外，生理性因素如初潮、分娩后、绝经过渡期，以及内分泌疾病、代谢异常等，也可导致黄体功能不足。

2）病理　子宫内膜形态一般表现为分泌期内膜，腺体分泌不良，间质水肿不明显或腺体与间质发育不同步。内膜活检显示分泌反应落后 2 日。

3）临床表现　一般表现为月经周期缩短。有时月经周期虽在正常范围内，但卵泡期延长、黄体期缩短，以致患者不易受孕或在妊娠早期流产。

4）诊断　根据月经周期缩短、不孕或早孕时流产，妇科检查无引起异常子宫出血的生殖器官器质性病变；基础体温双相型，但高温相小于 11 日；子宫内膜活检显示分泌反应至少落后 2 日，可作出诊断。

5）治疗

①促进卵泡发育：针对其发生原因，促使卵泡发育和排卵。常用氯米芬、卵泡期使用低剂量

雌激素等。

②促进月经中期 LH 峰形成：当卵泡成熟后，给予绒促性素肌内注射，以加强月经中期 LH 排卵峰，达到不使黄体过早衰退和提高分泌孕酮的目的。

③黄体功能刺激疗法：于基础体温上升后开始，隔日肌内注射绒促性素，可使血浆孕酮明显上升，延长黄体期。

④黄体功能补充疗法：一般选用天然黄体酮制剂，自排卵后开始每日口服或注射黄体酮，以补充黄体孕酮分泌不足。

⑤黄体功能不足合并高催乳素血症的治疗：使用溴隐亭使催乳素水平下降，并促进垂体分泌促性腺激素及增加卵巢雌、孕激素分泌，从而改善黄体功能。

⑥口服避孕药：尤其适用于有避孕需求的患者。

（2）**子宫内膜不规则脱落**　月经周期有排卵，黄体发育良好，但萎缩过程延长，导致子宫内膜不规则脱落。

1）发病机制　由于下丘脑–垂体–卵巢轴调节功能紊乱，或溶黄体机制失常，引起黄体萎缩不全，内膜持续受孕激素影响，以致不能如期完整脱落。

2）病理　黄体萎缩不全时，月经期第 5～6 日仍能见到呈分泌反应的子宫内膜。常表现为混合型子宫内膜，即残留的分泌期内膜与出血坏死组织及新增生的内膜混合共存。

3）临床表现　表现为月经周期正常，但经期延长，长达 9～10 日。且出血量多。

4）诊断　临床表现为经期延长，基础体温呈双相型，但下降缓慢。在月经第 5～6 日行诊断性刮宫，病理检查作为确诊依据。

5）治疗

①孕激素：孕激素通过调节下丘脑–垂体–卵巢轴的反馈功能，使黄体及时萎缩，内膜按时完整脱落。方法：排卵后口服或肌内注射孕激素制剂。无生育要求者也可口服单相口服避孕药。

②绒促性素：用法同黄体功能不足，有促进黄体功能的作用。

③复方短效口服避孕药：抑制排卵，控制周期。

2. 围排卵期出血　在两次月经中间，即排卵期，由于雌激素水平短暂下降，使子宫内膜失去激素的支持而出现部分子宫内膜脱落引起有规律性的阴道流血，称为围排卵期出血。

（1）发病机制　原因不明，可能与排卵前后激素水平波动有关。出血期≤7 日，多数持续 1～3 日，血停数日后又出血，量少，时有时无。

（2）治疗　可用复方短效口服避孕药，抑制排卵，控制周期。

第 2 节　闭　经

★闭经为常见的妇科症状，表现为无月经或月经停止。根据既往有无月经来潮，分为原发性闭经和继发性闭经两类。原发性闭经指年龄超过 13 岁，第二性征未发育；或年龄超过 15 岁，第二性征已发育，月经还未来潮。继发性闭经指正常月经建立后月经停止 6 个月，或按自身原有月经周期计算停止 3 个周期以上者。青春期前、妊娠期、哺乳期及绝经后的月经不来潮属生理现象，本节不展开讨论。

★按生殖轴病变和功能失调的部位分类，闭经可为下丘脑性闭经、垂体性闭经、卵巢性闭经、子宫性闭经及下生殖道发育异常导致的闭经。世界卫生组织（WHO）也将闭经归纳为 3 型：Ⅰ型为无内源性雌激素产生，促卵泡激素（FSH）水平正常或低下，催乳素（PRL）正常水平，无下丘脑–垂体器质性病变的证据；Ⅱ型为有内源性雌激素产生、FSH 及 PRL 水平正常；Ⅲ型为 FSH 升高，提示卵巢功能衰竭。

一、病因

正常月经的建立和维持，有赖于下丘脑－垂体－卵巢轴的神经内分泌调节、靶器官子宫内膜对性激素的周期性反应和下生殖道的通畅，其中任何一个环节发生障碍均可导致闭经。

（一）原发性闭经

较少见，多为遗传原因或先天性发育缺陷引起。约30%患者伴有生殖道异常。根据第二性征的发育情况，分为第二性征存在和第二性征缺乏两类。

1. 第二性征存在的原发性闭经

（1）米勒管发育不全综合征　约占20%青春期原发性闭经。由副中肾管发育障碍引起的先天畸形，染色体核型正常，为46，XX。促性腺激素正常，有排卵，外生殖器、输卵管、卵巢及女性第二性征正常。主要异常表现为始基子宫或无子宫、无阴道。可伴肾异常、骨骼畸形。

（2）雄激素不敏感综合征　又称为睾丸女性化完全型。为男性假两性畸形，染色体核型为46，XY，但X染色体上的雄激素受体基因缺陷。性腺为睾丸，位于腹腔内或腹股沟。睾酮水平在男性范围，靶细胞睾酮受体缺陷，不发挥生物学效应，睾酮能通过芳香化酶转化为雌激素，故表型为女型，致青春期乳房隆起丰满，但乳头发育不良，乳晕苍白，阴毛、腋毛稀少，阴道为盲端，较短浅，子宫及输卵管缺如。

（3）对抗性卵巢综合征　或称为卵巢不敏感综合征。其特征有：①卵巢内多数为始基卵泡及初级卵泡；②内源性促性腺激素，特别是FSH升高；③卵巢对外源性促性腺激素不敏感；④临床表现为原发性闭经，女性第二性征存在。

（4）生殖道闭锁　任何生殖道闭锁引起的横向阻断，均可导致闭经：如阴道横隔、无孔处女膜等。

（5）真两性畸形　非常少见，同时存在男性和女性性腺，染色体核型可为XX，XY或嵌合体。女性第二性征存在。

2. 第二性征缺乏的原发性闭经

（1）低促性腺激素性腺功能减退　多因下丘脑分泌GnRH不足或垂体分泌促性腺激素不足而致原发性闭经。最常见为体质性青春发育延迟。其次为嗅觉缺失综合征，为下丘脑GnRH先天性分泌缺乏。临床表现为原发性闭经，女性第二性征缺如，嗅觉减退或丧失，女性内生殖器分化正常。

（2）高促性腺激素性腺功能减退　原发于性腺衰竭所致的性激素分泌减少可引起反馈性LH和FSH升高，常与生殖道异常同时出现。

1）特纳综合征　属于性腺先天性发育不全。性染色体异常，核型为45，X0或45，X0/46，XX或45，X0/47，XXX。表现为原发性闭经，卵巢不发育，身材矮小，第二性征发育不良，常有蹼颈、盾胸、后发际低、腭高耳低、鱼样嘴、肘外翻等临床特征，可伴主动脉缩窄及肾、骨骼畸形、自身免疫性甲状腺炎、听力下降及高血压等。

2）46，XX单纯性腺发育不全　体格发育无异常，卵巢呈条索状无功能实体，子宫发育不良，女性第二性征发育差。外生殖器为女型。

3）46，XY单纯性腺发育不全　又称为Swyer综合征。主要表现为条索状性腺及原发性闭经，具有女性生殖系统，但无青春期性发育，女性第二性征发育不良。由于存在Y染色体，患者在10～20岁时易发生性腺母细胞瘤或无性细胞瘤，故诊断确定后应切除条索状性腺。

★（二）继发性闭经

发生率明显高于原发性闭经。病因复杂，根据控制正常月经周期的5个主要环节，以下丘脑性最常见，依次为垂体、卵巢、子宫性及下生殖道发育异常闭经。

1. 下丘脑性闭经　最常见，指中枢神经系统及下丘脑各种功能和器质性疾病引起的闭经，以功能性原因为主。此类闭经的特点是下丘脑合成和分泌 GnRH 缺陷或下降导致垂体促性腺激素（Gn）分泌功能低下。故属低促性腺激素性闭经。

（1）精神应激　突然或长期精神压抑、紧张、忧虑、环境改变、过度劳累、情感变化，寒冷等，均可能引起神经内分泌障碍而导致闭经。

（2）体重下降和神经性厌食　中枢神经对体重急剧下降极敏感，1 年内体重下降 10% 左右，即使仍在正常范围也可引发闭经。若体重减轻 10%~15%，或体脂丢失 30% 时将出现闭经。饮食习惯改变也是原因之一，严重的神经性厌食在内在情感剧烈矛盾或为保持体型强迫节食时发生，临床表现为厌食、极度消瘦、低 Gn 性闭经、皮肤干燥，低体温、低血压、各种血细胞计数及血浆蛋白低下，重症可危及生命，其死亡率达 9%。

（3）运动性闭经　长期剧烈运动或芭蕾舞、现代舞等训练易致闭经，与患者的心理背景、应激反应程度及体脂下降有关。

（4）药物性闭经　长期应用甾体类避孕药及某些药物，如吩噻嗪衍生物（奋乃静、氯丙嗪）、利血平等，可引起继发性闭经。药物性闭经通常是可逆的，停药后 3~6 个月月经多能自然恢复。

（5）颅咽管瘤　瘤体增大可压迫下丘脑和垂体柄引起闭经、生殖器萎缩、肥胖、颅内压增高、视力障碍等症状，也称为肥胖生殖无能营养不良症。

2. 垂体性闭经　主要病变在垂体。腺垂体器质性病变或功能失调，均可影响促性腺激素分泌，继而影响卵巢功能引起闭经。

（1）垂体梗死　常见的为希恩综合征。由于产后出血休克，导致垂体尤其是腺垂体促性腺激素分泌细胞缺血坏死，引起腺垂体功能低下而出现一系列症状：闭经、无泌乳、性欲减退、毛发脱落等，第二性征衰退，伴或不伴肾上腺皮质、甲状腺功能减退，基础代谢率降低。

（2）垂体肿瘤　位于蝶鞍内的腺垂体各种腺细胞均可发生肿瘤。最常见的是分泌 PRL 的腺瘤，引起闭经溢乳综合征。

（3）空蝶鞍综合征　蝶鞍隔因先天性发育不全、肿瘤或手术破坏，使脑脊液流入蝶鞍的垂体窝，使蝶鞍扩大，垂体受压缩小，称为空蝶鞍。出现闭经和高催乳素血症。CT 或 MRI 检查显示在扩大垂体窝中见萎缩的垂体和低密度的脑脊液。

3. 卵巢性闭经　闭经的原因在卵巢。卵巢分泌的性激素水平低下，子宫内膜不发生周期性变化而导致闭经。这类闭经促性腺激素升高，属高促性腺素性闭经。

（1）卵巢早衰　40 岁前，由于卵巢内卵泡耗竭或医源性损伤发生卵巢功能衰竭，称为卵巢早衰。可由因遗传因素、自身免疫性疾病、医源性损伤（放疗、化疗对性腺的破坏或手术所致的卵巢血供受影响）或特发性原因引起。表现为继发性闭经，常伴围绝经期症状。激素特征为高促性腺激素水平，特别是 FSH 升高，FSH >40U/L，伴雌激素水平下降。

（2）卵巢功能性肿瘤　卵巢支持 - 间质细胞瘤分泌雄激素，颗粒 - 卵泡膜细胞瘤分泌雌激素均可引起闭经。

（3）多囊卵巢综合征　以稀发或无排卵及高雄激素血症为特征。临床表现为闭经、不孕、多毛和肥胖。

4. 子宫性闭经　闭经原因在子宫。继发性子宫性闭经的病因包括感染、创伤导致宫腔粘连引起的闭经。月经调节功能正常，第二性征发育也正常。

（1）Asherman 综合征　子宫性闭经最常见原因。人工流产刮宫过度或产后、流产后出血刮宫损伤子宫内膜，导致宫腔粘连而闭经。各种宫腔感染，也可造成闭经。宫颈锥切手术所致的宫颈管粘连、狭窄也可致闭经。当仅有宫颈管粘连时有月经产生而不能流出，宫腔完全粘连时则无月经。

（2）手术切除子宫或放疗　破坏子宫内膜也可闭经。

5. 其他　内分泌功能异常甲状腺、肾上腺、胰腺等功能紊乱也可引起闭经。常见的疾病有甲状腺功能减退或亢进、肾上腺皮质功能亢进、肾上腺皮质肿瘤等。

二、诊断

★闭经只是症状，诊断时需寻找闭经原因，确定病变部位，然后再明确是何种疾病所引起。

（一）病史

详细询问月经史，闭经期限及伴随症状等。发病前有无导致闭经的诱因，如精神因素、环境改变、体重增减、饮食习惯、剧烈运动、各种疾病及用药情况等。已婚妇女需询问生育史及产后并发症史。原发性闭经应询问第二性征发育情况，了解生长发育史，有无先天缺陷或其他疾病及家族史。

（二）体格检查

检查全身发育状况，有无畸形，智力、身高、体重，第二性征发育情况，甲状腺有无肿大，乳房有无溢乳，皮肤色泽及毛发分布等。原发性闭经伴性征幼稚者还应检查嗅觉有无缺失。观察精神状态、营养和健康状况。妇科检查应注意内外生殖器发育，有无先天缺陷、畸形。腹股沟区有无肿块。多数解剖异常可以通过体格检查发现。

（三）辅助检查

生育年龄妇女闭经首先需排除妊娠。通过病史及体格检查，对闭经病因及病变部位有初步了解，再通过有选择的辅助检查明确诊断。

★**1. 功能试验**

★（1）**药物撤退试验**　用于评估体内雌激素水平，以确定闭经程度。

★1）**孕激素试验**　口服或肌内注射合成或天然孕激素制剂。停药后出现撤药性出血（阳性反应），提示子宫内膜已受一定水平雌激素影响。停药后无撤药性出血（阴性反应），应进一步行雌孕激素序贯试验。

★2）**雌孕激素序贯试验**　适用于孕激素试验阴性的闭经患者。序贯使用雌孕激素。停药后发生撤药性出血者为阳性，可排除子宫性闭经，引起闭经的原因是患者体内雌激素水平低落，应进一步寻找原因。无撤药性出血者为阴性，应重复一次试验，若仍无出血，提示子宫内膜有缺陷或被破坏，可诊断为子宫性闭经。

（2）**垂体兴奋试验**　又称为 GnRH 刺激试验，了解垂体对 GnRH 的反应性。注射 LHRH 后 LH 值升高，说明垂体功能正常，病变在下丘脑；经多次重复试验，LH 值无升高或升高不显著，说明垂体功能减退，如希恩综合征。

★**2. 激素测定**　建议停用雌孕激素药物至少 2 周后行 FSH、LH、E_2、PRL、T、P、促甲状腺激素（TSH）等激素测定，以协助诊断。血孕酮水平升高，提示排卵；睾酮水平高，提示可能为多囊卵巢综合征或卵巢支持－间质细胞瘤等。肥胖、多毛、痤疮患者还需行雄激素（血睾酮、硫酸脱氢表雄酮，尿 17 酮等）测定、口服葡萄糖耐量试验（OGTT）、胰岛素释放试验等，以确定是否存在胰岛素抵抗、高雄激素血症或先天性 21－羟化酶功能缺陷等。Cushing 综合征可测定 24 小时尿皮质醇或 1mg 地塞米松抑制试验排除。

3. 影像学检查

（1）**盆腔超声检查**　观察盆腔有无子宫，子宫形态、大小及内膜厚度，卵巢大小、形态、卵泡数目等。

（2）**子宫输卵管造影**　了解有无宫腔病变和宫腔粘连。

（3）CT 或磁共振显像（MRI）　用于盆腔及头部蝶鞍区检查，了解盆腔肿块和中枢神经系统病变性质，诊断卵巢肿瘤、下丘脑病变、垂体微腺瘤、空蝶鞍等。

（4）静脉肾盂造影　怀疑米勒管发育不全综合征时，用以确定有无肾脏畸形。

4. 宫腔镜检查　能诊断宫腔粘连。

5. 腹腔镜检查　较少使用。能直视下观察内生殖器形态，多囊卵巢等。

6. 染色体检查　对鉴别性腺发育不全病因及指导临床处理有重要意义。

7. 其他检查　如靶器官反应检查，包括基础体温测定、子宫内膜取样等。怀疑结核或血吸虫病，应行内膜培养。

（四）闭经的诊断步骤

首先区分是原发性闭经抑或继发性闭经。若为原发性闭经，首先检查乳房及第二性征、子宫的发育情况，然后按图 33-1 的诊断步骤进行；若为继发性闭经，按图 33-2 的诊断步骤进行。

★原发性闭经→第二性征检查→内生殖器、性腺检查→性激素测定→染色体核型分析

图 33-1　原发性闭经的诊断步骤

★继发性闭经→妊娠试验（有性生活者）→孕激素试验→雌孕激素试验→性激素、甲状腺等功能测定，必要时蝶鞍，头颅 CT 或 MRI，宫腔镜检查等。

图 33-2　继发性闭经的诊断步骤

三、治疗

1. 全身治疗　针对不同病因，积极治疗全身性疾病，提高机体体质，供给足够营养，保持标准体重。运动性闭经者应适当减少运动量。应激或精神因素所致闭经，应进行心理治疗。

★**2. 激素治疗**　明确病变环节及病因后，给予相应激素治疗以补充体内激素不足或拮抗其过多，达到治疗目的。

（1）性激素补充治疗　目的有：①维持女性全身健康及生殖健康，包括心血管系统、骨骼及骨代谢、神经系统等；②促进和维持第二性征和月经。主要治疗方法如下。

1）雌、孕激素人工周期疗法　适用于有子宫者。雌激素连服 21 日，最后 10～12 日同时给予孕激素。

2）孕激素疗法　适用于体内有一定内源性雌激素水平的 I 度闭经患者，可于月经周期后半期（或撤药性出血第 16～25 日）口服孕激素，共 10 日。

3）雌激素补充治疗　适用于无子宫者。

（2）促排卵　适用于有生育要求的患者。对于 FSH 升高的闭经患者，由于卵巢功能衰竭，不建议采用促排卵药物治疗。

1）氯米芬　是最常用的促排卵药物。适用于有一定内源性雌激素水平的无排卵者。

2）促性腺激素　适用于低促性腺激素闭经及氯米芬促排卵失败者。促卵泡发育的制剂有：尿促性素（HMG），促卵泡激素。促成熟卵泡排卵的制剂为绒促性素（hCG）。常用 HMG 或 FSH 和 hCG 联合用药促排卵。并发症为多胎妊娠和卵巢过度刺激综合征。

3）促性腺激素释放激素（GnRH）　利用其天然制品促排卵，用脉冲皮下注射或静脉给药，适用于下丘脑性闭经。目前临床很少使用该方法。

（3）溴隐亭　为多巴胺受体激动剂。通过与垂体多巴胺受体结合，直接抑制垂体 PRL 分泌，恢复排卵；溴隐亭还可直接抑制垂体分泌 PRL 肿瘤细胞生长。

（4）其他激素治疗

1）肾上腺皮质激素　适用于先天性肾上腺皮质增生所致的闭经，一般用泼尼松或地塞米松。

2）甲状腺素　如甲状腺片，适用于甲状腺功能减退引起的闭经。

3. 辅助生殖技术 对于有生育要求，诱发排卵后未成功妊娠，或合并输卵管问题的闭经患者或男方因素不孕者可采用辅助生殖技术治疗。

4. 手术治疗 针对各种器质性病因，采用相应的手术治疗。

（1）生殖器畸形 如处女膜闭锁、阴道横隔或阴道闭锁，均可通过手术切开或成形，使经血流畅。宫颈发育不良若无法手术矫正，则应行子宫切除术。

（2）Asherman 综合征 多采用宫腔镜直视下分离粘连，随后加用大剂量雌激素和放置宫腔内支撑的治疗方法。重复用药 3～6 个月。宫颈狭窄和粘连可通过宫颈扩张治疗。

（3）肿瘤 卵巢肿瘤一经确诊，应予手术治疗。垂体肿瘤患者，应根据肿瘤部位、大小及性质确定治疗方案。对于催乳素瘤，常采用药物治疗，手术多用于药物治疗无效或巨腺瘤产生压迫症状者。其他中枢神经系统肿瘤，多采用手术和（或）放疗。含 Y 染色体的高促性腺激素闭经者，性腺易发生肿瘤，应行手术治疗。

第 3 节　多囊卵巢综合征

★多囊卵巢综合征（PCOS）是一种最常见的妇科内分泌疾病之一。在临床上以雄激素过高的临床或生化表现、稀发或持续无排卵、卵巢多囊改变为特征，常伴有胰岛素抵抗和肥胖。其病因至今尚未阐明，目前研究认为，可能是由于某些遗传基因与环境因素相互作用所致。

一、内分泌特征与病理生理

★内分泌特征有：①雄激素过多；②雌酮过多；③黄体生成激素/促卵泡激素（LH/FSH）比值增大；④胰岛素过多。产生这些变化的可能机制涉及如下机制。

1. 下丘脑－垂体－卵巢轴调节功能异常 由于垂体对促性腺激素释放激素（GnRH）敏感性增加，分泌过量 LH，刺激卵巢产生过量雄激素，卵巢中小卵泡持续产生一定水平雌二醇及外周转化的雌酮，FSH 持续低水平，无优势卵泡形成，不形成月经中期 LH 峰，故无排卵发生。导致卵巢多囊样改变。

2. 胰岛素抵抗和高胰岛素血症 外周组织对胰岛素的敏感性降低，胰岛素的生物学效能低于正常，称为胰岛素抵抗。约 50% 患者存在不同程度的胰岛素抵抗及代偿性高胰岛素血症。过量胰岛素作用于垂体的胰岛素受体，可增强 LH 释放并促进卵巢和肾上腺分泌雄激素，又通过抑制肝脏性激素结合球蛋白合成，使游离睾酮增加。

3. 肾上腺内分泌功能异常 50% 患者存在脱氢表雄酮（DHEA）及脱氢表雄酮硫酸盐（DHEAS）升高。脱氢表雄酮硫酸盐升高提示过多的雄激素来自肾上腺。

二、病理

1. 卵巢变化 大体检查：双侧卵巢均匀性增大，包膜增厚、坚韧，白膜下可见大小不等、≥12 个囊性卵泡，直径在 2～9mm。镜下见无成熟卵泡生成及排卵迹象。

2. 子宫内膜变化 因无排卵，子宫内膜长期受雌激素刺激，呈现不同程度增殖性改变，如单纯型增生、复杂型增生，甚至不典型增生。长期持续无排卵增加子宫内膜癌的发生几率。

★三、临床表现

PCOS 多起病于青春期，主要临床表现包括月经失调、雄激素过量和肥胖。

1. 月经失调 为最主要症状。多表现为月经稀发（周期 35 日至 6 个月）或闭经，也可表现为不规则子宫出血，月经周期或经期或经量无规律性。

2. 不孕 生育期妇女因排卵障碍导致不孕。

3. 多毛、痤疮 是高雄激素血症最常见表现。出现不同程度多毛，以性毛为主。油脂性皮肤及痤疮常见。

4. 肥胖 50%以上患者肥胖（体重指数≥25kg/m²），且常呈腹型肥胖（腰围/臀围≥0.80）。

5. 黑棘皮症 阴唇、颈背部、腋下、乳房下和腹股沟等处皮肤皱褶部位出现灰褐色色素沉着，呈对称性，皮肤增厚，质地柔软。

四、辅助检查

1. B型超声检查 见卵巢增大，包膜回声增强，间质回声增强；一侧或两侧卵巢各有12个以上直径为2~9mm无回声区，围绕卵巢边缘，称为"项链征"。

2. 内分泌测定

★（1）血清雄激素 睾酮水平通常不超过正常范围上限2倍，雄烯二酮常升高，脱氢表雄酮、硫酸脱氢表雄酮正常或轻度升高。

（2）血清FSH、LH 血清FSH正常或偏低，LH升高。LH/FSH比值升高多出现于非肥胖型患者，肥胖患者LH/FSH比值也可在正常范围。

（3）血清雌激素 雌酮（E_1）升高，雌二醇（E_2）正常或轻度升高，并恒定于早卵泡期水平，$E_1/E_2 > 1$，高于正常周期。

（4）尿17－酮类固醇 正常或轻度升高。正常时提示雄激素来源于卵巢，升高时提示肾上腺功能亢进。

（5）血清催乳素（PRL） 20%~35%的PCOS患者可伴有血清PRL轻度增高。

（6）其他 腹型肥胖患者，应检测75g葡萄糖耐量试验（OGTT）及胰岛素兴奋试验。肥胖型患者可有甘油三酯增高。

3. 基础体温测定 表现为单相型基础体温曲线。

4. 诊断性刮宫 常用于异常子宫出血，刮出的子宫内膜呈不同程度增殖改变，无分泌期变化。

5. 腹腔镜检查 见卵巢增大，包膜增厚，表面光滑，呈灰白色，有新生血管。包膜下显露多个卵泡，无排卵征象；无排卵孔、无血体、无黄体。镜下取卵巢活组织检查可确诊。

五、诊断

★PCOS的诊断为排除性诊断。目前较多采用的诊断标准是欧洲生殖和胚胎医学会与美国生殖医学会2003年提出的鹿特丹标准：①稀发排卵或无排卵；②高雄激素的临床表现和（或）高雄激素血症；③卵巢多囊改变：超声提示一侧或双侧卵巢直径2~9mm的卵泡≥12个，和（或）卵巢体积≥10ml；④3项中符合2项并排除其他高雄激素病因，如先天性肾上腺皮质增生、库欣综合征、分泌雄激素的肿瘤。

六、鉴别诊断

1. 卵泡膜细胞增殖症 临床表现及内分泌检查与PCOS相仿但更严重，血睾酮高值，血硫酸脱氢表雄酮正常，LH/FSH比值可正常。

2. 肾上腺皮质增生或肿瘤 血清硫酸脱氢表雄酮值超过正常范围上限2倍时，应与肾上腺皮质增生或肿瘤相鉴别。肾上腺皮质增生患者的血17α－羟孕酮明显增高，ACTH兴奋试验反应亢进，地塞米松抑制试验抑制率≤0.70。肾上腺皮质肿瘤患者对上述2项试验均无明显反应。

3. 分泌雄激素的卵巢肿瘤 卵巢睾丸母细胞瘤、卵巢门细胞瘤等均可产生大量雄激素。超声、CT或MRI可协助定位。

4. 其他 催乳素水平升高明显，应排除垂体催乳素腺瘤。

★ 七、治疗

1. 调整生活方式 对肥胖型多囊卵巢综合征患者，应控制饮食和增加运动，可降低胰岛素、睾酮水平，恢复排卵及生育功能。

2. 药物治疗

（1）调节月经周期 定期合理应用药物，对抗雄激素作用并控制月经周期非常重要。

1）口服避孕药 为雌孕激素联合周期疗法，可抑制过高 LH、睾酮水平，抑制子宫内膜过度增生和调节月经周期。常用口服短效避孕药，疗程一般为 3～6 个月。能有效抑制毛发生长和治疗痤疮。

2）孕激素后半周期疗法 可调节月经并保护子宫内膜。亦可达到恢复排卵效果。

（2）降低血雄激素水平

1）环丙孕酮 为 17α - 羟孕酮类衍生物，具有很强的抗雄激素作用，与炔雌醇组成口服避孕药，对降低高雄激素血症和治疗高雄激素体征有效。

2）糖皮质类固醇 适用于多囊卵巢综合征的雄激素过多为肾上腺来源或肾上腺卵巢混合来源者。常用药物为地塞米松、泼尼松。

3）螺内酯 是醛固酮受体的竞争性抑制剂，抑制卵巢和肾上腺合成雄激素，增强雄激素分解，并有在毛囊竞争雄激素受体作用。出现月经不规则，可与口服避孕药联合应用。

（3）改善胰岛素抵抗 对肥胖或有胰岛素抵抗患者常用胰岛素增敏剂，如二甲双胍。通过降低血胰岛素水平达到纠正患者高雄激素状态，改善卵巢排卵功能。

（4）诱发排卵 对有生育要求者在生活方式调整、抗雄激素和改善胰岛素抵抗等基础治疗后，进行促排卵治疗。常用促排卵药物氯米芬、促性腺激素等。诱发排卵时易发生卵巢过度刺激综合征，需严密监测，以预防为主。

3. 手术治疗

（1）腹腔镜下卵巢打孔术（LOD） 药物治疗效果不佳者使用，对 LH 和游离睾酮升高者效果较好。可获得 90% 排卵率和 70% 妊娠率。LOD 可能出现的问题有治疗无效、复发、盆腔粘连及卵巢功能低下。

（2）卵巢楔形切除术 将双侧卵巢各楔形切除 1/3 可降低雄激素，临床已不常用。

第 4 节　痛　　经

★痛经为最常见的妇科症状之一，指行经前后或月经期出现下腹部疼痛、坠胀，伴有腰酸或其他不适，症状严重影响生活质量者。痛经分为原发性和继发性两类，原发性痛经指生殖器官无器质性病变的痛经，占痛经 90% 以上；继发性痛经指由盆腔器质性疾病引起的痛经。本节仅叙述原发性痛经。

一、病因

原发性痛经的发生主要与月经时子宫内膜前列腺素（PG）含量增高有关。$PGF_{2\alpha}$ 含量升高是造成痛经的主要原因，可引起子宫平滑肌过强收缩，血管挛缩，造成子宫缺血、乏氧状态而出现痛经。同时还可引起心血管和消化道等症状。另外，痛经还与血管加压素、内源性缩宫素以及 β - 内啡肽等物质的增加，精神、神经因素影响、个体痛阈相关。无排卵的增生期子宫内膜所含前列腺素浓度很低，通常不发生痛经。

二、临床表现

★主要特点为：①原发性痛经在青春期多见，常在初潮后 1～2 年内发病；②疼痛多自月经来潮后开始，最早出现在经前12小时，以行经第1日疼痛最剧烈，持续2~3日后缓解，疼痛常呈痉挛性，通常位于下腹部耻骨上，可放射至腰骶部和大腿内侧；③可伴有恶心、呕吐、腹泻、头晕、乏力等症状，严重时面色发白、出冷汗；④妇科检查无异常发现。

◁ 三、诊断与鉴别诊断

根据月经期下腹坠痛，妇科检查无阳性体征，临床即可诊断。诊断时需与子宫内膜异位症、子宫腺肌病、盆腔炎性疾病引起的继发性痛经相鉴别。

★ ◁ 四、治疗

1. 一般治疗　应重视心理治疗，足够的休息和睡眠、规律而适度的锻炼、戒烟均对缓解疼痛有一定的帮助。疼痛不能忍受时可辅以药物治疗。

2. 药物治疗

（1）**前列腺素合成酶抑制剂**　通过抑制前列腺素合成酶的活性，减少前列腺素产生，防止过强子宫收缩和痉挛，从而减轻或消除痛经。该类药物治疗有效率可达80%。月经来潮即开始服用药物效果佳，连服2~3日。常用的药物有布洛芬、酮洛芬、甲氯芬那酸、萘普生等。

（2）**口服避孕药**　通过抑制排卵减少月经血前列腺素含量。适用于要求避孕的痛经妇女，疗效达90%以上。

第5节　经前期综合征

★ 经前期综合征是指反复在黄体期出现周期性以情感、行为和躯体障碍为特征的综合征。月经来潮后，症状自然消失。

◁ 一、病因

病因尚无定论，可能与精神社会因素、卵巢激素失调和神经递质异常有关。

1. 精神社会因素　社会环境与患者精神心理因素间的相互作用，参与经前期综合征的发生。

2. 卵巢激素失调　可能与黄体后期雌、孕激素撤退有关。临床补充雌、孕激素合剂减少性激素周期性生理性变动，能有效缓解症状。

3. 神经递质异常　黄体后期循环中类阿片肽浓度异常降低，5-羟色胺等活性改变，影响精神、神经及行为方面的变化。

★ ◁ 二、临床表现

多见于25~45岁妇女，症状出现于月经前1~2周，月经来潮后迅速减轻直至消失。主要症状归纳为：①躯体症状：头痛、背痛、乳房胀痛、腹部胀满、肢体水肿、体重增加、运动协调功能减退；②精神症状：易怒是主要症状，焦虑、抑郁、情绪不稳定、疲乏，以及饮食、睡眠、性欲改变；③行为改变：注意力不集中、工作效率低、记忆力减退、神经质、易激动等。周期性反复出现为其临床表现特点。

◁ 三、诊断与鉴别诊断

根据经前期出现周期性典型症状，诊断多不困难。诊断时一般需考虑下述3个因素：一是经前期综合征的症状；二是黄体晚期持续反复发生；三是对日常工作、学习产生负面影响。诊断时需与轻度精神障碍及心、肝、肾等疾病引起的水肿相鉴别。

★ ◁ 四、治疗

1. 心理治疗　调整患者心理状态，给予心理安慰与疏导，精神放松。症状重者可进行认知

－行为心理治疗。

2. 调整生活状态 合理的饮食及营养，戒烟，限制钠盐和咖啡的摄入。适当的身体锻炼，可协助缓解神经紧张和焦虑。

3. 药物治疗

（1）抗焦虑药 适用于有明显焦虑症状者。阿普唑仑经前用药，用至月经来潮第 2~3 日。

（2）抗忧郁症药 适用于有明显忧郁症状者。氟西汀黄体期用药，能明显缓解精神症状及行为改变，但对躯体症状疗效不佳。

（3）醛固酮受体的竞争性抑制剂 螺内酯可拮抗醛固酮而利尿，减轻水钠潴留，对改善精神症状也有效。

（4）维生素 B_6 可调节自主神经系统与下丘脑－垂体－卵巢轴的关系，抑制催乳素合成，改善症状。

（5）口服避孕药及促性腺激素释放激素激动剂 通过抑制排卵缓解症状。并可减轻水钠潴留症状，抑制循环和内源性激素波动。

第6节 绝经综合征

★绝经综合征指妇女绝经前后出现性激素波动或减少所致的一系列躯体及精神心理症状。绝经分为自然绝经和人工绝经。自然绝经指卵巢内卵泡生理性耗竭所致的绝经；人工绝经指两侧卵巢经手术切除或放射线照射等所致的绝经。人工绝经者更易发生绝经综合征。

一、内分泌变化

绝经前后最明显变化是卵巢功能衰退，随后表现为下丘脑－垂体功能退化。

1. 雌激素 绝经过渡早期雌激素水平波动很大，并非逐渐下降，只在卵泡完全停止生长发育后，雌激素水平迅速下降。绝经后卵巢极少分泌雌激素，循环中低水平雌激素主要来自肾上腺皮质和来自卵巢的雄烯二酮经周围组织中芳香化酶转化的雌酮。

2. 孕酮 绝经过渡期卵巢尚有排卵功能，但易黄体功能不足，孕酮分泌减少。绝经后无孕酮分泌。

3. 雄激素 绝经后雄激素来源于卵巢间质细胞及肾上腺，总体雄激素水平下降。其中雄烯二酮主要来源于肾上腺。卵巢主要产生睾酮，由于升高的 LH 对卵巢间质细胞的刺激增加，使睾酮水平较绝经前增高。

4. 促性腺激素 绝经过渡期 FSH 水平升高，呈波动型，LH 仍在正常范围。绝经后 FSH 升高较 LH 更显著，FSH/LH > 1。

5. 促性腺激素释放激素 绝经后 GnRH 分泌增加，并与 LH 相平衡。

6. 抑制素 绝经后妇女血抑制素水平下降，较雌二醇下降早且明显，成为反映卵巢功能衰退更敏感的指标。

★ 二、临床表现

1. 近期症状

（1）月经紊乱 月经紊乱是绝经过渡期的常见症状，表现为月经周期不规则、经期持续时间长及经量增多或减少。

（2）血管舒缩症状 主要表现为反复出现潮热，出汗，夜间或应激状态易促发。是绝经后期妇女需要性激素治疗的主要原因。

（3）自主神经失调症状 常出现如心悸、眩晕、头痛、失眠、耳鸣等自主神经失调症状。

（4）精神神经症状　围绝经期妇女常表现为注意力不易集中，情绪波动大，激动易怒、焦虑不安或情绪低落、抑郁、不能自我控制等情绪症状。记忆力减退也较常见。

2. 远期症状

（1）泌尿生殖道症状　主要表现为泌尿生殖道萎缩症状，出现阴道干燥、性交困难及反复阴道感染，排尿困难、尿痛、尿急等反复发生的尿路感染。

（2）骨质疏松　绝经后妇女雌激素缺乏使骨质吸收增加，导致骨量快速丢失而出现骨质疏松。一般发生在绝经后 5~10 年内，最常发生在椎体。

（3）阿尔茨海默病　绝经后期妇女比老年男性患病风险高，可能与绝经后内源性雌激素水平降低有关。

（4）心血管病变　绝经后妇女糖脂代谢异常增加，动脉硬化、冠心病的发病风险较绝经前明显增加，可能与雌激素低下有关。

三、诊断

根据病史及临床表现不难诊断。但需注意除外相关症状的器质性病变及精神疾病，卵巢功能评价等实验室检查有助于诊断。

★1. 血清 FSH 值及 E$_2$ 值测定　检查血清 FSH 值及 E$_2$ 值了解卵巢功能。绝经过渡期血清 FSH > 10U/L，提示卵巢储备功能下降。闭经、FSH > 40U/L 且 E$_2$ < 10~20pg/ml，提示卵巢功能衰竭。

2. 氯米芬兴奋试验　月经第 5 日起口服氯米芬，每日 50mg，共 5 日，停药第 1 日测血清 FSH > 12U/L，提示卵巢储备功能降低。

★四、治疗

治疗目标：缓解近期症状，早期发现、有效预防骨质疏松症、动脉硬化等老年性疾病。

1. 一般治疗　心理疏导，了解绝经过渡期的生理过程。可用镇静药以助睡眠，谷维素调节自主神经功能。建立健康生活方式，锻炼身体，健康饮食，增加日晒，摄入足量蛋白质及含钙丰富食物，预防骨质疏松。

★2. 激素补充治疗（HRT）　有适应证且无禁忌证时选用。HRT 是针对绝经相关健康问题而采取的一种医疗措施，可有效缓解绝经相关症状，从而改善生活质量。

（1）适应证

1）绝经相关症状　潮热、盗汗、睡眠障碍、疲倦、情绪障碍等。

2）低骨量及骨质疏松症　有骨质疏松症的危险因素（如低骨量）及绝经后期骨质疏松症。

3）泌尿生殖道萎缩　阴道干涩、性交痛、反复发作的阴道炎、反复泌尿系统感染、排尿困难、夜尿多。

（2）禁忌证　已知或可疑妊娠、原因不明的阴道流血、已知或可疑患有乳腺癌、已知或可疑患有性激素依赖性恶性肿瘤、最近 6 个月内患有活动性静脉或动脉血栓栓塞性疾病、严重肝及肾功能障碍、血卟啉症、耳硬化症、脑膜瘤（禁用孕激素）等。

（3）慎用情况　慎用情况并非禁忌证，但在 HRT 应用前和应用过程中，应该咨询相关专业的医师，共同确定应用 HRT 的时机和方式。并采取比常规随诊更为严密的措施，监测病情的进展。慎用情况包括：子宫肌瘤、子宫内膜异位症、子宫内膜增生史、尚未控制的糖尿病及严重高血压、有血栓形成倾向、胆囊疾病、癫痫、偏头痛、哮喘、高催乳素血症、系统性红斑狼疮、乳腺良性疾病、乳腺癌家族史，以及已完全缓解的部分妇科恶性肿瘤，如宫颈鳞癌、子宫内膜癌、卵巢上皮性癌等。

★（4）制剂及剂量选择　主要药物为雌激素，可辅以孕激素。单用雌激素治疗仅适用于子宫已切除者，单用孕激素适用于绝经过渡期功能失调性子宫出血。剂量和用药方案应个体化，以最小剂量且有效为佳。

1）雌激素制剂　应用雌激素原则上应选择天然制剂。常用雌激素有：戊酸雌二醇、结合雌激素、17β - 雌二醇经皮贴膜、尼尔雌醇。

2）组织选择性雌激素活性调节剂　替勃龙，根据靶组织不同，其在体内的 3 种代谢物分别表现出雌激素、孕激素及弱雄激素活性。

3）孕激素制　天然或合成孕激素制剂。

（5）用药途径及方案

1）口服　主要优点是血药浓度稳定，但对肝脏有一定损害。用药方案有：①单用雌激素：适用于已切除子宫的妇女。②雌、孕激素联合：适用于有完整子宫的妇女，包括序贯用药和联合用药：前者适用于年龄较轻、绝经早期或愿意有月经样定期出血的妇女。后者连续性用药，避免周期性出血，适用于年龄较长或不愿意有月经样出血的绝经后期妇女。

2）胃肠道外途径　能缓解潮热，防止骨质疏松，避免肝脏首过效应，对血脂影响较小。①经阴道给药：常用药物有结合雌激素霜、雌三醇栓和雌二醇阴道环。主要用于治疗下泌尿生殖道局部低雌激素症状。②经皮肤给药：包括皮肤贴膜及涂胶，主要药物为 17β - 雌二醇。可使雌激素水平恒定，方法简便。

（6）用药剂量与时间　选择最小剂量和与治疗目的相一致的最短时期，在卵巢功能开始衰退并出现相关症状时即可应用。需定期评估，明确受益大于风险方可继续应用。停止雌激素治疗时，一般主张应缓慢减量或间歇用药，逐步停药，防止症状复发。

（7）副作用及危险性

1）子宫出血　性激素补充治疗时的子宫异常出血，多为突破性出血，必须高度重视，查明原因，必要时行诊断性刮宫。排除子宫内膜病变。

2）性激素副作用　①雌激素：剂量过大可引起乳房胀、白带多、头痛、水肿、色素沉着等，应酌情减量，或改用雌三醇。②孕激素：副作用包括抑郁、易怒、乳房痛和水肿，患者常不易耐受。③雄激素：有发生高血脂、动脉粥样硬化、血栓栓塞性疾病危险，大量应用出现体重增加、多毛及痤疮，口服时影响肝功能。

3）子宫内膜癌　长期单用雌激素，可使子宫内膜异常增殖和子宫内膜癌危险性增加，此种危险性依赖于用药持续时间长短及用药剂量大小。而联合应用雌孕激素，不增加子宫内膜癌发病风险。

4）卵巢癌　长期应用 HRT，卵巢癌的发病风险可能增加。

5）乳腺癌　应用天然或接近天然的雌孕激素可使增加乳腺癌的发病风险减小，但乳腺癌患者仍是 HRT 的禁忌证。

6）心血管疾病及血栓性疾病　HRT 对降低心血管疾病发生有益，但一般不主张 HRT 作为心血管疾病的二级预防。没有证据证明天然雌孕激素会增加血栓风险，但对于有血栓疾病者尽量选择经皮给药。

7）糖尿病　HRT 能通过改善胰岛素抵抗而明显降低糖尿病风险。

3. 非激素类药物

（1）选择性 5 - 羟色胺再摄取抑制剂　盐酸帕罗西汀可有效改善血管舒缩症状及精神神经症状。

（2）钙剂　鲑鱼降钙素、阿法骨化醇等。

（3）维生素 D　适用于围绝经期妇女缺少户外活动者，与钙剂合用有利于钙吸收。

第7节 高催乳素血症

★各种原因导致血清催乳素（PRL）异常升高，> 1.14nmol/L（25μg/L），称为高催乳素血症。

一、病因和发病机制

1. 垂体疾病 是引起高催乳素血症最常见的原因，以垂体催乳素瘤最常见。空蝶鞍综合征也可使血清催乳素增高。

2. 原发性甲状腺功能减退症 促甲状腺激素释放激素增多，刺激垂体催乳素分泌。

3. 下丘脑疾病 颅咽管瘤、炎症等病变影响催乳素抑制因子（PIF）的分泌，导致催乳素升高。

4. 特发性高催乳素血症 血清催乳素增高，多为2.73~4.55nmol/L，但未发现垂体或中枢神经系统疾病。部分患者数年后发现垂体微腺瘤。

5. 其他 多囊卵巢综合征、自身免疫性疾病、创伤（垂体柄断裂或外伤）、长期服抗精神病药、抗忧郁症药、抗癫痫药、抗高血压药、抗胃溃疡药和阿片类药物均可引起血清催乳素轻度或明显升高。

★ 二、临床表现

1. 月经紊乱及不育 85%以上患者有月经紊乱。生育年龄患者可不排卵或黄体期缩短，青春期前或青春期早期女性可出现原发性闭经，生育期后多为继发性闭经。无排卵可导致不育。

2. 溢乳 是本病的特征之一。闭经-溢乳综合征患者中约2/3存在高催乳素血症，其中1/3患垂体微腺瘤。溢乳通常表现为双乳流出或可挤出非血性乳白色或透明液体。

3. 头痛、眼花及视觉障碍 垂体腺瘤增大明显时，由于脑脊液回流障碍及周围脑组织和视神经受压，可出现头痛、眼花、呕吐、视野缺损及动眼神经麻痹等症状。

4. 性功能改变 由于出现低雌激素状态，表现阴道壁变薄或萎缩，分泌物减少，性欲减退。

★ 三、诊断

★**1. 临床症状** 对出现月经紊乱及不育、溢乳、闭经、多毛、青春期延迟者，应考虑本病。

★**2. 血液学检查** 血清催乳素 > 1.14 nmol/L（25μg/L）可确诊为高催乳素血症。检测最好在上午9~12时。

3. 影像学检查 当血清催乳素 > 4.55 nmol/L（100μg/L）时，应行垂体MRI检查，明确是否存在垂体微腺瘤或腺瘤。

4. 眼底检查 眼底、视野检查有助于确定垂体腺瘤的大小及部位，尤其适用于孕妇。

四、治疗

确诊后应明确病因，及时治疗，治疗手段有药物治疗、手术治疗及放射治疗。

1. 药物治疗

★（1）甲磺酸溴隐亭 系多肽类麦角生物碱，选择性激动多巴胺受体，能有效降低催乳素。溴隐亭对功能性或肿瘤引起的催乳素水平升高均能产生抑制作用。溴隐亭治疗后能缩小肿瘤体积，使闭经-溢乳妇女月经和生育能力得以恢复。主要副作用有恶心、头痛、眩晕、疲劳、嗜睡、便秘、直立性低血压等，用药数日后可自行消失。新型溴隐亭长效注射剂（parlodel）可克服口服造成的胃肠功能紊乱。

（2）喹高利特　为作用于多巴胺 D_2 受体的多巴胺激动剂。多用于甲磺酸溴隐亭副作用无法耐受时。

（3）维生素 B_6 和甲磺酸溴隐亭同时使用起协同作用。

2. 手术治疗　当垂体肿瘤产生明显压迫及神经系统症状或药物治疗无效时，应考虑手术切除肿瘤。

3. 放射治疗　用于不能坚持或耐受药物治疗者，不愿手术者，不能耐受手术者。放射治疗显效慢，可能引起垂体功能低下、视神经损伤、诱发肿瘤等并发症，不主张单纯放疗。

同步练习

1. 功能失调性子宫出血的定义、分类是什么？
2. 世界卫生组织（WHO）关于闭经的分型是什么？
3. 多囊卵巢综合征诊断的鹿特丹标准是什么？

参考答案

1. 功能失调性子宫出血是由于生殖内分泌轴功能紊乱造成的异常子宫出血，分为无排卵性和有排卵性两大类。

2. 世界卫生组织（WHO）将闭经归纳为 3 型：Ⅰ 型为无内源性雌激素产生，促卵泡激素（FSH）水平正常或低下，催乳素（PRL）正常水平，无下丘脑 – 垂体器质性病变的证据；Ⅱ 型为有内源性雌激素产生、FSH 及 PRL 水平正常；Ⅲ 型为 FSH 升高，提示卵巢功能衰竭。

3. 多囊卵巢综合征诊断的鹿特丹标准：①稀发排卵或无排卵；②高雄激素的临床表现和（或）高雄激素血症；③卵巢多囊改变：超声提示一侧或双侧卵巢直径 2～9mm 的卵泡≥12 个，和（或）卵巢体积≥10ml；④3 项中符合 2 项并排除其他高雄激素病因，如先天性肾上腺皮质增生、库欣综合征、分泌雄激素的肿瘤。

第34章 不孕症与辅助生殖技术

1. 掌握 不孕症的定义。
2. 熟悉 女性不孕、男性不育的常见因素、检查、治疗。
3. 了解 辅助生殖技术及其常见并发症。

不孕症是一组由多种病因导致的生育障碍状态。近几十年来，辅助生殖技术发展迅猛，帮助许多不孕夫妇获得后代，但需要严格管理和规范。

第1节 不 孕 症

★女性无避孕性生活至少 12 个月而未孕，称为不孕症，在男性则称为不育症。不孕症分为原发性和继发性两大类，既往从未有过妊娠史，无避孕而从未妊娠者为原发不孕；既往有过妊娠史，而后无避孕连续 12 个月未孕者，称为继发不孕。我国不孕症发病率约为 7% ~ 10%。

一、原因

★不孕病因可能有女方因素、男方因素或不明原因。

★1. 女性不孕因素

（1）盆腔因素 约占不孕不育症病因的 35%，包括：①慢性输卵管炎（淋病奈瑟菌、沙眼衣原体、结核分枝杆菌等感染）使输卵管阻塞或功能破坏导致不孕；②盆腔粘连，盆腔炎等造成盆腔和输卵管功能和结构的破坏；③子宫内膜异位症；④子宫内膜病变；⑤黏膜下子宫肌瘤、体积较大影响宫腔形态的肌壁间肌瘤可对妊娠产生影响；⑥生殖器肿瘤，与不孕的关系并不确定，有内分泌功能的卵巢肿瘤造成的持续无排卵可影响妊娠；⑦生殖道发育畸形，包括子宫畸形（纵隔子宫和双角子宫较为常见）、先天性输卵管发育异常等，可能引起不孕和流产。

（2）排卵障碍 占 25% ~ 35%。主要原因有：①持续性无排卵；②多囊卵巢综合征；③卵巢早衰和卵巢功能减退；④先天性性腺发育不良；⑤低促性腺激素性性腺功能不良；⑥高催乳素血症；⑦黄素化卵泡不破裂综合征等。

有些排卵障碍的病因是持久存在的，有的则是动态变化的。对月经周期紊乱、年龄≥35 岁、卵巢窦卵泡计数持续减少、长期不明原因不孕的夫妇，需要首先考虑排卵障碍的病因。

★2. 男性不育因素 主要是生精障碍与输精障碍。

（1）精液异常 性功能正常，先天或后天原因所致精液异常，表现为无精、弱精、少精、精子发育停滞、畸精症等。

（2）性功能异常 外生殖器发育不良或勃起障碍、不射精、逆行射精等。

（3）免疫因素 在男性生殖道免疫屏障被破坏的条件下，精子、精浆在体内产生抗精子抗体，使射出的精子产生凝集而不能穿过宫颈黏液。

3. 不明原因不孕 属于男女双方均可能同时存在的不孕因素。约占不孕病因的 10% ~ 20%，是一种生育力低下的状态，可能的病因包括免疫性因素、潜在的卵母细胞（又称为卵子）质量异常、受精障碍、隐性输卵管因素、植入失败、遗传缺陷等因素，但应用目前的检测手段无法确诊。

二、检查步骤与诊断

通过男女双方全面检查找出不孕原因是诊断不孕症的关键。

1. 男方诊断

（1）病史采集 包括不育时间、性生活史、性交频率和时间，有无勃起和（或）射精障碍、近期不育相关检查及治疗经过；既往发育史，疾病史及相关治疗史，手术史，个人职业和环境暴露史，吸烟、酗酒、吸毒史，药物治疗史及家族史。

（2）体格检查 包括全身检查和局部生殖器检查。

★（3）精液常规 是不孕症夫妇首选的检查项目。根据精液检测手册（WHO，2010 年，第 5 版）进行。初诊时男方一般要进行 2 ~ 3 次精液检查，以获取基线数据。

2. 女方检查

（1）病史采集 初诊时，应详细询问与不孕有关的病史。

现病史包括不孕年限、盆腹炎症，盆腹腔手术史；近期辅助检查，治疗经过等。

月经史：重点询问异常月经的情况、痛经等。

婚育史：性生活状况、避孕方法、孕产史及有无并发症。

既往史：既往结核、性传播疾病史。自身免疫性疾病史、特殊患病史、慢性疾病服药史、药物过敏史。

个人史：不良生活习惯、职业，以及特殊环境、毒物接触史。

家族史：家族中有无出生缺陷及流产史。

（2）体格检查 体格发育及营养状况，乳房及甲状腺情况等；注意有无雄激素过多体征（多毛、痤疮、黑棘皮征等）；妇科检查了解内外生殖器；盆腹阳性体征；盆腔包块。

★（3）女性不孕特殊检查

1）输卵管通畅度检查 ①子宫输卵管 X 线造影；②子宫输卵管超声造影。

2）B 型超声监测卵泡发育 经阴道超声可检测：子宫大小和形态、肌层回声、子宫内膜的厚度和分型。卵巢基础状态：卵巢的体积、窦卵泡计数、优势卵泡的直径。卵巢内异常回声的大小及回声特征。是否有输卵管积水征象，是否有异常的盆腔积液征象。

3）基础激素水平测定 一般在排卵异常和高育龄妇女（ > 35 岁）中进行。包括周期第 2 ~ 4 天的性激素测定：FSH、LH、E_2、PRL、T 及 TSH。

4）基础体温测定 可以大致反映排卵和黄体功能，宜结合其他排卵监测的方法辅助使用。

5）宫腔镜检查 观察子宫腔形态、内膜的色泽和厚度、双侧输卵管开口、是否有宫腔病变。

6）腹腔镜检查 可与宫腔镜同时进行。用于盆腔情况的检查诊断，可以同时进行腹腔镜粘连分离术和异位病灶电灼术、子宫肌瘤剔除术等。输卵管通液试验可在直视下观察输卵管的形态、通畅度及周围有无粘连。

★三、女性不孕症的治疗

不孕与年龄的关系，是不孕最重要的因素之一，选择恰当治疗方案应充分估计到女性卵巢的生理年龄、治疗方案合理性和有效性，以及其性能价格比。尽量采取自然、安全、合理的方案进行治疗。首先应改善生活方式，纠正营养不良、贫血、不良生活习惯；掌握性知识，增加受孕机会。

对不孕症的治疗应根据诊断的病因进行。

1. 治疗生殖道器质性病变

（1）输卵管因素不孕的治疗

1）一般疗法　对男方精液指标正常，女方卵巢功能良好、不孕年限 < 3 年的年轻夫妇，可先试行期待治疗，也可以配合中医药的调整。

2）输卵管成形术　对输卵管不同部位阻塞或粘连，可行腹腔镜下输卵管造口术、整形术、吻合术及输卵管子宫移植术等，以达到输卵管再通的目的。手术效果取决于伞端组织保留的完整程度。对较大的输卵管积水，目前主张切断或结扎，阻断炎性积水对子宫内膜环境造成的干扰，为辅助生殖技术创造条件。

（2）卵巢肿瘤　有内分泌功能的卵巢肿瘤可影响卵巢排卵，应予切除；性质不明的卵巢肿块，应尽量于不孕症治疗前得到诊断。必要时手术探查，根据快速病理诊断考虑是否进行保留生育能力的手术。

（3）子宫病变　子宫肌瘤、内膜息肉、子宫纵隔、子宫腔粘连等如果影响宫腔环境，干扰受精卵着床和胚胎发育，可行宫腔镜下切除、粘连分离或矫形手术。

（4）子宫内膜异位症　首先应进行腹腔镜诊断和治疗，中重度病例术后辅以 GnRH - α 治疗 3 ~ 6 个周期；对于复发性内异症、卵巢功能明显减退的患者，慎重手术。重症和复发者可考虑辅助生殖技术。

（5）生殖系统结核　活动期应行抗结核治疗，用药期间应采取避孕措施。因盆腔结核多累及输卵管和子宫内膜，多数患者需借助辅助生殖技术妊娠。

2. 诱发排卵

（1）氯米芬　适用于体内有一定雌激素水平者和下丘脑 - 垂体轴反馈机制健全的患者。排卵率可达 70% ~ 80%，每周期的妊娠率约 20% ~ 30%。用药周期应行经阴道超声监测卵泡生长，排卵后可加用黄体酮和或绒促性素进行黄体功能支持。

（2）绒促性素（hCG）　结构与 LH 极相似，常在促排卵周期卵泡成熟后注射，诱导卵母细胞成熟分裂和排卵发生。

（3）尿促性素（hMG）　系从绝经后妇女尿中提取，又称为绝经后促性腺激素，可促使卵泡生长发育成熟。用药期间需经阴道超声和（或）血雌激素水平监测卵泡发育情况，排卵后黄体支持同前。

3. 不明原因不孕的治疗　因病因尚不确定，目前缺乏肯定有效的治疗方法和疗效指标，一般对年轻、卵巢功能良好的夫妇，可行期待治疗，一般不超过 3 年。对卵巢功能减退和年龄 > 30 岁的夫妇，宜积极治疗，可行宫腔内夫精人工授精 3 ~ 6 个周期诊断性治疗。

4. 辅助生殖技术　包括人工授精、体外受精 - 胚胎移植及其衍生技术等。

第 2 节　辅助生殖技术

★辅助生殖技术（ART）指在体外对配子和胚胎采用显微操作技术，帮助不孕夫妇受孕的一组方法，包括人工授精、体外受精 - 胚胎移植及其衍生技术等。

（一）人工授精

人工授精（AI）是将精子通过非性交方式注入女性生殖道内，促使其受孕的一种技术。包括使用丈夫精液人工授精（AIH）和供精者精液人工授精（AID）。按国家法规，目前 AID 精子来源一律由卫生部认定的人类精子库提供和管理。

具备正常发育的卵泡、正常范围的活动精子数目，健全的女性生殖道结构，至少 1 条通畅的输卵管的不孕（育）症夫妇，均可以实施人工授精治疗。目前临床上较常用的方法为宫腔内人工授精：将精液洗涤处理后，去除精浆，取 0.3 ~ 0.5ml 精子悬浮液，在女方排卵期间，通过导管经宫颈管注入宫腔内授精。人工授精可在自然周期和促排卵周期进行，在促排卵周期中应控制卵泡数目，在多于 2 个以上卵母细胞排出时，可能增加多胎妊娠发生率，应予取消本周期受孕计划。

（二）体外受精与胚胎移植

体外受精－胚胎移植（IVF－ET）技术指从妇女卵巢内取出卵子，在体外与精子发生受精并培养 3 ~ 5 日，再将发育到卵裂期或囊胚期阶段的胚胎移植到宫腔内，使其着床发育成胎儿的全过程，俗称为"试管婴儿"。1978 年英国学者 Steptoe 和 Edward 采用该技术诞生世界第一例"试管婴儿"。1988 年我国大陆第一例"试管婴儿"在北京诞生。

临床上对输卵管性不孕症、原因不明的不孕症、子宫内膜异位症、男性因素不育症、排卵异常、宫颈因素等不孕症患者，在通过其他常规治疗无法妊娠，均为 IVF－ET 的适应证。IVF－ET 的主要步骤为：药物刺激卵巢、监测卵泡至发育成熟，经阴道超声介导下取卵，将卵母细胞和精子在模拟输卵管环境的培养液中受精，受精卵在体外培养 2 ~ 5 日，形成卵裂期或囊胚期胚胎，继而进行子宫腔内胚胎移植，并同时使用黄体酮行黄体支持。胚胎移植 2 周后测血或尿 hCG 水平确定妊娠，移植 4 ~ 5 周后阴道超声检查确定临床妊娠。

★体外受精常见的并发症多与诱导排卵有关。

1. 卵巢过度刺激综合征（OHSS）　指诱导排卵药物刺激卵巢后，导致过多卵泡发育、雌激素水平过高及颗粒细胞的黄素化，引起全身血流动力学改变的病理情况。主要的病理改变为全身血管通透性增加，血液中水分进入体腔，血液成分浓缩，hCG 会加重发病。分为轻度、重度。重度表现为大量腹腔积液、胸腔积液，血液浓缩、重要脏器血栓形成和功能损害、电解质紊乱等严重并发症，严重者可引起死亡。治疗原则以增加胶体渗透压扩容为主，防止血栓形成，改善症状为辅。近年来逐渐得到重视的卵巢温和刺激和自然周期的方案，可以大大减少该并发症的发生。

2. 多胎妊娠　诱导排卵药物导致的多卵泡发育及多个胚胎移植，致使多胎妊娠发生率高达 30% 以上。多胎妊娠增加母婴并发症、流产和早产的发生率、围产儿患病率和死亡率风险。目前国内规范限制移植的胚胎数目在 2 ~ 3 个以内，有些国家已经采用了单胚胎移植的概念和技术，减少双胎妊娠，杜绝三胎（含三胎）以上妊娠。对多胎妊娠可在孕早期施行选择性胚胎减灭术。

IVF－ET 技术在全世界迅速发展推动下，根据不孕症种类的治疗需要，相继衍生一系列相关的辅助生殖技术，包括诱导排卵药物和方案的进展、配子和胚胎冷冻、卵母细胞捐赠和代孕、囊胚培养、卵细胞浆内单精子注射（ICSI）、胚胎植入前遗传学诊断/筛查（PGD/PGS）、卵母细胞体外成熟（IVM）等技术。

（三）卵细胞质内单精子注射

1992 年 Palermo 等将精子直接注射到卵细胞质内，诞生人类首例单精子卵胞质内注射技术的"试管婴儿"。主要用于治疗重度少、弱、畸形精子症的男性不育患者，IVF－ET 周期受精失败也是 ICSI 的适应证。

（四）胚胎植入前遗传学诊断

1990 年，该技术首先应用于 X－性连锁疾病的胚胎性别选择。技术步骤是从体外受精第 3 日的胚胎或第 5 日的囊胚取 1 ~ 2 个卵裂球或部分滋养细胞，进行细胞和分子遗传学检测，检出带致病基因和异常核型的胚胎，将正常基因和核型的胚胎移植，得到健康后代。主要解决有严重遗传性疾病风险和染色体异常夫妇的生育问题，可以使得产前诊断提早到胚胎期，避免了常规中孕期产前诊断可能导致引产对母亲的伤害。目前因细胞和分子生物学技术发展，微阵列高通量的芯片检测技术已经用于临床，许多类型单基因疾病和染色体异常核型均能在胚胎期得到诊断。

辅助生殖技术因涉及伦理、法规和法律问题，需要严格管理和规范。同时新技术蓬勃发展，例如卵浆置换、核移植、治疗性克隆和胚胎干细胞体外分化等胚胎工程技术的进步，必将面临伦理和法律问题新的约束和挑战。

同步练习

1. 不孕症的定义、分类是什么？不孕症的因素包括哪些？

2. 辅助生殖技术的定义是什么？包括哪些技术？辅助生殖技术的并发症有哪些？

参考答案

1. 女性无避孕性生活至少 12 个月而未孕，称为不孕症，在男性则称为不育症。不孕症分为原发性和继发性两大类。不孕病因可能有女方因素、男方因素或不明原因。

2. 辅助生殖技术（ART）指在体外对配子和胚胎采用显微操作技术，帮助不孕夫妇受孕的一组方法，包括人工授精、体外受精－胚胎移植及其衍生技术等。辅助生殖技术的并发症包括卵巢过度刺激综合征、多胎妊娠等。

第35章 计划生育

1. 掌握　宫内节育器的避孕原理和副作用；避孕药的避孕原理和副作用。
2. 熟悉　妇女各时期避孕措施的选择；
3. 了解　宫内节育器和避孕药的种类。

计划生育（family planning）是妇女生殖健康的重要内容，是我国实行计划生育的一项基本国策。常用的女性避孕方法有工具避孕、药物避孕及外用避孕法。我国目前男性避孕的主要方法有输精管结扎术及与阴茎套避孕。本章主要介绍女性避孕的各种方法与选择、绝育及避孕失致的补救措施，以及阴茎套避孕。

第1节　避　孕

避孕（contraception）是计划生育的重要组成部分，是采用科学手段使妇女暂时不受孕。★避孕的关键环节：①抑制精子与卵子产生；②阻止精子与卵子结合；③使子宫环境不利于精子获能、生存，或不适宜受精卵着床和发育。

一、宫内节育器

宫内节育器（intrauterine device，IUD）是一种安全、有效、简便、经济、可逆的避孕工具，为我国育龄妇女的主要避孕措施。

（一）种类

1. 惰性宫内节育器（第一代 IUD）　由惰性材料如金属、硅胶、塑料等制成。由于金属单环脱落率及带器妊娠率高，1993 年已停止生产使用。

2. 活性宫内节育器（第二代 IUD）　内含有活性物质如铜离子（Cu^{2+}）、激素及药物等，提高避孕效果，减少副作用。分为含铜 IUD 和含药 IUD 两大类。

（1）含铜宫内节育器　是目前我国应用最广泛的 IUD。在宫内持续释放具有生物活性、有较强抗生育能力的铜离子。分为 T 形、V 形、宫形等形态，其避孕效果与含铜表面积呈正比。副作用主要表现为点滴出血。避孕有效率 90% 以上。包括如下几种。

1）带铜 T 形宫内节育器（TCu–IUD）　是目前临床常用的宫内节育器。有尾丝，一般放置 5～7 年。含铜套 IUD 放置时间可达 10～15 年。

2）带铜 V 形宫内节育器（VCu–IUD）　是我国常用的宫内节育器之一。有尾丝，放置年限 5～7 年。

3）母体乐（MLCu–375）　呈伞状，可放置 5～8 年。

4）宫铜 IUD　无尾丝，可放置 20 年左右。

5）含铜无支架 IUD　又称为吉妮 IUD。为 6 个铜套串在一根尼龙线上。有尾丝，可放置

10 年。

（2）含药宫内节育器　将药物储存于节育器内，通过每日微量释放提高避孕效果，降低副作用。

1）左炔诺孕酮（Levonorgestrel）IUD（LNG - IUD）　每日释放左炔诺孕酮 20μg。避孕有效率达 99% 以上。主要副作用为点滴出血，经量减少甚至闭经。取器后恢复正常。放置时间为 5 年，含有尾丝。

2）含吲哚美辛（indomethacin）IUD　包括含铜 IUD 和活性，IUD 等。通过每日释放一定量的吲哚美辛，减少放置 IUD 后引起的月经过多等副作用。

★**（二）作用机制**

宫内节育器的避孕机制复杂，至今尚未完全明了。主要是局部组织对异物的组织反应而影响受精卵着床。活性 IUD 的避孕机制还与活性物质有关。

1. 对精子和胚胎的毒性作用

（1）局部炎症反应，炎性细胞对胚胎有毒性作用。大量巨噬细胞影响受精卵着床，并吞噬精子及影响胚胎发育。

（2）铜离子使精子头尾分离，精子不能获能。

2. 干扰着床

（1）长期异物刺激产生前列腺素，改变输卵管蠕动，使受精卵运行速度与子宫内膜发育不同步，受精卵着床受阻。

（2）激活纤溶酶原，局部纤溶酶活性增强，囊胚溶解吸收。

（3）铜离子进入细胞，影响锌酶系统阻碍受精卵着床及胚胎发育。使内膜细胞代谢受到干扰，使受精卵着床及囊胚发育受到影响。

3. 左炔诺孕酮 IUD 的避孕作用　可使一部分妇女抑制排卵。孕激素使子宫内膜的腺体萎缩，间质蜕膜化，间质炎性细胞浸润，不利于受精卵着床。并使宫颈黏液稠厚，不利于精子穿透。

4. 含吲哚美辛 IUD　吲哚美辛抑制前列腺素合成，减少放置 IUD 后出现的出血反应。

（三）宫内节育器放置术

1. 适应证　凡育龄妇女无禁忌证、要求放置 IUD 者。

2. 禁忌证

（1）妊娠或妊娠可疑。

（2）生殖道急性炎症。

（3）人工流产出血多，怀疑有妊娠组织物残留或感染可能；中期妊娠引产、分娩或剖宫产胎盘娩出后，子宫收缩不良有出血或潜在感染可能。

（4）生殖器官肿瘤。

（5）生殖器官畸形如中隔子宫、双子宫等。

（6）宫颈内口过松、重度陈旧性宫颈裂伤或子宫脱垂。

（7）严重的全身性疾病。

（8）宫腔 < 5.5cm 或 > 9.0cm（除外足月分娩后、大月份引产后或放置含铜无支架 IUD）。

（9）近 3 个月内有月经失调、阴道不规则流血。

（10）有铜过敏史。

3. 放置时间

（1）月经干净 3～7 日无性交。

（2）人工流产后立即放置。

（3）产后 42 日恶露已净，会阴伤口愈合，子宫恢复正常。

（4）剖宫产后半年放置。

（5）含孕激素 IUD 在月经第 3 日放置。

（6）自然流产于转经后放置，药物流产两次正常月经后放置。

（7）哺乳期放置应先排除早孕。

（8）性交后 5 日内放置为紧急避孕方法之一。

4. 放置方法 双合诊检查子宫大小、位置及附件情况。外阴阴道部常规消毒铺巾，阴道窥器暴露宫颈后消毒宫颈与宫颈管，以宫颈钳夹持宫颈前唇，用子宫探针顺子宫位置探测宫腔深度。用放置器将节育器推送入宫腔，IUD 上缘必须抵达宫底部，带有尾丝的 IUD 在距宫口 2cm 处剪断尾丝。观察无出血即可取出宫颈钳和阴道窥器。

5. 术后注意事项及随访

（1）术后休息 3 日，1 周内忌重体力劳动，2 周内忌性交及盆浴，保持外阴清洁。

（2）术后第 1 年的 1、3、6、12 个月进行随访，以后每年随访 1 次直至停用，特殊情况随时就诊。

（四）宫内节育器取出术

1. 适应证

（1）生理情况 ①计划再生育或已无性生活不再需避孕者；②放置期限已满需更换者；③绝经过渡期停经 1 年内；④拟改用其他避孕措施或绝育者。

（2）病理情况 ①有并发症及副作用，经治疗无效；②带器妊娠，包括宫内和宫外妊娠。

2. 禁忌证

（1）并发生殖道炎症时，先给予抗感染治疗，治愈后再取出 IUD。

（2）全身情况不良或在疾病的急性期，应待病情好转后再取出。

3. 取器时间

（1）月经干净后 3～7 日为宜。

（2）带器早期妊娠行人工流产同时取器。

（3）带器异位妊娠术前行诊断性刮宫时，或在术后出院前取出 IUD。

（4）子宫不规则出血者，随时可取，取 IUD 同时需行诊断性刮宫，刮出组织送病理检查，排除子宫内膜病变。

4. 取器方法 常规消毒后，有尾丝者，用血管钳夹住尾丝轻轻牵引取出。无尾丝者，按进宫腔操作程序用取环钩或取环钳将 IUD 取出。取器困难可在 B 型超声下进行操作，必要时在宫腔镜下取出。

5. 注意事项

（1）取器前应做 B 型超声检查或 X 线检查，确定节育器是否在宫腔内，同时了解 IUD 的类型。

（2）使用取环钩取 IUD 时，应十分小心，不能盲目钩取，更应避免向宫壁钩取，以免损伤子宫壁。

（3）取出 IUD 后应落实其他避孕措施。

（五）宫内节育器的副作用

不规则阴道流血是放置 IUD 常见的副作用，主要表现为经量增多、经期延长或少量点滴出血，一般不需处理，3～6 个月后逐渐恢复。少数患者放置 IUD 可出现白带增多或伴有下腹胀痛，应根据具体情况明确诊断后对症处理。

★（六）放置宫内节育器的并发症

1. 节育器异位 原因有：①子宫穿孔；②节育器过大、过硬或子宫壁薄而软。确诊节育异位后，应经腹或在腹腔镜下将节育器取出。

2. 节育器嵌顿或断裂 由于节育器放置时损伤子宫壁或带器时间过长，一旦发现应及时取出。必要时在 B 型超声下、X 线直视下或在宫腔镜下取出。

3. 节育器下移或脱落 原因有：①IUD 放置未达宫底部；② IUD 与宫腔大小、形态不符；③月经过多；④宫颈内口过松及子宫过度敏感。

4. 带器妊娠 多见于 IUD 下移、脱落或异位。一经确诊，行人工流产同时取出 IUD。

二、激素避孕

激素避孕（hormonal contraception）指女性使用甾体激素达到避孕，是一种高效避孕方法。其激素成分是雌激素和孕激素。

★（一）甾体激素避孕药的作用机制

1. 抑制排卵 避孕药中雌、孕激素负反馈抑制下丘脑释放 GnRH，从而抑制垂体分泌 FSH 和 LH，同时直接影响垂体对 GnRH 的反应，不出现排卵前 LH 峰，排卵受到抑制。

2. 改变宫颈黏液性状 孕激素使宫颈黏液量减少，黏稠度增加，拉丝度降低，不利于精子穿透。

3. 改变子宫内膜形态与功能 避孕药抑制子宫内膜增殖变化，使子宫内膜与胚胎发育不同步，不适于受精卵着床。

4. 改变输卵管的功能 避孕药使输卵管上皮纤毛功能、肌肉节段运动和输卵管液体分泌均受到影响，改变受精卵在输卵管内正常运动，干扰受精卵着床。

（二）甾体激素避孕药的种类

第 1 代复方口服避孕药的孕激素主要为炔诺酮（nore - thisterone，norethindrone）。第 2 代复方口服避孕药的孕激素为左炔诺孕酮（levo - norgestrel，LNG），活性比第 1 代强，具有较强的抑制排卵作用。第 3 代复方口服避孕药的孕激素有更强的孕激素受体亲和力，活性增强，避孕效果提高。同时几乎无雄激素作用，副作用下降。

1. 口服避孕药（oral contraception）

（1）复方短效口服避孕药 是雌、孕激素组成的复合制剂。雌激素成分为炔雌醇，孕激素成分各不相同，构成不同配方及制剂。

（2）复方长效口服避孕药 由长效雌激素和人工合成孕激素配伍制成，服药 1 次可避孕 1 个月。

2. 长效避孕针 目前的长效避孕针，有单孕激素制剂和雌、孕激素复合制剂 2 种。有效率达 98% 以上。尤其适用于对口服避孕药有明显胃肠道反应者。

3. 探亲避孕药 探亲避孕药除双炔失碳醋外，均为孕激素类制剂或雌、孕激素复合剂。适用于短期探亲夫妇。

4. 缓释避孕药 又称为缓释避孕系统。是以具备缓慢释放性能的高分子化合物给药在体内通过持续、恒定、微量释放孕激素，达到长效避孕。如：皮下埋植剂、缓释阴道避孕环、避孕贴片。

（三）甾体激素避孕药的禁忌证

（1）心血管疾病、血栓性疾病不宜应用。

（2）急、慢性肝炎或肾炎。

（3）恶性肿瘤、癌前病变。

（4）内分泌疾病如糖尿病、甲状腺功能亢进症。

（5）哺乳期不宜使用复方口服避孕药。

（6）年龄 >35 岁的吸烟妇女不宜长期服用。

（7）精神病患者。

（8）有严重偏头痛，反复发作者。

（四）甾体激素避孕药的副作用及处理

1. 类早孕反应 服药初期约 10% 妇女出现食欲缺乏、恶心、呕吐、乏力、头晕等反应，一般不需特殊处理。症状严重更换其他措施。

2. 不规则阴道流血 又称为突破性出血。轻者不用处理，流血似月经量或流血时间已近月经停药，作为一次月经来潮。于出血第 5 日再开始服用下一周期的药物，或更换避孕药。

3. 闭经 约 1%～2% 妇女发生闭经，常发生于月经不规则妇女。需除外妊娠，停药 7 日后可继续服药，若连续停经 3 个月，停药观察。

4. 体重及皮肤变化 早期研制的避孕药可使体重增加，极少数妇女面部出现淡褐色色素沉着。目前避孕药副作用也明显降低，而且能改善皮肤痤疮。

5. 其他 个别妇女服药后出现头痛、复视、乳房胀痛等，可对症处理。

（五）长期应用甾体激素避孕药对人体的影响

1. 对机体代谢的影响 长期应用甾体激素避孕药：①对糖代谢：可出现糖耐量改变，但无糖尿病征象，停药恢复正常。②对脂代谢：雌激素使低密度脂蛋白（LDL）降低，高密度脂蛋白）升高，也可使甘油三酯升高。而孕激素可对抗甘油三酯升高，但高密度脂蛋白降低。有心血管疾病发生存在潜在因素的妇女（如年龄较大长期吸烟者，有高血压等心血管疾病者）不宜长期用甾体激素避孕药。③对蛋白质：影响较小。

2. 对心血管系统的影响 由于避孕药对脂代谢的影响，长期应用对血管系统有一定的影响，增加卒中、心肌梗死的发病几率。目前使用的低剂量甾体激素避孕药对心血管疾病的风险明显降低。

3. 对凝血功能的影响 雌激素可使凝血因子升高，大剂量雌激素可发生血栓性疾病。

4. 对肿瘤的影响 可减少子宫内膜癌、卵巢癌发病几率。是否增加乳腺癌的发生，有待进一步研究。

5. 对子代的影响 有证据显示，复方短效口服避孕药停药后即可妊娠，不影响子代生长与发育。长效避孕药停药后 6 个月妊娠安全。

三、其他避孕

包括紧急避孕、外用避孕与自然避孕法等。

（一）紧急避孕

1. 定义 无保护性生活后或避孕失败后几小时或几日内，妇女为防止非意愿性妊娠的发生采用的补救避孕法，称为紧急避孕（emergency contraception）。包括放置宫内节育器和口服急避孕药。紧急避孕仅对一次无保护性生活有效，避孕有效率明显低于常规避孕方法，且副作用大，不能替代常规避孕。

2. 适应证

（1）避孕失败。

（2）性生活未使用任何避孕措施。

（3）遭受性暴力。

3. 方法

（1）宫内节育器 特别适合希望长期避孕而且符合放置育器者及对激素应用有禁忌证者。在无保护性生活后 5 日（120 小时）之内放入，有效率达 95% 以上。

（2）紧急避孕药种类及用法

1）雌、孕激素复方制剂　复方左炔诺孕酮片，含炔雌醇 $30\mu g$、左炔诺孕酮 $150\mu g$，服用方法：在无保护性生活后 72 小时内即服 4 片，12 小时再服 4 片。

2）单孕激素制剂　左炔诺孕酮片，含左炔诺孕酮 0.75mg。无保护性生活 72 小时内服 1 片，12 小时重复 1 片。正确使用的妊娠率仅 4%。

3）米非司酮（mifepristone）片　为抗孕激素制剂。在无保护性生活 120 小时之内服用米非司酮 10mg 或 25mg，1 片即可。有效率达 85% 以上，妊娠率 2%。

4. 副作用　可能出现恶心、呕吐、不规则阴道流血及月经紊乱，一般不需处理。若月经延迟 1 周以上，需除外妊娠。

（二）外用避孕

1. 阴茎套（condom）　也称为避孕套，为男性避孕工具。作为屏障阻止精子进入阴道而达到避孕目的。其为筒状优质薄型乳胶制品，顶端呈小囊状，排精时精液潴留在囊内，应全程使用，不能反复使用。正确使用避孕率高达 93%~95%。阴茎套还具有防止性传播性疾病的作用。

2. 阴道套（vaginal pouch）　也称为女用避孕套（female condom），既能避孕，又能防止性传播疾病。目前我国尚无供应。

3. 外用杀精剂　是性交前置入女性阴道，具有灭活精子作用的一类化学避孕制剂。由活性成分壬苯醇醚与基质制成。正确使用外用杀精剂，有效率达 95% 以上，不作为避孕首选药。

4. 安全期避孕　又称为自然避孕。是根据女性生殖生理的知识推测排卵期，在易受孕期禁欲而达到避孕目的。排卵前后 4~5 日为易受孕期。其余时间视为安全期。这种避孕法不十分可靠，不宜推广。

5. 其他避孕　黄体生成激素释放激素类似物避孕、免疫避孕法的导向药物避孕和抗生育疫苗等，目前正在研究中。

第 2 节　输卵管绝育术

输卵管绝育术（tubal sterilization operation）是一种安全、永久性节育措施，通过手术将输卵管结扎或用药物使输卵管腔粘连堵塞，阻断精子与卵子相遇而达到绝育。可经腹、经腹腔镜或经阴道操作。

一、经腹输卵管结扎术

经腹输卵管结扎术是国内应用最广的绝育方法，具有切口小、组织损伤小、操作简易、安全、方便等优点。

1. 适应证　要求绝育手术且无禁忌证者；患严重全身疾病不宜生育者。

2. 禁忌证

（1）24 小时内 2 次体温达 37.5℃ 或以上。

（2）全身状况不佳，如心力衰竭、血液病等，不能胜任手术。

（3）患严重的神经官能症。

（4）各种疾病急性期。

（5）腹部皮肤有感染灶或患有急、慢性盆腔炎。

3. 术前准备

（1）手术时间选择　月经干净后 3~4 日；人工流产或分娩后 48 小时内；哺乳期或闭经妇女

则应排除早孕后再行绝育术。

（2）解除思想顾虑，做好解释和咨询

（3）询问病史并体格检查，实验室检查：血尿常规、凝血功能、肝功能。阴道分泌物常规等。

4. 麻醉 局部麻醉或硬膜外麻醉。

5. 手术步骤

（1）排空膀胱，取仰卧位，留置导尿管。

（2）手术野按常规消毒铺巾。

（3）切口 下腹正中耻骨联合上两横指（3～4cm）作2cm。产后在宫底下2～3cm作纵切口。

（4）寻找提取输卵管 卵圆钳取管法、指板法、吊钩法。

（5）结扎输卵管 抽芯包埋法、输卵管银夹法、输卵管折叠结扎切除法。

6. 术后并发症

（1）出血、血肿。

（2）感染 包括全身和局部感染。

（3）脏器损伤 膀胱或肠管。

（4）绝育失败，输卵管再通。

7. 术后处理 注意观察生命体征，术后2周禁止性交。

二、经腹腔镜输卵管绝育术

1. 禁忌证 主要为腹腔粘连、心肺功能不全、膈疝等，余同经腹输卵管结扎术。

2. 术前准备 同经腹输卵管结扎术。

3. 手术步骤 局部麻醉、硬膜外麻醉或全身麻醉。脐孔下缘作1cm小切口，先用气腹针插入腹腔，充二氧化碳，插入套管针放置腹腔镜。在腹腔镜直视下将弹簧夹（spring clip）或硅胶环（Falope ring）置于输卵管峡部，以阻断输卵管通道。也可采用双极电凝法烧灼输卵管峡部1～2cm。经统计各法绝育术的失败率，以电凝术再通率最低。

4. 术后处理 静卧4～6小时后可下床活动，注意观察生命体征。

第3节 避孕失败的补救措施

人工流产（artificial abortion）是指因意外妊娠、疾病等原因而采用人工方法终止妊娠，是避孕失败的补救方法。终止早期妊娠的人工流产方法包括手术流产和药物流产。

一、手术流产

手术流产（surgical abortion）是采用手术方法终止妊娠，包括负压吸引术（vacuum aspiration）和钳刮术。

（一）负压吸引术

利用负压吸引原理，将妊娠物从宫腔内吸出，称为负压吸引术。

1. 适应证 妊娠10周内要求终止妊娠而无禁忌证，患有某种严重疾病不宜继续妊娠。

2. 禁忌证 生殖道炎症；各种疾病的急性期；全身情况不良，不能耐受手术；术前2次体温在37.5℃以上。

3. 术前准备

（1）详细询问病史，进行全身检查及妇科检查。

（2）血或尿 hCG 测定，超声检查确诊。

（3）阴道分泌物常规、血常规及凝血功能检测。

（4）术前测量体温、脉搏、血压。

（5）解除患者思想顾虑。

（6）排空膀胱。

4. 手术步骤　受术者取膀胱截石位。常规消毒外阴和阴道，铺无菌巾。做双合诊复查子宫位置、大小及附件。阴道窥器扩张阴道，消毒阴道及宫颈管，用宫颈钳夹持宫颈前唇。顺子宫方向探针探宫腔方向及深度，选择吸管。宫颈扩张器扩张宫颈管，由小号到大号，扩张到比选用吸头大半号或 1 号。将吸管连接到负压吸引器上，将吸管缓慢送入宫底部，遇到阻力略向后退。给予负压一般 400mmHg，按顺时针方向吸宫腔 1~2 圈。感到宫壁粗糙提示组织吸净，此时将橡皮管折叠，取出吸管。用小号刮匙轻轻搔刮宫底及两侧宫角，检查宫腔是否吸净。必要时重新放入吸管，再次用低负压吸宫腔 1 圈。取下宫颈钳，用棉球拭净宫颈及阴道血迹，术毕。将吸出物过滤，测量血液及组织容量，检查有无绒毛。未见绒毛需送病理检查。

5. 注意事项

（1）正确判别子宫大小及方向，动作轻柔，减少损伤。

（2）扩宫颈管时用力均匀，以防宫颈内口撕裂。

（3）严格遵守无菌操作常规。

（4）目前静脉麻醉应用广泛，应由麻醉医师实施和监护，以防麻醉意外。

（5）当孕周 >10 周的早期妊娠应采用钳刮术。该手术应先通过机械或药物方法使宫颈松软，然后用卵圆钳钳夹胎儿及胎盘。由于此时胎儿较大、骨骼形成，容易造成出血多、宫颈裂伤、子宫穿孔等并发症。

★（二）人工流产术并发症及处理

1. 出血　子宫收缩欠佳，出血量多可在扩张宫颈后，宫颈注射缩宫素，并尽快取出绒毛组织。

2. 子宫穿孔　子宫穿孔是人工流产术的严重并发症。与术者操作技术及子宫本身情况（如哺乳期妊娠子宫，剖宫产后瘢痕子宫再次妊娠等）有关。手术时突然感到无宫底感觉，或手术器械进入深度超过原来所测得深度，提示子宫穿孔，应立即停止手术。穿孔小，可注射子宫收缩剂保守治疗，并给予抗生素预防感染。同时密切观察血、脉搏等生命体征。若宫内组织未吸净，应由有经验医师避开穿孔部位，也可在 B 型超声引导下或腹腔镜下完成手术。如破口大，有内出血或怀疑脏器损伤，则剖腹探查或腹腔镜探查。

3. 人工流产综合反应　指手术时疼痛或局部刺激，使受术者在术中或术毕出现恶心呕吐、心动过缓、心律不齐、面色苍白、头晕、胸闷、大汗淋漓，严重者甚至出现血压下降、晕厥、抽搐等迷走神经兴奋症状。发现症状应立即停止手术，给予吸氧，严重者可加用阿托品 0.5~1mg 静脉注射。

4. 漏吸或空吸　施行人工流产术未吸出胚胎及绒毛而导致继续妊娠或胚胎停止发育，称为漏吸。误诊宫内妊娠行人工流产术，称为空吸。术毕吸刮出物肉眼未见绒毛，要重复妊娠试验及 B 型超声检查，宫内未见妊娠囊，诊断为空吸，必须将吸刮的组织全部送病理检查，警惕宫外孕。

5. 吸宫不全　指人工流产术后部分妊娠组织物的残留。手术后阴道流血时间长，血量多或流血停止后再现多量流血，应考虑为吸宫不全，血或尿 hCG 检测和 B 型超声检查有助于诊断。无明显感染征象，应尽早行刮宫术，刮出物送病理检查。术后给予抗生素预防感染。若同时伴有感染，应控制感染后再行刮宫术。

6. 感染　可发生急性子宫内膜炎、盆腔炎等，术后应预防性应用抗生素。

7. 羊水栓塞　少见，由于宫颈损伤、胎盘剥离使血窦开放，羊水进入。其症状及严重性不如晚期妊娠发病凶猛。治疗见第 17 章第 2 节"羊水栓塞"。

8. 远期并发症　宫颈或宫腔粘连、慢性盆腔炎、月经失调、继发性不孕等。

二、药物流产

药物流产（medical abortion or medical termination）是用药物而非手术终止早孕的一种避孕失败的补救措施。目前临床应用的药物为米非司酮和米索前列醇，两者配伍应用终止早孕完全流产率达 90% 以上。

1. 药物流产的适应证

（1）妊娠 ≤49 日，本人自愿、年龄 <40 岁的健康妇女。

（2）血或尿 hCG 阳性，B 型超声确诊为宫内妊娠。

（3）人工流产术高危因素者，如疤痕子宫、哺乳期、宫颈发育不良或严重骨盆畸形。

（4）多次人工流产术史，对手术流产有恐惧和顾虑心理者。

2. 药物流产的禁忌证

（1）有使用米非司酮禁忌证，如肾上腺及其他内分泌疾病、妊娠期皮肤瘙痒史、血液病、血管栓塞等病史。

（2）有使用前列腺素药物禁忌证，如心血管疾病、青光眼、哮喘、疼痛、结肠炎等。

（3）带器妊娠、宫外孕。

（4）其他　过敏体质、妊娠剧吐、长期服用抗结核、抗癫痫、抗抑郁、抗前列腺素药等。

3. 用药方法

（1）顿服法　米非司酮用药第 1 日顿服 200mg。服药的第 3 日早上口服米索前列醇 0.6mg，前后空腹 1 小时。

（2）分服法　米非司酮服药第 1 日晨服 50mg，8~12 小时再服 25mg；用药第 2 日早晚各服米非司酮 25mg；第 3 日上午 7 时再服 25mg。于第 3 日服用米非司酮后 1 小时服米索前列醇。

服药后应严密观察，可出现恶心、呕吐、腹痛、腹泻等胃肠道症状，出血时间长、出血多，少数人可大量出血而需急诊刮宫，药物流产必须在有正规抢救条件的医疗机构进行。

★第 4 节　避孕节育措施的选择

避孕方法知情选择（informed choice of contraceptive methods）是计划生育优质服务的重要内容，指通过广泛深入宣传、教育、培训和咨询，育龄妇女根据自身特点（包括家庭、身体、婚姻状况等）选择合适的安全有效的避孕方法。

一、新婚期

应选择使用方便、不影响生育的避孕方法。复方短效口服避孕药列为首选。还可选用阴茎套、外用避孕栓、薄膜等。一般不选用宫内节育器。不适宜用安全期、体外排精及长效避孕药。

二、哺乳期

应选择不影响乳汁质量及婴儿健康的避孕方法。阴茎套是哺乳期选用的最佳避孕方式。也可选用单孕激素制剂长效避孕针剂、放置宫内节育器，不适用避孕药膜、雌、孕激素复合避孕药或安全期避孕。

三、生育后期

应选择长效、安全、可靠的避孕方法。各种避孕方法（宫内节育器、皮下埋植剂、复方口服避孕药、避孕针、阴茎套等），根据个人身体状况进行选择。已生育 2 个或 2 个以上妇女，宜采用绝育术为妥。

四、绝经过渡期

此期仍有排卵可能，应坚持避孕，可选用阴茎套、避孕栓、凝胶剂。原来使用宫内节育器无不良反应可继续使用至绝经后半年。不宜选择复方避孕药、安全期避孕。

同步练习

一、选择题

1. 新婚夫妇欲半年后要孩子，现应选用下列哪一种避孕方法最适宜：

A. 皮下埋植避孕　　B. 宫内节育器　　C. 口服避孕药　　D. 阴茎套　　E. 安全期避孕

2. 宫内节育器的避孕机制最主要是：

A. 阻止精子和卵子相遇　　B. 阻止精子进入输卵管　　C. 影响卵巢排卵

D. 阻止受精卵着床　　E. 阻止卵子由输卵管进入子宫

3. 最适合行输卵管结扎的时间是：

A. 哺乳期妇女　　B. 行经期前 3 天　　C. 月经干净后 3～4 天

D. 人流术后 1 周内　　E. 分娩后 1 周

4. 下列哪项不是取出节育器的指征：

A. 真菌性阴道炎

B. 节育环移位

C. 绝经后半年～1 年

D. 置节育环后，出现月经紊乱，经量增多已数月，经药物治疗无改善

E. 男方或女方已做绝育手术

5. 下列哪项不是口服避孕药禁忌证：

A. 急、慢性肝炎　　B. 乳腺癌患者　　C. 哺乳期　　D. 阴道炎　　E. 血栓性疾病患者

二、问答题

1. 简述宫内节育器的避孕原理。

2. 人流术的近期并发症有哪些？

参考答案

一、1. D　2. D　3. C　4. A　5. D

二、1. 主要是局部组织对异物的组织反应而影响受精卵着床。活性 IUD 的避孕机制还与活性物质有关。

（1）对精子和胚胎的毒性作用：①局部炎症反应，炎性细胞对胚胎有毒性作用。大量巨噬细胞影响受精卵着床，并吞噬精子及影响胚胎发育。②铜离子使精子头尾分离，精子不能获能。

（2）干扰着床：①长期异物刺激产生前列腺素，改变输卵管蠕动，使受精卵运行速度与子宫内膜发育不同步，受精卵着床受阻。②激活纤溶酶原，局部纤溶酶活性增强，囊胚溶解吸收。③铜离子进入细胞，影响锌酶系统阻碍受精卵着床及胚胎发育。使内膜细胞代谢受到干扰，使受精

卵着床及囊胚发育受到影响。

（3）左炔诺孕酮 IUD 的避孕作用：可使一部分妇女抑制排卵。孕激素使子宫内膜的腺体萎缩，间质蜕膜化，间质炎性细胞浸润，不利于受精卵着床。并使宫颈黏液稠厚，不利于精子穿透。

（4）含吲哚美辛 IUD：吲哚美辛抑制前列腺素合成，减少放置 IUD 后出现的出血反应。

2. 出血、子宫穿孔、人工流产综合反应、漏吸或空吸、吸宫不全、感染、羊水栓塞。

第36章　性及女性性功能障碍

1. 掌握　性欲及性行为及女性性功能障碍的定义。
2. 了解　女性性功能障碍的分类。

性是人类对性别的确认、性感觉的表达及与此相关的人与人之间的亲密关系等的总和。

第1节　性欲、性行为及其影响因素

一、性欲与性行为

性欲（sexual desire，libido）的概念复杂、多层次、多含义。体现了生物学的驱动力，生物学、心理学、社会学和宗教文化的相互作用的终点。

性行为（sexual behavior）：指旨在满足性欲和获得性快感而出现的动作和活动。分类：狭义性行为：性交（sexual intercourse），以男性阴茎和女性阴道交媾方式进行的性行为，具有生殖意义广义性行为：泛指接吻、拥抱、爱抚、口交、自慰等各种准备性、象征性及与性有联系的行为。功能：繁衍后代、获得愉悦、维护健康。

性生活定义：性行为的连续过程。包括双方性信号传递、性交前爱抚、性交及性交后爱抚等过程。性欲是性生活的原始驱动力，而性生活是性欲释放的载体。

二、影响性欲和性行为的因素

1. **生理因素**　个体的遗传特征和生殖器解剖结构及神经内分泌的生理调节。
2. **心理因素**　为人类独有。
3. **社会因素**　人的社会属性决定了人类性行为是特殊的社会行为。

第2节　女性性反应和性反应周期

性反应（sexual response）：人体在受到性刺激后，身体上出现的可以感觉到、观察到、并能测量到的变化。这些变化不仅发生在生殖器官，也可以发生在身体的其他部位。其反应周期可分为：性欲期、性兴奋期、性持续期、性高潮期和性消退期。

一、性欲期

心理上受非条件性和条件性刺激后对性的渴望阶段。

二、性兴奋期

性兴奋期（sexual arousal phase）指性欲被唤起后机体开始出现的性紧张阶段。此期主要表现为生殖器充血，以阴道润滑为首要特征，一般在性刺激 10~30 秒后液体从阴道壁渗出，使阴道润滑；出现阴蒂和大小阴唇肿胀及阴道长度增加。全身反应有乳房肿胀和乳头勃起、心率加快、血压轻度升高、呼吸略加快及肌肉紧张等。心理上表现为性兴奋。

三、性持续期

性持续期（sexual plateau phase）指性兴奋不断积聚、性紧张持续稳定在较高水平阶段，又称为平台期、高涨期。此期生殖器充血更明显，阴蒂勃起，阴道更润滑，阴道外 1/3 段呈环状缩窄而内 2/3 段扩张，子宫提升，乳房进一步肿胀，全身肌肉紧张更明显并出现部分肌强直，心率及呼吸继续加快，血压进一步升高。胸前和颈部皮肤出现粉红色皮疹，称为"性红晕"。心理上进入明显兴奋和激动状态。

四、性高潮期

性高潮期（sexual orgasm phase）指在性持续期的基础上迅速发生身心极度快感阶段，是性反应周期中最关键最短暂阶段。伴随性高潮到来，阴道和肛门括约肌发生不随意的节律性收缩，约 3~12 次，由强到弱逐步消失，子宫也发生收缩和提升，同时伴面部扭曲、全身痉挛、呻吟、出汗及短暂神志迷乱。全身许多部位均出现性红晕，心率加快到 110~180 次/分，呼吸达 40 次/分，收缩压升高 30~80mmHg，舒张压升高 20~40mmHg。性高潮只持续数秒，在短暂时间里通过强烈的肌肉痉挛使逐渐积累的性紧张迅速释放。心理上感受到极大的愉悦和快感。

五、性消散期

性消散期（sexual resolution phase）指性高潮后性紧张逐步松弛并恢复到性唤起前状态的阶段。此期第一生理变化是乳房肿胀消退，随后生殖器充血、肿胀消退，全身肌张力恢复正常，心率、血压和呼吸均恢复平稳，感觉舒畅，心理满足。女性在消退期后与男性的不同点是不存在不应期，女性具有连续性高潮能力。

第 3 节　女性性功能的神经内分泌调节

女性性功能是由 3 级神经中枢调节的。第 1 级中枢，也就是性功能的初级中枢，位于脊髓低段，亦称为脊髓中枢，通过体干神经和交感、副交感神经支配外、内性器官，参与性兴奋和性行为的调节；第 2 级中枢，是位于下丘脑和后脑的皮质下中枢，主要通过分泌促性腺激素释放激素而调节性功能；第 3 级中枢，是位于大脑皮质的边缘系统，特别是隔区和有关的结构中，是性功能调节的最高中枢。女性内分泌是通过丘脑下部 - 垂体 - 卵巢轴的调节而使生殖器官发生周期性变化，并影响性功能。

丘脑下部分泌的促性腺释放激素作用于垂体前叶；使之合成和释放促卵泡素和促黄体素（黄体生成素）。在少量促黄体素的参与下，促卵泡素使卵巢中的卵泡发育成熟并分泌雌激素。在雌激素的作用下，子宫内膜发生增殖期变化。雌激素的分泌量在排卵前达到第一高峰，并对丘脑下部 - 垂体产生正负反馈。正反馈是促使垂体释放促黄体素，负反馈是抑制促卵泡素的释放。当促黄本素释放达到高峰时，在促卵泡素的参与下触发卵巢排卵，并使破裂的卵泡形成黄体。黄体分泌孕激素和雌激素，由于孕激素的作用使子宫内膜变成分泌期。随着孕激素和雌激素分泌的增加达到高峰，对丘脑下部 - 垂体起抑制作用（负反馈），从而使垂体释放的促卵泡素和促黄体素下降。于是，黄体萎缩，孕激素和雌激素的分泌随之下降，因而子宫内膜难以维持而脱落形成月经。由于孕激素和雌激素的下降，解除了对丘脑下部 - 垂体的抑制，而垂体又重新释放促卵泡素，新的卵泡又开始发育，新的周期又开始了。

第4节　女性性功能障碍

女性性功能障碍（female sexual dysfunction）是指女性性反应周期1个或几个环节发生障碍，或出现与性交有关的疼痛。女性性功能障碍的诊断主要依靠临床判断，需注意的是这种障碍必须已造成患者心理痛苦或双方性生活困难，不存在频率或严重程度方面的最低规定，同时要考虑患者的文化程度、伦理、宗教及社会背景等，这些因素均会影响患者性欲和性期望。

（一）分类

女性性功能障碍分类较多，均依据女性性反应周期来划分。1994年我国（中国）精神疾病分类与诊断标准将其分为性欲减退、性交疼痛、阴道痉挛（性恐惧症）和性高潮缺乏。1998年美国泌尿系统疾病性功能健康委员会在综合各种分类的基础上提出新分类法。根据这一分类，女性性功能障碍分为4类。

（二）临床特征

1. 性欲障碍　性欲障碍（sexual desire disorders）包括低反应性性功能和性厌恶。

2. 性唤起障碍　性唤起障碍（sexual arousal disorders）指持续或反复发生不能获得或维持足够的性兴奋，并引起心理痛苦。

3. 性高潮障碍　性高潮障碍（sexual orgasmic disorders）指足够的性刺激和性兴奋后，持续或反复发生的性高潮困难、延迟、缺如，并引起心理痛苦。

4. 性交疼痛障碍　性交疼痛障碍（sexual pain disorders）包括：①性交疼（dyspareunia）：指反复或持续发生于性交相关的生殖器和盆腔疼痛。②阴道痉挛（vaginismus）指反复或持续发生阴道外1/3段肌肉不自主痉挛以干扰或阻止阴茎插入，并引起心理痛苦。③其他性交疼：指反复或持续发生由非性交性刺激引起的生殖器疼痛。

上述每种性功能障碍均分为终身性（原发性）和获得性（继发性）、完全性和境遇性、器质性和功能性。

（三）诊断

1. 病史　注意环境的舒适和私密性。

2. 性功能评估　女性性功能积分表。

3. 情感及相关问题评价。

4. 心理检查。

5. 体格检查。

6. 盆腔及全身检查。

7. 实验室检查　性激素测定、阴道pH值、顺应性及振荡器感应域值测定、彩超测定血流。

（四）治疗

1. 心理治疗　精神分析疗法、催眠疗法、婚姻疗法及集体疗法等。

2. 一般治疗　提供有关性的基本知识和技巧，性生活时双方相互沟通推荐使用润滑剂。

3. 行为疗法　性感集中训练、自我刺激训练、盆底肌肉锻炼及脱敏疗法：也称为阴道扩张法。

4. 药物治疗

（1）性激素　可全身用药，也可局部用药。

（2）抗抑郁药　增强多巴胺和抑制5-羟色胺、催乳素作用。

（3）多巴胺激动剂　增加多巴胺活性和神经兴奋性。

（4）西地那非　临床试验阶段。

5. 原发病治疗。

第5节　女性性卫生和性健康教育

指通过性卫生保健而实现性健康和达到提高生活质量的目的。

一、性卫生

1. 性心理卫生　要求清楚性生活是人类心理和生理的需要，是人体性功能的正常表现，也是夫妻生活重要的和不可缺少的组成部分；要充分认识男女双方性反应的差异：女性性唤起较缓慢，在性刺激前可以没有性欲；女性性反应个体差异较大。

2. 性生理卫生　良好的生活习惯、性器官卫生、性生活卫生、避孕及预防性传播疾病。

二、性健康教育

1. 定义　通过有计划、有组织、有目标的系统教育活动，进行关于性知识和性道德教育，使受教育者具有科学的性知识、正确的性观念、高尚的性道德和健康的性行为。

2. 目的　向各年龄段的人群普及性生理和性心理知识，建立对性的正确态度，确立科学的性观念，重视性道德价值，选择健康的性行为，预防性传播疾病和消除性犯罪。

同步练习

女性性功能障碍的治疗方式是什么？

参考答案

（1）心理治疗：精神分析疗法，催眠疗法、婚姻疗法及集体疗法。

（2）一般治疗：提供有关性的基本知识和技巧，性生活时双方相互沟通使用润滑剂。

（3）行为疗法：性感集中训练，自我刺激训练，盆底肌肉锻炼及脱敏疗法，也称阴道扩张法。

（4）药物治疗：①性激素；②抗抑制药；③多巴胺激动剂；④西地那非。

（5）原发病的治疗。

第37章 妇女保健

![教学目的]

1. 掌握 妇女保健的定义、意义及任务。
2. 熟悉 妇女保健的组织机构。
3. 了解 妇女保健统计指标、孕产妇死亡与危重症评审制度。

妇女保健学是以妇女为对象，运用现代医学和社会科学的基本理论、基本技能及基本方法，研究妇女身体健康、心理行为与生理发育特征的变化及其规律，分析其影响因素，制订有效的保健措施。

第1节 妇女保健的意义与组织机构

一、妇女保健工作的意义

★妇女保健是以维护和促进妇女健康为目的，以"保健为中心，临床为基础，保健与临床相结合，以生殖健康为核心，面向基层，面向群体"为工作方针，开展以群体为服务对象，做好妇女保健工作，保护妇女健康，提高人口素质，是国富民强的基础工程。

二、妇女保健工作目的

★妇女保健工作目的是通过积极的预防、普查、监护和保健措施，做好妇女各期保健以降低患病率，消灭和控制某些疾病及遗传病的发生，控制性传播疾病的传播，降低孕产妇和围产儿死亡率，促进妇女身心健康。

三、妇女保健的服务范围

妇女保健的服务范围为妇女一生的各个时期。

四、妇女保健与生殖健康

妇女保健促进生殖健康。

五、妇女保健工作的组织机构

1. 行政机构。
2. 专业机构。

六、妇女保健的工作方法

妇女保健工作是一个社会系统工作，应充分发挥各级妇幼保健专业机构及三级妇幼保健网的作用。

第2节　妇女保健工作的任务

妇女保健工作的任务包括妇女各期保健，妇女常见病和恶性肿瘤的普查普治，计划生育技术指导，妇女劳动保护，女性心理保健，社区妇女保健，健康教育与健康促进等。

一、妇女各期保健

1. 青春期保健

（1）以加强一级预防为重点　①自我保健；②营养指导；③体育锻炼；④卫生指导；⑤性教育。

（2）二级预防包括早期发现疾病和行为偏差以及减少危险因素2个方面。

（3）三级预防包括对女青年疾病的治疗与康复。

2. 婚前保健　包括婚前医学检查、婚前卫生指导和婚前卫生咨询。

3. 生育期保健　主要是维护生殖功能的正常，保证母婴安全，降低孕产妇死亡率和围产儿死亡率。

4. 围产期保健（perinatal health care）　指一次妊娠从妊娠前、妊娠期、分娩期、产褥期、哺乳期为孕产妇和胎儿及新生儿的健康所进行的一系列保健措施，从而保障母婴安全，降低孕产妇死亡率和围产儿死亡率。

5. 绝经过渡期保健　绝经过渡期是指妇女40岁左右开始出现内分泌、生物学变化与临床表现直至绝经。

6. 老年期保健　国际老年学会规定65岁以上为老年期。

（二）定期进行妇女常见疾病和恶性肿瘤的普查普治

建立健全妇女疾病及防癌保健网，定期进行妇女疾病及恶性肿瘤的普查普治工作，35岁以上妇女每1~2年普查1次。对妇科恶性肿瘤应早发现、早诊断、早治疗，以降低发病率，提高治愈率。

（三）做好计划生育技术指导

开展计划生育技术咨询，普及节育科学知识，以妇女为中心，大力推广以避孕为主的综合节育措施。

（四）做好妇女劳动保护

采用法律手段，贯彻预防为主的方针，确保女职工在劳动工作中的安全与健康。

（五）女性心理保健

1. 月经期心理卫生。

2. 妊娠期和分娩期心理卫生　妊娠期的心理状态分为3个时期：较难耐受期、适应期和过度负荷期。孕妇最常见心理问题为焦虑或抑郁状态。

3. 产褥期心理卫生　常见的心理问题是焦虑和产后抑郁症。

4. 辅助生育技术相关的心理卫生。

5. 绝经过渡期及老年期心理卫生。

6. 与妇科手术有关的心理问题。

第3节　妇女保健统计指标、孕产妇死亡与危重症评审制度

规范妇女保健统计、落实孕产妇死亡和危重症评审制度对提高妇女保健工作水平有重要

意义。

一、妇女保健统计指标

（一）妇女病普查普治的常用统计指标

（1）妇女病普查率 = 期内（次）实查人数/期内（次）应查人数 × 100%

（2）妇女病患病率 = 期内患病人数/期内受检查人数 × 10 万/10 万

（3）妇女病治愈率 = 治愈例数/患妇女病总例数 × 100%

（二）孕产期保健指标

1. 孕产期保健工作统计指标

（1）产前检查覆盖率 = 期内接受 1 次及以上产前检查的孕妇数/期内孕妇总数 × 100%

（2）产前检查率 = 期内产前检查总人次数/期内孕妇总数 × 100%

（3）产后访视率 = 期内产后访视产妇数/期内分娩的产妇总数 × 100%

（4）住院分娩数 = 期内住院分娩产妇数/期内分娩产妇总数 × 100%

2. 孕产期保健质量指标

（1）高危孕妇发生率 = 期内高危孕妇数/期内孕（产）妇总数 × 100%

（2）妊娠期高血压疾病发生率 = 期内患病人数/期内孕妇总数 × 100%

（3）产后出血率 = 期内产后出血人数/期内产妇总数 × 100%

（4）产褥感染率 = 期内产褥感染人数/期内产妇总数 × 100%

（5）会阴破裂率 = 期内会阴破裂人数/期内产妇总数 × 100%

3. 孕产期保健效果指标

（1）围产儿死亡率 =（孕 28 足周以上死胎数 + 生后 7 日内新生儿死亡数）/（孕 28 足周以上死胎数 + 活产数）× 1000‰

（2）孕产妇死亡率 = 年内孕产妇死亡数/年内孕产妇总数 × 10 万/10 万

（3）新生儿死亡率 = 期内生后 28 日内新生儿死亡数/期内活产数 × 1000‰

（4）早期新生儿死亡率 = 期内生后 7 日内新生儿死亡数/期内活产数 × 1000‰

（三）计划生育统计指标

（1）人口出生率 = 某年出生人数/该年平均人口数 × 1000‰

（2）人口死亡率 = 某年死亡人数/该年平均人口数 × 1000‰

（3）人口自然增长率 = 年内人口自然增长数/同年平均人口数 × 1000‰

（4）计划生育率 = 符合计划生育的活胎数/同年活产总数 × 100%

（5）节育率 = 落实节育措施的已婚育龄夫妇任一方人数/已婚育龄妇女数 × 100%

（6）绝育率 = 男和女绝育数/已婚育龄妇女数 × 100%

二、孕产妇死亡评审制度及孕产妇危重症评审制度

孕产妇死亡指在妊娠期或妊娠终止后 42 日之内妇女的死亡，但不包括意外或偶然因素所致的死亡。我国孕产妇死亡评审（maternal death review）制度是各级妇幼保健机构在相应卫生行政部门领导下，成立各级孕产妇死亡评审专家组，通过对病例进行系统回顾和分析，及时发现在孕产妇死亡过程中各个环节存在的问题，有针对性地提出干预措施，以提高孕产妇系统管理和产科质量、降低孕产妇死亡率。

由于孕产妇危重症病例远多于死亡病例，有利于对可避免因素进行量化分析，且是对孕产妇本人进行访谈，信息更为准确，自 2005 年以来，WHO 推荐"孕产妇危重症评审"。WHO 专家组建议孕产妇危重症（maternal near-miss）的定义即"在妊娠至产后 42 日内，孕产妇因患疾病濒临死亡经抢救后存活下来的病例"。

孕产妇死亡评审制度及孕产妇危重症评审制度本着"保密、少数服从多数、相关科室参与、回避"等原则，及时发现死亡孕产妇或幸存者诊治过程中保健、医疗、管理诸环节中存在的问题，提出改进意见或干预措施，以达到改进产科服务质量，更有效减少孕产妇死亡病例和孕产妇危急重症的发生。

同步练习

1. 妇女保健的意义是什么？
2. 妇女保健的目的是什么？

参考答案

1. 妇女保健是以维护和促进妇女健康为目的，以"保健为中心，临床为基础，保健与临床相结合，以生殖健康为核心，面向基层，面向群体"为工作方针，开展以群体为服务对象，做好妇女保健工作，保护妇女健康，提高人口素质，是国富民强的基础工程。

2. 妇女保健工作目的是通过积极的预防、普查、监护和保健措施，做好妇女各期保健以降低患病率，消灭和控制某些疾病及遗传病的发生，控制性传播疾病的传播，降低孕产妇和围产儿死亡率，促进妇女身心健康。

第38章 妇产科常用特殊检查

教学目的

1. 掌握 诊断性宫颈锥切术及诊断性刮宫的适应证及意义；输卵管通畅检查的方法；妇科常用穿刺检查的操作及意义。

2. 熟悉 宫颈脱落细胞 HPV DNA 检测的意义；妇科肿瘤标志物的临床意义；女性生殖器官活组织检查的适应证；常用女性内分泌激素测定的正常值和意义。

3. 了解 产前筛查和产前诊断常用的检查方法；羊水检查的临床意义；常用生殖道细胞学涂片种类；妇产科常用的影像检查方法及在疾病诊断中的作用。

第1节 产前筛查和产前诊断常用的检查方法

一、产前筛查技术

1. 非整倍体染色体异常的产前血清学筛查 目的是通过化验孕妇的血液，来判断胎儿患病的危险程度，如结果示高风险，应进行确诊检查。

（1）筛查指标 检测母体空腹状态下血清中妊娠相关血浆蛋白 A（PAPP - A）、游离 B - hCG（早期两项），或甲型胎儿蛋白（AFP）、绒毛促性腺激素（hCG）和游离雌三醇（uE_3）（中期三项）的指标。各项指标的单位采用正常孕妇在该孕周的中位数的倍数来表示，结合孕妇预产期、体重、年龄和孕周，计算出危险度，可以查出 60% ~70% 的唐氏综合征患儿。

（2）检测方法 一般采用放射免疫、酶联免疫、化学发光方法等。早孕期筛查时间为 10 ~ 14 周，孕中期为 16 ~21 周。

2. 胎儿畸形超声筛查 指妊娠 18 ~24 周的系统胎儿超声检查，有条件的医院在妊娠 9 ~14 周开展胎儿颈项透明层和胎儿鼻骨检查及严重胎儿畸形筛查。

3. 无创产前检查技术 孕妇外周血血清中约有 1% ~5% 的 DNA 来自胎儿，通过对胎儿 DNA 的测序分析，诊断染色体倍数异常和基因突变。在孕妇有染色体异常、多胎等情况下不适用。

二、染色体病的产前诊断常用技术

染色体疾病的产前诊断主要依靠细胞遗传学方法，获取胎儿细胞和胎儿的染色体仍是重要环节。

1. 羊膜腔穿刺术 常在妊娠 16 ~21 周进行。

2. 绒毛穿刺取样 常在妊娠 10 ~13 周进行。

3. 经皮脐血穿刺技术。

4. 胎儿组织活检 妊娠早中期，采用胎儿镜下组织活检，可用在一些家庭性遗传病的产前诊断。

5. 胚胎植入前诊断　对某些遗传性疾病，可采用体外受精的方法，在胚胎植入前进行遗传学诊断，以减少人工流产率和预防遗传病的目的。

第 2 节　羊水检查

羊水检查是经羊膜腔穿刺取羊水进行羊水成分分析的一种出生前诊断方法。目前常用于胎儿肺成熟度判断、宫内感染病原体检测和产前诊断。

一、适应证

（1）判断胎儿肺成熟。
（2）妊娠早期孕妇感染风疹、巨细胞病毒等。
（3）细胞遗传学检查及先天性代谢异常的产前诊断。

二、检查方法

见本章第 5 节。

三、临床应用

1. 胎儿肺成熟度检查

（1）卵磷脂与鞘磷脂比值（L/S）测定　肺泡表面活性物质的主要成分为磷脂，羊水 L/S 比值可用于判断胎肺的成熟度。

（2）磷脂酰甘油（phosphatidylglycerol，PG）测定　PG 占肺泡表面活性物质中总磷脂的 10%，妊娠 35 周后出现，其测定判断胎儿肺成熟度优于 L/S 比值法。

2. 细胞遗传学及先天性代谢异常的检查　多在妊娠 16 ~ 21 周进行，用于染色体异常、先天性代谢异常、基因病的产前检查。

3. 检测宫内感染。

4. 协助诊断胎膜早破　对可疑胎膜早破者，取阴道内液体测 pH 值或玻片光镜下检查。

第 3 节　生殖道脱落细胞学检查

女性生殖道脱落上皮细胞包括阴道上段、宫颈阴道部、子宫、输卵管及腹腔的上皮细胞。检查生殖道脱落细胞既可反映体内性激素水平，又可协助诊断生殖道不同部位的恶性肿瘤及观察其治疗效果。

一、生殖道细胞学检查取材、 制片及相关技术

（一）涂片种类及标本采集

采集标本前 24 小时内禁性生活、阴道检查、阴道灌洗及用药，取标本的用具必须无菌干燥。

1. 阴道涂片　主要目的是了解卵巢或胎盘功能。有性生活女性在阴道侧壁上 1/3 处取材，对无性生活女性可用消毒棉签蘸生理盐水浸湿后，伸入阴道在其侧壁上 1/3 处取材，在玻片上涂处并固定。

2. 宫颈刮片　宫颈刮片是筛查早期宫颈癌的重要方法，取材应在宫颈外口鳞 – 柱状上皮交接处。

3. 宫颈管涂片　先将宫颈表面分泌物拭净，将小型刮板进入宫颈管内，轻刮一周做涂片。

4. 宫腔吸片　疑宫腔内有恶性病变时可使用。选择直径 1 ~ 5mm 不同型号的塑料管，一端连于干燥消毒的注射器，另一端送入宫腔达宫底部，上下左右转动方向，轻轻抽吸注射器，将吸出

物涂片、固定、染色。

（二）染色方法

细胞学染色方法很多，如巴氏染色法、邵氏染色法等。

（三）辅助诊断技术

可采用免疫细胞化学、原位杂交技术、影像分析等。

二、正常生殖道脱落细胞的形态特征

（一）鳞状上皮细胞

1. 底层细胞　相当于细胞学的深棘层，又分为内底层细胞和外底层细胞。

2. 中层细胞　相当于组织学的浅棘层，是鳞状上皮中最厚的一层。

3. 表层细胞　相当于组织学的表层。

（二）柱状上皮细胞

分为宫颈黏膜细胞和子宫内膜细胞。

（三）非上皮成分

如吞噬细胞、白细胞、淋巴细胞等。

三、生殖道脱落细胞在内分泌检查方面的应用

1. 成熟指数（maturation index，MI）　计算阴道上皮3层细胞百分比。按底/中/表层顺序写出，一般有雌激素影响的涂片基本上无底层细胞；轻度影响者表层细胞＜20%；高度影响者表层细胞＞60%。

2. 致密核细胞指数（karyopyknotic index，KI）　是计算鳞状上皮细胞中表层致密核细胞的百分率。

3. 嗜伊红细胞指数（eosinophilic index，EI）　是计算鳞状上皮细胞中表层红染细胞的百分率，用以表示雌激素水平。

4. 角化指数（cornification index，CI）　指鳞状上皮细胞中表层嗜伊红致密核细胞的百分率，用以表示雌激素水平。

四、生殖道脱落细胞涂片用于妇科疾病诊断

（一）闭经

阴道涂片检查见有正常周期性变化，提示闭经的原因在子宫及其以下部位。涂片中见中、底层细胞多，表层细胞少，无周期性变化，提示病变在卵巢。涂片表现呈不同程度雌激素低落，提示垂体或下丘脑或全身性疾病引起的闭经。

（二）功能失调性子宫出血

1. 无排卵型功血　涂片多显示中至高度雌激素影响。

2. 排卵性月经失调　涂片显示有周期性变化，排卵期出现高雌激素影响。

（三）流产

1. 先兆流产　表现为EI于早孕期增高，经治疗后EI稍下降提示好转。

2. 稽留流产　EI升高，出现圆形致密核细胞，细胞分散，舟形细胞少，多边形细胞增多。

（四）生殖道感染性炎症

1. 细胞性阴道病　常见有乳杆菌、球菌、加德纳菌等。

2. 衣原体性宫颈炎　宫颈涂片上可见化生的细胞质内有球菌样物及嗜碱性包涵体，感染细胞肥大多核。

3. 病毒感染　常见有人乳头瘤病毒和单纯疱疹病毒Ⅱ型。

五、生殖道脱落细胞用于妇科肿瘤诊断

（一）癌细胞特征

1. 细胞核的改变　核增大，核质比例失常，核大小不等，核深染，核分裂异常。

2. 细胞形态改变　细胞大小不等，形态各异，细胞质减少，若变性其内出空泡。

3. 细胞间关系改变　癌细胞可单独或成群出现，排列紊乱。

（二）阴道细胞学诊断的报告形式

主要有分级诊断及描述性诊断 2 种。

1. 阴道细胞学巴氏分类法　巴氏 I 级：正常。

巴氏 II 级：炎症。

巴氏 III 级：可疑癌。

巴氏 IV 级：高度可疑癌。

巴氏 V 级：癌。

2. TBS 分类法及其描述性诊断内容

（1）未见上皮内病变细胞和恶性细胞。

（2）上皮细胞异常　包括鳞状上皮细胞异常、腺上皮细胞异常、其他恶性肿瘤。

第 4 节　宫颈脱落细胞 HPV DNA 检测

一、HPV 的生理特性

人乳头瘤病毒（humam papilloma virus，HPV）属乳头多瘤空泡病毒科乳头瘤病毒属，是一种环状双链 DNA 病毒。它具有高度宿主特异性，适于在温暖潮湿环境生长，主要感染人特异部位皮肤、黏膜的复层鳞状上皮。性接触为其主要传染途径。HPV 有多种基因型，其中 30 多种与生殖道感染相关。根据生物学特征和致癌潜能，分类高危型和低危型。高危型如 HPV16、18、31、33、35、39、45、51、52、56、58、59、66、68 等与癌及癌前病变相关，低危型如 HPV6、11、42、43、44 等与轻度鳞状上皮损伤和泌尿生殖系统疣等相关。

二、HPV 感染与子宫颈癌及其癌前病变的关系

几乎所有的流行病学资料结合实验室数据都支持高危型 HPV 持续感染是子宫颈癌发生的必要条件。高危型 HPV E6、E7 基因编码的原癌蛋白是导致子宫颈上皮癌变的重要因子。来自世界范围的子宫颈癌组织标本研究发现：检出的所有 HPV 型别中，HPV16 占 50%，HPV18 占 14%，这两型感染很普遍，没有明显地区差异。另外，HPV45 占 8%，HPV31 占 8%，其他型别 HPV 占 23%，它们的感染存在地区差异。HPV 的型别还与子宫颈癌的病理类型相关：鳞癌中 HPV16 感染率约为 56%，腺癌中 HPV18 感染率约为 56%。

三、HPV 检测方法

1. 传统检测方法　主要通过形态学和免疫学方法对 HPV 进行检测。

2. PCR 检测 HPV DNA　可检测核酸杂交阳性标本中的 HPV DNA 片段，不仅可以对 HPV 阳性感染进行确诊，还可能进行 HPV 分型。缺点在于它的高灵敏性，易因样品的交叉污染而导致假阳性结果。

3. 杂交捕获 HPV DNA 分析　包括核酸印迹原位杂交、斑点印迹、原位杂交、杂交捕获法等。

4. 病理组织学检查　应用组织或细胞在病理切片上和分子探针进行 HPV DNA 杂交，可对

HPV 进行分型检测，但目前国内尚缺乏稳定的探针。

四、HPV 检测的临床价值

（1）与细胞学检查联合或单独使用进行子宫颈癌的初筛，有效减少细胞学检查的假阴性结果。2003 年制定的《子宫颈癌筛查及早诊治指南》建议，有 3 年以上性行为或 21 岁以上有性行为的妇女应每年 1 次细胞学检查，连续 2 次细胞学正常可改至 3 年后复查；连续 2 次 HPV 检测和细胞学正常可延至 5~8 年后复查。

（2）可根据 HPV 感染基因型预测受检者患子宫颈癌的风险。如 HPV16 或 18 阳性患者其 AS-CUS 或 LSIL 转变为 CINⅢ的概率远高于其他 HPV 型别阳性或未检出者。

（3）对未明确诊断意义的不典型鳞状上皮细胞或腺上皮细胞（ASCUS），应用 HPV 检测可进行有效分流。在这些患者中仅高危型 HPV 检测阳性者需要进一步进行阴道镜及活检，对 HPV DNA 检测为阴性的患者进行严密随诊。

（4）对宫颈高度病变手术治疗后的患者，HPV 检测可作为其疗效判断和随访监测的手段，预测期病变恶化或术后复发的风险。术后 6~12 个月检测 HPV 阴性，提示病灶切除干净；若术后 HPV 检测阳性，提示有残余病灶及有复发可能。

第 5 节 妇科肿瘤标志物检查

一、肿瘤相关抗原及胚胎抗原

（一）癌抗原 125

1. 检测记法及正常值 癌抗原 125（cancer antigen 125，CA125）检测多选用放射免疫法（RIA）和酶联免疫法。常用血清检测阈值为 35U/ml。

2. 临床意义 是目前应用最广的卵巢上皮性肿瘤标志物，临床上广泛用于鉴别诊断盆腔肿块，检测治疗后病情进展及判断预后等。CA125 水平高低可反映肿瘤大小。如在治疗开始后 CA125 下降 30%，或在 3 个月内 CA125 下降至正常值，则可视为有效。若经治疗后 CA125 水平持续升高或一度降至正常水平后再次升高，复发转移几率明显上升。CA125 对子宫颈腺癌、子宫内膜癌及子宫内膜异位症的诊断也有一定敏感性。

（二）NB/70K

1. 检测方法及正常值 多选用单克隆抗体 RIA 法，正常血清检测阈值为 50AU/ml。

2. 临床意义 NB/70K 是用人卵巢癌相关抗原制备出的单克隆抗体，对卵巢上皮性肿瘤敏感性达 70%。实验证明，其与 CA125 的抗原决定簇不同，对黏液性腺瘤也可表达阳性，因此在临床应用中可互补检测，提高肿瘤检出率。

（三）糖链抗原 199

1. 检测方法及正常值 糖链抗原 199（carbohydrate antigen 199，CA199）测定方法有单抗或双抗 RIA 法，血清正常值为 37U/ml。

2. 临床意义 CA199 是由直肠癌细胞系相关抗原制备的单克隆抗体，除对消化道肿瘤有标记作用外，对卵巢上皮性肿瘤也有约 50% 的阳性表达，子宫内膜癌及子宫颈腺癌也可阳性。

（四）甲胎蛋白

1. 检测方法及正常值 甲胎蛋白（alpha-fetoprotein，AFP）是由胚胎肝细胞及卵黄囊产生的一种糖蛋白，通常应用 RIA 或 ELISA 检测，血清正常值为 <20μg/L。

2. 临床意义 AFP 是属于胚胎期的蛋白产物，但在出生后部分器官恶性病变时可以恢复合成 AFP 的能力。在卵巢生殖细胞肿瘤中，相当一部分类型肿瘤 AFP 水平明显升高。如卵巢囊瘤

（内胚窦瘤），卵巢胚胎性癌和未成熟畸胎瘤血浆 AFP 水平升高。上述肿瘤患者经手术及化疗后，血浆 AFP 可转阴或消失，若 AFP 持续 1 年保持阴性，患者在长期临床观察中多无复发；若 AFP 升高，即使临床上无症状，也可能有隐性复发或转移，应严密随访，及时治疗。

（五）癌胚抗原

1. 检测方法及正常值 癌胚抗原（carcinoembryonic antigen，CEA）检测方法多采用 RIA 和 ELISA。血浆正常值一般 < 2.5μg/L，当 CEA > 5μg/L 可视为异常。

2. 临床意义 CEA 属于一种肿瘤胚胎抗原，胎儿胃肠道及胰腺，肝脏有合成 CEA 的能力，出生后血清中含量甚微。多种妇科恶性肿瘤如子宫颈癌、子宫内膜癌、卵巢上皮性癌、阴道癌及外阴癌等均可表达阳性，因此 CEA 对肿瘤类别无特异性标记功能。

（六）鳞状细胞癌抗原

1. 检测方法及正常值 鳞状细胞癌抗原（squamous cell carcinoma antigen，SCCA）测定方法为 RIA，ELISA 和化学发光方法。正常阈值为 1.5μg/L。

2. 临床意义 SCCA 是从子宫颈鳞状上皮细胞癌分离制备得到的一种肿瘤糖蛋白相关抗原，共分子量为 48000。70% 以上的子宫颈鳞癌患者血浆 SCCA 升高，对外阴及阴道鳞状上皮细胞癌敏感性为 40% ~ 50%。SCCA 对肿瘤患者有判断预后，监测病情发展的作用。

（七）人睾丸分泌蛋白 4

1. 检测方法及正常值 人睾丸分泌蛋白 4（human epididymis protein 4，HE4）可使用标准试剂盒。常用血清检查阈值为 150pmol/L。

2. 临床意义 HE4 是继 CA125 之后被高度认可的以一上皮性卵巢癌肿瘤标志物。HE4 在正常卵巢表面上皮中是不表达的，而在浆液性卵巢癌和子宫内膜样卵巢癌中明显高表达。HE4 联合 CA125 在上皮性卵巢癌的早期诊断，病情监测和术后复发监测中及与良性肿瘤的鉴别；诊断中显示出优越的临床价值。

二、雌激素受体与孕激素受体

1. 检测方法及正常值 多采用单克隆抗体组织化学染色定性测定，若从细胞或组织匀浆进行测定，则定量参考阈值 ER 为 20pmol/ml，PR 为 50pmol/ml。

2. 临床意义 激素与受体的结合有专一性强、亲和力高和结合容量低等特点。实验研究表明，ER、PR 在大量激素的作用下，可影响妇科肿瘤的发生和发展。多数作者认为卵巢癌的发生与雌激素的过度刺激有关。不同分化的恶性肿瘤，其 ER、PR 的阳性率也不同。这种变化对子宫内膜癌的发展及转归有较大影响，特别是对指导应用激素治疗具有确定价值。

三、妇科肿瘤相关的癌基因和肿瘤抑制基因

1. Myc 基因 在卵巢恶性肿瘤、宫颈癌和子宫内膜癌等妇科恶性肿瘤可发现有 Myc 基因的异常表达。Myc 基因的过度表达在卵巢肿瘤患者中约占 20%，多发生在浆液性肿瘤。而 30% 的宫颈癌有 Myc 基因过度表达。表达量可高于正常 2 ~ 40 倍。

2. Ras 基因 在宫颈癌、子宫内膜癌和部分卵巢癌患者均发现 Ras 基因突变；其中 K - ras 作为判断卵巢恶性肿瘤患者预后的指标之一。宫颈癌 Ras 基因异常发生率为 40% ~ 100% 不等，在 Ras 基因异常的宫颈癌患者中，70% 患者同时伴有 Myc 基因的扩增或过度表达。提示这两种基因共同影响宫颈癌的预后。

3. C - erb B2 基因 卵巢癌和子宫内膜癌的发生也与 C - erb B2 密切相关。二者均有 erb B2 基因的异常表达，并预示预后不佳。

4. P53 基因 P53 是当今研究最为广泛的人类肿瘤抑制基因。50% 卵巢恶性肿瘤有 P53 基因的缺陷，在各期卵巢恶性肿瘤中均发现有 P53 异常突变，这种突变在晚期患者中远远高于早期患

者，提示预后不良。在子宫内膜癌患者中，20%样本有 P53 的过度表达。

第6节　女性生殖器官活组织检查

一、活组织检查

（一）外阴活组织检查

［适应证］

（1）确定外阴色素减退疾病的类型及排除恶变者。

（2）外阴部赘生物或久治不愈的溃疡需明确诊断及排除恶变者。

（3）外阴特异性感染，如结核、尖锐湿疣等。

［禁忌证］

（1）外阴急性化脓性感染。

（2）月经期。

（3）疑恶性黑色素瘤。

［方法］

取膀胱截石位，常规消毒铺巾，取材部位以 0.5% 利多卡因做局麻。小赘生物可自蒂部剪下或用活检钳钳取，局部压迫止血，病灶面积大者行部分切除，并送检。

（二）阴道活组织检查

［适应证］

阴道赘生物、阴道溃疡灶。

［禁忌证］

急性外阴炎、阴道炎、子宫颈炎、盆腔炎。

［方法］

取膀胱截石位，阴道窥器暴露活检部位并消毒。活检钳咬取可疑部位组织，对表面有坏死的肿物，要取至深层新鲜组织。无菌纱布压迫止血，必要时阴道内放置无菌带尾纱或棉球压迫止血，嘱其 24 小时后自行取出。

（三）宫颈活组织检查

［适应证］

（1）宫颈脱落细胞学涂片检查巴氏Ⅲ级或Ⅲ级以上；巴氏Ⅱ级经抗感染治疗后仍为Ⅱ级；TBS 分类鳞状上皮细胞异常 LSIL 及以上者。

（2）阴道镜检查时反复可疑阳性或阳性者。

（3）疑有子宫颈癌或慢性特异性炎症，需进一步明确诊断者。

［方法］

（1）取膀胱截石位，阴道窥器暴露宫颈，揩净宫颈黏液及分泌物，局部消毒。

（2）用活检钳在宫颈外口鳞－柱状交接处或特殊病变处取材。可疑子宫颈癌者选 3、6、9、12 点 4 处取材。临床已明确为子宫颈癌，只为明确病理类型或浸润程度时可做单点取材。在阴道镜指引下定位活检可提高准确性。

（四）子宫内膜活组织检查

［适应证］

（1）确定月经失调类型。

（2）检查不孕症病因。

（3）异常阴道流血或绝经后阴道流血，需排除子宫内膜器质性病变者。

[禁忌证]

（1）急性、亚急性生殖道炎症。

（2）可疑妊娠。

（3）急性严重全身性疾病。

（4）体温＞37.5℃者。

[采取时间及部位]

（1）了解卵巢功能通常可在月经期前1~2日取，一般多在月经来潮6小时内取。

（2）功能失调性子宫出血者，如疑为子宫内膜增生症，应于月经前1~2日或月经来潮6小时内取材；疑为子宫内膜不规则脱落时，则应于月经第5~7日取材。

（3）原发不孕者，应用月经来潮前1~2日取材。如分泌相内膜，提示有排卵；内膜仍呈增生期改变则提示无排卵。

（4）疑有子宫内膜结核，应于经前1周或月经来潮6小时内诊刮。术前3日及术后4日每日肌内注射链霉素0.75g及异烟肼0.3g口服，以防结核病灶扩散。

（5）疑有子宫内膜癌者随时可取。

[方法]

（1）排尿后取膀胱截位，查明子宫大小及位置。

（2）常规消毒铺巾。

（3）以宫颈钳夹持宫颈前或后唇，用探针测量宫颈管及宫腔深度。

（4）使用专用活检钳，以取到适量子宫内膜组织为标准。如无专用活检钳也可用小刮匙代替。收集组织送检，并注明末次月经时间。

二、诊断性宫颈锥切术

[适应证]

（1）宫颈刮片细胞学检查多次找到恶性细胞，但宫颈多处活检及分段诊刮病检均未发现癌灶者。

（2）宫颈活检为CINⅢ需确诊，或可疑为早期浸润癌，为明确病变累及程度及决定手术范围者。

[禁忌证]

（1）阴道、宫颈、子宫及盆腔有急性或亚急性炎症。

（2）有血液病等出血倾向。

[方法]

（1）受检者在蛛网膜下隙或硬膜外阻滞麻醉下取膀胱截石位，外阴阴道常规消毒铺巾，导尿。

（2）宫颈钳钳夹宫颈前唇向外牵引，扩张宫颈管并做宫颈管搔刮术。宫颈涂碘在病灶外或碘不着色区外0.5cm处，以尖刀在宫颈表面做环形切口，深约0.2cm，按30°~50°向内做宫颈锥形切除。也可用环形电切除术（LEEP）行锥形切除。

（3）于切除标本12点处做标志后送检。

（4）创面止血用无菌纱布压迫多可奏效。

（5）要行子宫切除者，最好在宫颈锥切术后48小时内进行。若短期内不行子宫切除或无须进一步手术者，应行宫颈成形缝合术或荷包缝合术，术毕探查宫颈管。

[注意事项]

用于诊断者，一般用冷刀，不宜用电刀等。用于治疗者，月经干净后 3~7 日内施行。术后用抗生素预防感染，术后 6 周探查宫颈管有无狭窄，术后禁性生活及盆浴 2 个月。

三、诊断性刮宫

诊断性刮宫简称为诊刮，是诊断宫腔疾病最常采用的方法。怀疑同时有宫颈管病变时，需对宫颈管及宫腔分别进行诊断性刮宫，简称为分段诊刮。

（一）一般诊断性刮宫

[适应证]

（1）子宫异常出血或阴道排液。

（2）无排卵性功能失调性子宫出血或怀疑子宫性闭经。

（3）不孕症者了解有无排卵。

（4）宫腔内有组织残留或功血长期多量出血时。

[禁忌证]

滴虫、假丝酵母菌感染或细菌感染所致急性阴道炎、急性子宫颈炎，急性或亚急性盆腔炎性疾病。

[方法]

与子宫内膜活组织检查基本相同。

（二）分段诊断性刮宫

先不探查宫腔深度，以免将宫颈管组织带入宫腔混淆诊断。用小刮匙自宫颈内口至外口顺序刮宫颈管一周，将所刮取组织置纱布上，然后刮匙进入宫腔刮取子宫内膜。刮出组织分瓶装、固定、送检。

[适应证]

绝经后子宫出血或老年患者疑有子宫内膜癌，或需了解宫颈管是否被累及时。

[诊刮时注意事项]

（1）不孕症或功血患者应在月经前或月经来潮 6 小时内刮宫，以判断有无排卵或黄体功能不良。

（2）疑子宫内膜结核者，注意刮子宫两角部，因该部位阳性率较高。

（3）注意避免过度、反复刮宫。

第 7 节　性内分泌激素测定

一、下丘脑促性腺激素释放激素测定

1. GnRH 刺激试验的临床意义

（1）青春期延迟。

（2）垂体功能减退。

（3）下丘脑功能减退。

（4）卵巢功能不全。

（5）多囊卵巢综合征。

2. 氯米芬试验的临床意义

（1）下丘脑病变。

（2）青春期延迟。

二、垂体促性腺激素测定

[正常值]

表 38 −1　血 FSH 及 LH 正常范围（U/L）

测定时期	FSH 正常范围	LH 正常范围
卵泡期、黄体期	1 ~ 9	1 ~ 12
排卵期	6 ~ 26	16 ~ 104
绝经期	30 ~ 118	16 ~ 66

[临床应用]

（1）鉴别闭经原因。

（2）排卵监测。

（3）协助诊断多囊卵巢综合征。

（4）诊断性早熟。

三、垂体催乳素（PRL）测定

[正常值]

非妊娠期 < 1.14mmol/L；妊娠早期 < 3.64mmol/L；妊娠中期 < 7.28mmol/L；妊娠晚期 < 18.20mmol/L。

[临床应用]

（1）闭经、不孕及月经失调者，无论有无泌乳，均应测 PRL，以除外高催乳素血症。

（2）垂体催乳素瘤患者 PRL 水平增高。

（3）性早熟、原发性甲状腺功能低下、卵巢早衰、黄体功能欠佳等出现 PRL 水平增高；PRL 水平降低多见于垂体功能减退、单纯性催乳素分泌缺乏症等。

（4）10% ~ 15% 的多囊卵巢综合征患者表现为轻度的高催乳素血症。

四、雌激素测定

[正常值]

表 38 −2　血 E2 及 E1 参考值（pmol/L）

测定时间	E2 正常值	E1 正常值	测定时间	E3 正常值
青春前期	18.35 ~ 110.10	62.9 ~ 162.8	成人（女，非妊娠状态）	<7
卵泡期	92.0 ~ 275.0	125 ~ 377.4	妊娠 24 ~ 28 周	104 ~ 594
排卵期	734.0 ~ 2200.0	125 ~ 377.4	妊娠 29 ~ 32 周	139 ~ 763
黄体期	367.0 ~ 1100.0	125 ~ 377.4	妊娠 32 ~ 36 周	208 ~ 972
绝经后	< 100.0	——	妊娠 37 ~ 40 周	278 ~ 1215

[临床应用]

1. 监测卵巢功能

（1）鉴别闭经原因。

（2）诊断有无排卵。

（3）监测卵泡发育。

（4）诊断女性性早熟。

（5）协助诊断多囊卵巢综合征。

2. 监测胎儿－胎盘单位功能 妊娠期 E3 主要胎儿－胎盘单位产生，测定孕妇尿 E3 含量反映胎儿胎盘功能状态。

◆ 五、孕激素测定

［正常值］

表 38－3 血孕酮正常范围 （nmol/L）

时期	正常范围	时期	正常范围
卵泡期	<3.2	妊娠中期	159～318
黄体期	9.5～89	妊娠晚期	318～1272
妊娠早期	63.6～95.4	绝经后	<2.2

［临床应用］

（1）排卵监测。

（2）评价黄体功能。

（3）辅助诊断异位妊娠。

（4）辅助诊断先兆流产。

（5）观察胎盘功能。

（6）孕酮替代疗法的监测。

◆ 六、雄激素测定

［正常值］

表 38－4 血总睾酮正常范围 （nmol/L）

测定时间	正常范围	测定时间	正常范围
卵泡期	<1.4	黄体期	<1.7
排卵期	<2.1	绝经期	<1.2

［临床应用］

（1）卵巢男性化肿瘤。

（2）多囊卵巢综合征。

（3）肾上腺皮质增生或肿瘤。

（4）两性畸形。

（5）女性多毛症。

（6）应用雄激素制剂或具有雄激素作用的内分泌药物。

（7）高催乳素血症。

◆ 七、人绒毛膜促性腺激素测定

［正常值］

表 38－5 不同时期血清 hCG 浓度 （U/L）

期别	范围	期别	范围
非妊娠妇女	<3.1	妊娠 40 日	>2000
妊娠 7～10 日	>5.0	滋养细胞疾病	>100 000
妊娠 30 日	>100		

[临床应用]

（1）妊娠诊断。

（2）异位妊娠。

（3）妊娠滋养细胞疾病诊断和监测　①葡萄胎；②妊娠滋养细胞肿瘤。

（4）性早熟和肿瘤。

八、人胎盘生乳素测定

[正常值]

表 38 – 6　不同时期血 hPL 正常范围 （mg/L）

时期	正常范围	测定时间	正常范围
非孕期	<0.5	妊娠 30 周	2.8 ~ 5.8
妊娠 22 周	1.0 ~ 3.8	妊娠 40 周	4.8 ~ 12.0

[临床应用]

（1）监测胎盘功能。

（2）糖尿病合并妊娠。

九、口服葡萄糖耐量试验 （OGTT） – 胰岛素释放试验

[正常值]

表 38 – 7　OGTT – 胰岛素释放试验结果正常范围

75g 口服葡萄糖耐量试验 （OGTT）	血糖水平 （mmol/L）	胰岛素释放试验 （口服 75g 葡萄糖）	胰岛素水平 （mU/L）
空腹	<5.1	空腹	4.2 ~ 16.2
1 小时	<10.0	1 小时	41.8 ~ 109.8
2 小时	<8.5	2 小时	26.2 ~ 89.0
5.2 ~ 43.0		3 小时	

[结果分析]

（1）正常反应。

（2）胰岛素分泌不足　空腹胰岛素及口服葡萄糖后胰岛素分泌绝对不足，提示胰岛素 B 细胞功能衰竭或遭到严重破坏。

（3）胰岛素抵抗　空腹血糖及胰岛素高于正常值，口服葡萄糖后血糖及胰岛素分泌明显高于正常值。

（4）胰岛素分泌延迟　空腹胰岛素水平正常或高于正常，口服葡萄糖后呈迟缓反应，胰岛素分泌高峰延迟，是 2 型糖尿病的特征之一。

[临床应用]

（1）糖尿病分型。

（2）协助诊断某些妇科疾病。

第 8 节　输卵管通畅检查

一、输卵管通液术

输卵管通液术是检查输卵管是否通畅的一种方法，且具有一定的治疗功效。

［适应证］

（1）不孕症，男方精液正常，疑有输卵管阻塞者。

（2）检验和评价输卵管绝育术、再通术、成形术的效果。

（3）对输卵管黏膜轻度粘连有疏通作用。

［禁忌证］

（1）内外生殖器急性炎症或慢性炎症急性或亚急性发作。

（2）月经期或有不规则阴道流血。

（3）可疑妊娠。

（4）严重的全身性疾病，不能耐受手术。

（5）体温高于 37.5℃。

［术前准备］

（1）月经干净 3～7 日，术前 3 日禁性生活。

（2）术前半小时肌内注射阿托品 0.5mg 解痉。

（3）患者排空膀胱。

［方法］

（1）患者取膀胱截石位，外阴阴道常规消毒铺巾，双合诊了解子宫位置及大小。

（2）阴道窥器暴露宫颈后，再次消毒阴道穹窿及宫颈，宫颈钳钳夹宫颈前唇，沿宫腔方向置入宫颈导管。

（3）用 Y 型管将宫颈导管与压力表、注射器相连，并使宫颈导管内充满生理盐水或抗生素（庆大霉素 8 万 U、地塞米松 5mg、透明质酸酶 1500U、注射用水 20ml）。排出空气后沿宫腔方向将其置入宫颈内，缓慢推注液体，压力不超过 160mmHg。

（4）术毕取出宫颈导管，再次消毒宫颈、阴道，取出阴道窥器。

［结果评定］

1. 输卵管通畅　顺利推注 20ml 生理盐水无阻力，压力维持在 60～80mmHg 以下，或开始稍有阻力，随后阻力消失，无液体回流，患者也无不适感。

2. 输卵管阻塞　勉强注入 5ml 生理盐水即感阻力，压力表见压力持续上升而无下降，患者感下腹胀痛，停止推注后液体又回流至注射器内。

3. 输卵管通而不畅　注射液体有阻力，再经加压注入又能推进，说明有轻度粘连已被分离，患者感轻微腹痛。

二、子宫输卵管造影

子宫输卵管造影是通过导管向宫腔及输卵管注入造影剂，行 X 线透视及摄片，根据造影剂在输卵管及盆腔内的显影情况了解输卵管是否通畅、阻塞部位及宫腔形态。

［适应证］

（1）了解输卵管是否通畅及其形态、阻塞部位。

（2）了解宫腔形态，确定有无子宫畸形及类型，有无宫腔粘连、子宫黏膜下肌瘤、子宫内膜息肉及异物等。

（3）内生殖器结核非活动期。

（4）不明原因的习惯性流产，了解宫颈内口是否松弛，宫颈及子宫有无畸形。

[禁忌证]

（1）内外生殖器急性或亚急性炎症。

（2）严重的全身性疾病，不能耐受手术。

（3）妊娠期、月经期。

（4）产后、流产、刮宫术后6周内。

（5）碘过敏者。

[术前准备]

（1）造影时间以月经干净3～7日为宜，术前3日禁性生活。

（2）做碘过敏试验，阴性者方可造影。

（3）术前半小时肌内注射阿托品0.5mg，解痉。

（4）术前排空膀胱，便秘者术前行清洁灌肠。

[方法]

步骤（1）、（2）同输卵管通液术。

将造影剂充满宫颈导管，排出空气，沿宫腔方向将其置入宫颈管内，徐徐注入碘化油，在X线透视下观察碘化油流经输卵管及宫腔情况并摄片。24小时后再摄盆腔平片，以观察腹腔内有无游离碘化油。若为泛影葡胺液造影，应在注射后立即摄片，10～20分钟后第2次摄片，观察其流入盆腔情况。

[结果评定]

1. 正常子宫、输卵管　宫腔呈倒三角形，双侧输卵管显影形态柔软，24小时后摄片盆腔内见散在造影剂。

2. 宫腔异常　患子宫内膜结核时子宫失去原有的倒三角形态，内膜呈锯齿状不平；患子宫黏膜下肌瘤时可见宫腔充盈缺损；子宫畸形时有相应显示。

3. 输卵管异常　输卵管结核显示输卵管形态不规则、僵直或呈串珠状，有时可见钙化点；输卵管积水见输卵管远端呈气囊状扩张；24小时后盆腔X线摄片未见盆腔内散在造影剂，说明输卵管不通；输卵管发育异常，可见过长或过短、异常扩张的输卵管、输卵管憩室等。

[注意事项]

（1）碘化油充盈宫颈导管时必须排尽空气。

（2）注碘化油时用力不可过大，推注不可过快，防止损伤输卵管。

（3）透视下发现造影剂进入异常通道，同时患者出现咳嗽；应警惕发生油栓，立即停止操作，取头低脚高位，严密观察。

（4）造影后2周禁盆浴及性生活，可酌情给予抗生素预防感染。

（5）有时因输卵管痉挛造成输卵管不通的假象，必要时重复进行。

三、妇科内镜输卵管通畅检查

包括腹腔镜直视下输卵管通液检查、宫腔镜下经输卵管口插管通液检查和腹腔镜联合检查等方法。因内镜手术要求高，不推荐作为常规检查方法。

第9节　常用穿刺检查

一、腹腔穿刺检查

（一）经腹壁腹腔穿刺术

通过腹壁穿刺进入腹腔，对被吸出物进行化验或病理检查，以协助诊断。

［适应证］

（1）用于协助诊断腹腔积液的性质。

（2）确定靠近腹壁的肿物性质。

（3）穿刺放出部分腹腔液，缓解腹胀、呼吸困难等症状，使腹壁松软易于做腹部及盆腔检查。

（4）向腹腔内注药行腹腔内化疗。

（5）气腹 X 线造影时，行腹腔穿刺注入二氧化碳气体。

［禁忌证］

（1）疑有腹腔内严重粘连者。

（2）疑为巨大卵巢囊肿者。

（3）大量腹腔积液伴有严重电解质紊乱者禁大量放腹腔积液。

（4）精神异常或不能配合者。

（5）中、晚期妊娠者。

（6）弥散性血管内凝血者。

［方法］

（1）排空膀胱后，积液较多者取仰卧位；积液较少者取半卧位或侧卧位。取脐与左髂前上棘连线中外 1/3 交界处为穿刺点，常规消毒铺巾。

（2）穿刺一般不需麻醉。

（3）7 号穿刺针从穿刺点垂直刺入，通过腹膜时有抵抗消失感，拔去针芯，即有液体溢出，连接注射器，按需要抽取足够数量液体，并送化验或病理检查。

（4）若需放腹腔积液则接导管，导管另一端连接器皿，放液量及导管放置时间依病情决定。若为查明盆腔内有无肿瘤存在，可放至腹壁变松软易于检查为止。

（5）细针穿刺活检常用特制的穿刺针，在超声引导下穿入肿块组织，抽取少量组织送检。

（6）穿刺术毕拔出穿刺针，局部敷以无菌纱布。穿刺引流者须缝合伤口并固定导管。

［穿刺液性质和结果判断］

1. 血液

（1）新鲜血液　放置后迅速凝固，为刺伤血管。

（2）陈旧性暗红色血液　表明有腹腔内出血。

（3）小血块或不凝固陈旧性血液　多见于陈旧性宫外孕。

（4）巧克力色黏稠液体　多为卵巢子宫内膜异位囊肿破裂。

2. 脓液　呈黄色、黄绿色、淡巧克力色，质稀薄或脓稠，有臭味，提示盆腹或腹腔内有化脓性病变或脓肿破裂。应行细胞学涂片、细菌培养、药敏试验。必要时行切开引流术。

3. 炎性渗出物　呈粉红色、淡黄色混浊液体，提示盆腹腔内有炎症。应行细胞学涂片、细菌培养、药敏试验。

4. 腹腔积液　有血性、浆液性、黏液性等。应送常规化验及细胞学检查，必要时检查抗酸杆菌、结核杆菌培养及动物接种。

［注意事项］

（1）术前注意患者生命体征，测量腹围、检查腹部体征。

（2）控制针头进入深度，以免刺伤血管及肠管。

（3）大量放液时，针头必须固定好，以免针头移动损伤肠管；放液速度不宜过快，不应超过 1000ml/h，一次放液量不应超过 4000ml，并注意患者血压、脉搏、呼吸等生命体征。若出现休克征象，立即停止放液。

（4）向腹腔内注入药物应慎重，很多药物不宜腹腔内注入；行腹腔化疗时，注意毒副作用。

（5）术后卧床休息8～12小时，必要时给予抗生素预防感染。

（二）经阴道后穹窿穿刺

直肠子宫陷凹是体腔最低的位置。盆、腹腔液体最易积聚于此，通过阴道后穹窿穿刺，吸取标本，可协助明确诊断。

[适应证]

（1）疑有腹腔内出血。

（2）疑盆腔内有积液、积脓时。

（3）盆腔肿块位于直肠子宫陷凹内，经后穹窿穿刺直接抽吸肿块内容物做涂片或细胞学检查以协助诊断。若怀疑恶性肿瘤需明确诊断时，可行细针穿刺活检。

（4）B超引导下行卵巢子宫内膜异位囊肿或输卵管妊娠部位注药治疗。

（5）超声介导下可经阴道后穹窿穿刺取卵，用于各种助孕技术。

[禁忌证]

（1）盆腔严重粘连者。

（2）疑有肠管与子宫后壁粘连，穿刺易损伤肠管或子宫。

（3）异位妊娠准备采用非手术治疗时应避免穿刺，以免引起感染。

[方法]

（1）患者排尿后取膀胱截石位。外阴、阴道常规消毒铺巾，盆腔检查了解子宫、附件情况，注意后穹窿是否膨隆。

（2）放阴道窥器暴露宫颈及阴道后穹窿并消毒，宫颈钳钳夹宫颈后唇，向前提拉，充分暴露后穹窿。

（3）用腰椎穿刺针或22号长针头接5～10ml注射器，子宫颈后唇与阴道后壁之间，取与宫颈平行稍向后的方向刺入2～3cm。有落空感后抽吸，做到边抽吸边拔出针头。若为肿物，则选择最突出或囊性感最明显部位穿刺。

（4）抽吸完毕，拔针。若穿刺点渗血，用无菌纱布填塞压迫止血，待血止后连同阴道窥器取出。

[注意事项]

（1）穿刺方向应是阴道后穹窿中点进针与宫颈管平行的方向，不可过分向前或向后，以免针头刺入宫体或进入肠管。

（2）穿刺深度要适当，一般2～3cm。

（3）有条件时，先行B型超声检查，协助诊断直肠子宫陷凹有无液体及液体量。

（4）抽吸为鲜血，放置4～5分钟，血液凝固为血管内血液；若放置6分钟以上仍为不凝血，则为腹腔内出血。

（5）阴道后穹窿穿刺未抽出血液，不能完全除外宫外孕。

◀ 二、经腹壁羊膜腔穿刺术

[适应证]

1. 治疗

（1）胎儿异常或死胎需做羊膜腔内注药引产终止妊娠。

（2）胎儿未成熟，因病需终止妊娠，需行羊膜腔内注入地塞米松促胎肺成熟者。

（3）胎儿无畸形而羊水过多，需放出适量羊水者。

（4）胎儿无畸形而羊水过少，需间断向羊膜腔注入适量生理盐水者。

（5）胎儿生长受限，需向羊膜腔内注入氨基酸等者。

（6）母儿血型不合需给胎儿输血。

2. 产前诊断 羊水细胞染色体核型分析、基因及基因产物检测。

[禁忌证]

1. 用于羊膜腔内注射药物引产时 ①心、肝、肺、肾疾病在活动期或功能严重异常；②各种疾病急性阶段；③有急性生殖道炎症；④术前 24 内 2 次体温在 37.5℃ 以上。

2. 用于产前诊断时 ①孕妇曾有流产征兆；②术前 24 小时内 2 次体温在 37.5℃ 以上。

[术前准备]

1. 孕周选择 ①引产者宜在妊娠 16 ~ 26 周；②产前诊断者宜在妊娠 16 ~ 22 周。

2. 穿刺部位定位 ①手法定位：子宫底下 2 ~ 3 横指中线或两侧选择囊性感明显部位穿刺；②B 超定位：穿刺前或穿刺时行胎盘及羊水暗区定位后操作。

3. 中期妊娠引产术前准备 ①测血压、脉搏、体温，进行全身检查及妇科检查；②测血、尿常规，出凝血时间，血小板计数和肝功能；③会阴部备皮。

[方法]

排尿后取仰卧位，腹部皮肤常规消毒铺巾。穿刺点行局部浸润麻，用 22 号或 20 号腰穿针垂直刺入腹壁，连感 2 次阻力消失感表示已达羊膜腔。拔出针芯即有羊水溢出，抽取所需羊水或直接注药。将针芯插入穿刺针内后拔针，无菌干纱加压 5 分钟后胶布固定。

[注意事项]

（1）穿刺针应细，穿刺最多不得超过 2 次。

（2）穿刺时尽量避开胎盘，警惕发生羊水栓塞可能。

（3）用有针芯的穿刺针穿刺可避免穿刺针被羊水中有形物质阻塞。

（4）抽出血液，应立即拔出穿刺针并压迫穿刺点，加压包扎。若胎心无明显改变，1 周后再行穿刺。

第 10 节 影 像 检 查

一、超声检查

（一）分类

B 型超声检查；彩色多普勒超声检查；三维超声影像；超声造影。

（二）超声检查在产科领域中的应用

1. B 型超声检查 检测胎儿发育是否正常，有无胎儿畸形，可测定胎盘位置和胎盘成熟度羊水量等，可以鉴别异常妊娠，如葡萄胎、胎儿是否存活、异位妊娠、前置胎盘、胎盘早剥、多胎妊娠等。

2. 彩色多普勒超声检查 可获取母体和胎儿血管的血流超声参数，从而对胎盘功能进行综合评价，判断胎儿宫内慢性缺氧状态。

（1）母体血流 子宫动脉血流是评价子宫胎盘血循环的良好指标之一。子宫动脉的阻力指数（RI）、搏动指数（PI）和收缩期/舒张期（S/D）均随孕周的增加而减低，阻力升高提示子宫 - 胎盘血流灌注不足。此外，还可以测定卵巢和子宫胎盘床血流。

（2）胎儿血流 对胎儿脐带、大脑中动脉、主动脉及肾动脉等进行监测。尤其是脐带血流变化是常规检查项目。在正常妊娠期间，脐动脉血流的 RI、PI 和 s/D 与妊娠周数有密切相关性。其阻力升高与胎儿窘迫、胎儿生长受限、子痫前期等相关。

（3）胎儿心脏 可以从胚胎时期原始心管一直监测到分娩前的胎儿心脏，通常在妊娠 20 ~

24 周进行检查。

3. 三维超声扫描技术 在观察胎儿外形和脏器结构上较有优势,有助于提高胎儿体表及内脏畸形诊断的准确性。

4. 产科超声检查在产前诊断中的分级及时机选择

(1) 产科超声检查分为 4 级

Ⅰ级:一般产科超声检查。

Ⅱ级:常规产科超声筛查。

Ⅲ级:系统胎儿超声检查。

Ⅳ级:胎儿特定部位会诊超声检查。

(2) 产科超声检查时机 ①妊娠 11~14 周进行 NT 超声检查;②妊娠 18~24 周时行 Ⅱ级和 Ⅲ级产科超声检查;③妊娠 30~34 周针对胎儿主要解剖结构进行生长对比观察,胎儿附属物的动态观察及筛查迟发畸形。

(三) 超声检查在妇科领域中的应用

1. B 型超声检查 可用于子宫肌瘤、子宫腺肌病和腺肌瘤、盆腔炎性疾病、盆腔子宫内膜异位症、卵巢肿瘤、卵泡发育监测、宫内节育器探测、介入超声的应用。

2. 彩色多普勒超声检查 能判断盆腹腔肿瘤的血流动力学及分布,有助于鉴别诊断。

3. 三维超声扫描技术 可较清晰地显示组织或病变的立体结构,有助于盆腔脏器疾病的诊断。

(四) 超声造影在妇产科疾病诊断中的应用

通过造影形态学和造影前后多普勒信号强度比较和时间-强度曲线分析鉴别卵巢的良恶性肿瘤;输卵管妊娠时超声造影可以鉴别积血块与绒毛组织。此外,子宫肿瘤、胎盘病变、宫腔病变的诊断中有重要作用。

二、X 线检查

借助造影剂 X 线是诊断先天性子宫畸形和输卵管通畅程度常用的检查方法。X 线胸片是诊断妇科恶性肿瘤肺转移的重要方法。

三、计算机体层扫描 (CT) 检查

CT 分辨率高,能显示肿瘤的结构特点、周围侵犯及远处转移情况,用于妇科肿瘤治疗方案的制定、预后评估、疗效观察及术后千里复发的诊断,但对卵巢肿瘤定位诊断特异性不如 MRI。

四、磁共振成像 (MRI) 检查

MRI 能清晰地显示肿瘤信号与正常组织的差异,故能准确判断肿瘤大小性质及浸润转移情况,广泛用于妇科肿瘤的诊断及术前评估。MRI 在产科也得到应用,能清晰地显示胎儿解剖细节结构,对复杂病理表现或畸形显像良好,目前认为适合 MRI 检查的胎儿需大于妊娠 18 周。

五、正电子发射体层显像 (PET)

PET 是一种通过示踪原理,以显示体内脏器或病变组织生化和代谢信息的影像技术。被用于妇科恶性肿瘤的诊断、鉴别诊断、预后评价及复发诊断等。

同步练习

1. HPV 检测的临床价值是什么?

2. 外阴活组织检查的适应证是什么?

3. 输卵管通畅检查常用的方法有哪些？

4. 哪些情况下考虑行经阴道后穹窿穿刺术？

参考答案

1. （1）与细胞学检查联合或单独使用进行子宫颈癌的初筛，有效减少细胞学检查的假阴性结果。

（2）可根据 HPV 感染基因型预测受检者患子宫颈癌的风险。

（3）对未明确诊断意义的不典型鳞状上皮细胞或腺上皮细胞（ASCUS），应用 HPV 检测可进行有效分流。在这些患者中仅高危型 HPV 检测阳性者需要进一步进行阴道镜及活检，对 HPV DNA 检测为阴性的患者进行严密随诊。

（4）对宫颈高度病变手术治疗后的患者，HPV 检测可作为其疗效判断和随访监测的手段，预测期病变恶化或术后复发的风险。

2. （1）确定外阴色素减退疾病的类型及排除恶变者。

（2）外阴部赘生物或久治不愈的溃疡需明确诊断及排除恶变者。

（3）外阴特异性感染，如结核、尖锐湿疣等。

3. （1）输卵管通液术。

（2）子宫输卵管造影。

（3）妇科内镜输卵管通畅检查 腹腔镜直视下输卵管通液检查、宫腔镜下经输卵管口插管通液检查和腹腔镜联合检查等方法。

4. （1）疑有腹腔内出血。

（2）疑盆腔内有积液、积脓时。

（3）盆腔肿块位于直肠子宫陷凹内，经后穹窿穿刺直接抽吸肿块内容物做涂片或细胞学检查以协助诊断。若怀疑恶性肿瘤需明确诊断时，可行细针穿刺活检。

（4）B 超引导下行卵巢子宫内膜异位囊肿或输卵管妊娠部位注药治疗。

（5）超声介导下可经阴道后穹窿穿刺取卵，用于各种助孕技术。

第39章　妇产科内镜

![教学目的]

1. **熟悉**　阴道镜检查的适应证、检查方法和结果判断；腹腔镜检查的适应证、禁忌证及并发症。
2. **了解**　宫腔镜检查的适应证、禁忌证及并发症。
3. **自学**　胎儿镜检查的适应证、禁忌证及注意事项。

第1节　胎儿镜检查（自学内容）

第2节　阴道镜检查

阴道镜检查（colposcopy）是将宫颈、阴道或外阴皮肤光学放大 10～40 倍，观察其上皮结构及血管形状，对可疑部位进行活检。分光学阴道镜和电子阴道镜 2 种。

一、阴道镜检查

（一）适应证

（1）宫颈细胞学检查 LISL 及以上、ASCUS 伴高危型 HPV DNA 阳性或 AGS 者。

（2）HPV DNA 示 16 型或 18 型阳性。

（3）宫颈锥切术前。

（4）妇科检查可疑宫颈病变。

（5）可疑外阴、阴道上皮内瘤变；阴道腺病、阴道恶性肿瘤。

（6）病变治疗后复查。

（二）检查方法

检查前排除滴虫、假丝酵母菌、淋球菌感染及阴道、宫颈急性炎症。前 24 小时内禁性生活、阴道冲洗、宫颈刮片及双合诊。

（1）患者取膀胱截石位，充分暴露宫颈阴道部，擦净宫颈分泌物。

（2）低倍镜下观察宫颈外形、颜色、血管及有无白斑。

（3）3% 醋酸棉球浸湿宫颈，数秒后宫颈柱状上皮肿胀、发白，鳞 - 柱上皮交界更清楚。上皮内癌细胞涂醋酸后变白。

（4）必要时绿色滤光并放大 20 倍观察血管。

（5）复方碘棉球浸湿宫颈，富含糖原的成熟鳞状上皮呈棕褐色，为碘试验阳性；柱状上皮、未成熟化生上皮、角化上皮及不典型增生上皮碘试验阴性。观察并对可疑部位活检。

（三）结果判断

1. 正常宫颈上皮与血管（表 39 – 1）

表 39 – 1　正常宫颈上皮与血管阴道镜下改变

	肉眼或镜下观	醋酸白试验	碘试验
正常鳞状上皮	光滑、粉红色	不变色	阳性
正常柱状上皮	宫颈管外口，微小乳头状	葡萄状	阴性
正常转化区	毛细血管丰富、形状规则，树枝状	化生上皮与柱状上皮界限明显	碘着色深浅不一
正常血管	均匀分布的小微血管点	——	——

2. 异常宫颈上皮与血管　几乎均在转化区内，碘试验均为阴性，见表 39 – 2。

表 39 – 2　异常宫颈上皮与血管阴道镜下改变

	肉眼或镜下观	病理检查
白色上皮	局灶性白色，边界清楚，无血管	化生上皮或上皮内瘤变
白斑	表面粗糙、稍隆起的白色斑块，无血管	角化亢进或角化不全
点状血管	极细的红色小点	可能为上皮内瘤变
镶嵌	边界清楚、形态不规则的小块状	上皮内瘤变
异型血管	血管口径、大小、形态、分支、走向及排列不规则	宫颈上皮内瘤变

3. 早期宫颈浸润癌　醋白上皮增厚，结构不清，表面稍高或稍凹陷。局部血管增生异常，管腔扩大、失去正常血管分支状，走向紊乱，形态特殊。涂醋酸后表面玻璃样水肿或熟肉状，常伴有异形上皮。碘试验阴性或着色极浅。

第 3 节　宫腔镜检查与治疗

宫腔镜检查（hysteroscopy）是用光导纤维窥镜入宫腔观察宫颈管、宫颈内口及宫腔内生理及病理变化，对病变组织直观活检；也可直接在宫腔镜下手术治疗。

一、宫腔镜

（一）检查适应证

（1）异常子宫出血。

（2）疑宫腔粘连或畸形。

（3）超声发现异常宫腔回声或占位。

（4）IUD 定位。

（5）原因不明的不孕。

（6）子宫造影异常。

（7）复发性流产。

（二）治疗适应证

（1）子宫黏膜下肌瘤及部分突出宫腔的肌壁间肌瘤。

（2）子宫内膜息肉。

（3）宫腔粘连分离。

（4）子宫内膜或中隔切除。

（5）宫腔内异物取出。

（6）宫腔镜引导下输卵管插管通液、注药及绝育术。

（三）禁忌证

1. 绝对禁忌

（1）急、亚急性生殖道感染。

（2）心、肝、肾衰竭急性期及其他不能耐受手术者。

（3）3 个月内子宫穿孔或手术史者。

2. 相对禁忌　宫颈瘢痕、宫颈裂伤或松弛。

（四）术前准备及麻醉

检查以月经干净后 1 周内为宜。术前排除禁忌证。宫腔镜检查无须麻醉或宫颈局部麻醉，手术多以硬膜外麻醉。

（五）操作步骤

（1）取膀胱截石位，常规消毒，暴露宫颈，再次消毒后宫颈钳夹持宫颈，探宫深，扩张宫颈。打开膨宫泵，排空管内气体，宫腔镜直视下缓缓插入宫腔，冲净宫腔内血液。注：使用单极电切或电凝时，膨宫液用 5% 葡萄糖注射液，若双极时用生理盐水，糖尿病者用 5% 甘露醇。

（2）观察宫腔全貌，宫底、宫腔前后壁、输卵管开口，退出时观察宫颈内口及宫颈管。

（3）短时间、简单的手术如节育器嵌顿、内膜息肉或活检，可立即施行；耗时长、复杂的手术择期手术室麻醉下进行。

（六）并发症

子宫穿孔、泌尿系及肠管损伤、出血、过度水化综合征、盆腔感染及术后宫腔粘连等。

第 4 节　腹腔镜检查与治疗

诊断腹腔镜（diagnostic laparoscopy）是腹腔镜经腹壁插入腹腔，通过监视屏幕检查盆、腹腔内脏器诊断疾病。手术腹腔镜（operaive laparoscopy）是直视屏幕下、在体外操作进入盆、腹腔的手术器械行手术治疗。

（一）适应证

1. 诊断腹腔镜

（1）子宫内膜异位症。

（2）明确盆腹腔肿块性质。

（3）明确盆腹腔痛的原因。

（4）明确或排除引起不孕的盆腔疾病。

（5）计划生育并发症的诊断。

2. 手术腹腔镜

（1）有适应证行经腹手术的妇科良性疾病。

（2）早期的子宫内膜癌手术及宫颈癌根治术。

（3）宫颈癌放化疗前后腹膜后淋巴结取样。

（4）节育手术。

（二）禁忌证

1. 绝对禁忌

（1）严重心肺功能不全。

（2）凝血功能障碍。

（3）绞窄性肠梗阻。

（4）大的腹壁疝或膈疝。

（5）腹腔内广泛粘连。

（6）弥漫性腹膜炎。

（7）腹腔内大出血。

2. 相对禁忌

（1）盆腔肿块过大，超过脐水平。

（2）妊娠 >16 周。

（3）晚期卵巢癌。

（三）术前准备及麻醉

准确掌握指征，完善术前检查，肠道、阴道准备及脐孔清洁，手术时需头低臀高位并倾斜15°～25°。诊断腹腔镜可局麻或硬膜外麻醉，手术腹腔镜应全麻。

（四）操作步骤

（1）取平卧位或膀胱截石位，常规消毒，放置导尿管和举宫器（有性生活史者），切开脐孔下缘皮肤 10～12mm，布巾钳提起腹壁，气腹针垂直腹部皮肤穿刺入腹腔，连接自动 CO_2 气腹机，充气至 1L 后，调整患者为头低臀高倾斜 15°～25°，继续充气至压力达 12～15mmHg。

（2）布巾钳提起腹壁，套管针垂直腹部皮肤穿刺，突破筋膜层时套管针方向转为 45°入腹腔，去除针芯，插入腹腔镜，连接气腹机。

（3）按顺序检查盆腔即腹腔镜探查。手术则在腹腔镜监视下按手术需要选择下腹部不同穿刺点，分别穿刺套管针后进行操作。穿刺应避开血管。手术遵循微创原则。

（4）手术结束，以生理盐水冲洗盆腔，查无出血及损伤，关闭气腹机，放尽腹腔内 CO_2，取出套管针鞘，缝合穿刺口。

（5）术者应具备相应的腹腔镜操作及腹腔镜解剖学基础。

（五）并发症及预防处理措施

（1）出血性损伤腹膜后大血管损伤时立即开腹止血，修补血管，术者应注意熟悉解剖结构及积累手术经验；腹壁血管损伤时缝合或电凝止血，穿刺时用腹腔镜透视法避开腹壁血管。

（2）脏器损伤如膀胱、输尿管及肠管等，若损伤应及时修补。

（3）与气腹相关并发症，应避免套管针切口过大或多次进出腹壁，若发生于胸壁上部及颈部，应停止手术。

（4）其他并发症如切口疝，直径 >10mm 的穿刺口筋膜层应予以缝合。

同步练习

1. 患者，45 岁、白带多，性交后出血已 3 个月，检查宫颈呈糜粒状外观，接触性出血，采取何种检查以明确诊断最适宜？

A. 宫颈涂片细胞检查　　　B. 宫颈活检　　　　　C. 阴道镜检查

D. 宫颈锥切检查　　　　　E. 宫颈上皮的染色体检查

2. 以下哪项不是腹腔镜检查适应证？

A. 子宫内膜异位症　　　　　B. 明确盆腹腔肿块性质　　　C. 明确盆腹腔痛的原因

D. 明确或排除引起不孕的盆腔疾病　　E. 弥漫性腹膜炎

参考答案

1. C　2. E

一、单选题（共 30 题，每小题 1 分）

1. 女性外生殖器中，外阴局部受伤易形成血肿的部位是（　　）
   - A. 阴蒂
   - B. 阴阜
   - C. 阴道前庭
   - D. 大阴唇
   - E. 小阴唇

2. 固定宫颈位置的主要韧带是（　　）
   - A. 阔韧带
   - B. 宫骶韧带
   - C. 圆韧带
   - D. 骨盆漏斗韧带
   - E. 主韧带

3. 子痫前期，用硫酸镁解痉治疗，最早出现的中毒反应是下列何项（　　）
   - A. 呼吸减慢
   - B. 复视
   - C. 心率减慢
   - D. 膝腱反射减弱或消失
   - E. 肌张力减退

4. 较大的子宫肌壁间肌瘤合并妊娠时，出现发热伴腹痛，检查肌瘤迅速增大，应想到是肌瘤发生（　　）
   - A. 玻璃样变
   - B. 囊性变
   - C. 钙化
   - D. 肉瘤变
   - E. 红色变

5. 初产妇，孕 36 周，血压 180/120mmHg，突发剧烈腹痛，面色苍白，脉弱，血压下降至 100/70mmHg，阴道少量出血，子宫较妊娠月份大，硬如板状，胎心听不清，应考虑为（　　）
   - A. 前置胎盘
   - B. 先兆子宫破裂
   - C. 重型胎盘早剥
   - D. 先兆早产
   - E. 羊水栓塞

6. 女性，42 岁，经量增多 6 年，经期 6 天，痛经进行性加重，周期尚规则。妇检：子宫增大，如孕 2 个月余，最可能的诊断是（　　）
   - A. 子宫肌瘤
   - B. 子宫内膜癌
   - C. 子宫腺肌病
   - D. 子宫肥大症
   - E. 子宫畸形

7. 确诊前置胎盘，下列何项首选（　　）
   - A. 产后检查胎膜破口距胎盘边缘 6cm
   - B. 腹部正位平片，子宫体部无胎盘阴影
   - C. 窥器检查宫颈未见病变
   - D. B 超检查可见胎盘阴影覆盖宫颈口
   - E. 阴道穹窿扪诊，宫颈口周围有软组织

8. 30 岁初孕妇，妊娠 38^{+2} 周，自觉胎动减少 1 天，查胎心率 158 次/分，为了解胎儿在宫内情况首先应做下列哪项检查（　　）
   - A. 胎儿心动图
   - B. CST 试验
   - C. OCT 试验
   - D. 羊膜镜检查
   - E. NST 试验

9. 羊水栓塞的发生与下列哪项因素无关（　　）
   - A. 宫缩过强致胎膜早破
   - B. 高龄产妇
   - C. 急产
   - D. 前置胎盘
   - E. 臀位助产

10. 促使心脏病孕妇死亡的主要因素是（　　）
    A. 孕妇年龄大
    B. 产后哺乳致心衰
    C. 心衰与感染
    D. 产程中用力过度致心衰
    E. 心脏病病程长

11. 30 岁，已婚，停经 58 天后阴道流血 7 天来就诊，尿 HCG（＋）。诊断为异位妊娠，拟做 B 超。在异位妊娠的诊断中，哪一项是最具特异性的 B 超显像图（　　）
    A. 盆腔有积血
    B. 子宫旁见液性暗区
    C. 子宫腔外见胚囊样结构及胎心搏动
    D. 宫腔内见胚囊样结构
    E. 卵巢内侧见液性暗区

12. 导致产褥病率的主要原因是（　　）
    A. 手术切口感染　　　B. 上呼吸道感染　　　C. 乳腺炎
    D. 产褥感染　　　　　E. 泌尿系统感染

13. 习惯性晚期流产最常见的原因是（　　）
    A. 黄体功能不足　　　B. 孕妇卵发育异常　　　C. 甲状腺功能不足
    D. 染色体异常　　　　E. 宫颈内口松弛

14. 妊娠期高血压疾病基本病理变化是（　　）
    A. 肝被膜下出血　　　B. 水钠潴留　　　C. 胎盘绒毛退行性变
    D. 全身小动脉痉挛　　E. 弥漫性血管内出血

15. 关于阴道性毛滴虫的描述，下列哪项是错误的（　　）
    A. 滴虫的生活史既有滋养体又有包囊期
    B. 适宜的生长温度为 25℃ ~40℃
    C. pH 值为 5.2 ~6.6 的潮湿环境有利滴虫生长
    D. 它能吞噬或消耗阴道上皮细胞内糖原，阻碍乳酸生成
    E. 它不仅寄生于阴道，还常侵入尿道或尿道旁腺等

16. 卵巢恶性肿瘤最常见的是（　　）
    A. 库肯勃瘤　　　　　B. 恶性畸胎瘤　　　C. 浆液性囊腺癌
    D. 绒癌　　　　　　　E. 黏液性囊腺癌

17. 关于妊娠合并心脏病，下列说法正确的是（　　）
    A. 心功能Ⅲ级可继续妊娠
    B. 听诊闻及舒张期杂音，不应确诊为心脏病
    C. 心脏病孕妇的主要死亡原因是产后出血
    D. 对阵发性室上性心动过速的孕妇，可确诊为器质性心脏病
    E. 心脏病孕妇的胎儿预后比正常孕妇的胎儿差

18. 外阴阴道假丝酵母菌病的典型临床表现是（　　）
    A. 脓性白带，外阴瘙痒
    B. 白色凝乳状或豆渣样白带，外阴瘙痒
    C. 白色水样白带，不痒
    D. 黄色泡沫状白带，外阴瘙痒
    E. 稀薄匀质的白带，外阴瘙痒

19. 侵袭性葡萄胎的治疗原则是（　　）

A. 手术 + 放疗
B. 化疗为主，手术和放疗为辅
C. 单纯放疗
D. 单纯化疗
E. 全子宫切除术

20. 绒癌最常见的转移部位依次是（ ）
A. 阴道、肺、肝、脑
B. 肺、脑、肝、阴道
C. 肺、阴道、脑、肝
D. 肝、脑、阴道、肺
E. 肝、肺、阴道、脑

21. 胎儿成熟度检查中，若（ ）达20%，提示胎儿皮肤已成熟
A. 羊水胆红素测定
B. 羊水细胞学检查
C. 羊水泡沫试验
D. 羊水肌酐测定
E. 羊水中含脂肪细胞出现率

22. ⅠA期子宫内膜癌，较理想的治疗方法是
A. 放射治疗
B. 孕酮治疗
C. 化疗
D. 手术治疗
F. 放疗加手术

23. 宫颈癌筛查的主要方法是（ ）
A. 宫颈脱落细胞学检查
B. 碘试验
C. 阴道镜检查
D. HPV 监测
E. 宫颈活检

24. 早期确诊子宫内膜癌的主要方法是（ ）
A. 诊断性刮宫
B. 分段诊断性刮宫
C. 阴道脱落细胞检查
D. 宫腔冲洗液诊断
E. 宫腔镜

25. 子宫内膜异位症的典型症状是（ ）
A. 痛经
B. 继发生痛经
C. 继发性进行性加重的痛经
D. 剧烈痛经
E. 以上都不是

26. 患者，37岁，闭经，伴有潮热，出汗。查体：子宫、附件无异常所见，曾做雌激素试验阳性。该患者的诊断首先考虑为（ ）
A. 子宫性闭经
B. 下丘脑性闭经
C. 多囊卵巢综合征
D. 垂体性闭经
E. 卵巢功能早衰

27. 副中肾管衍化物发育不全所致的女性生殖器官发育异常是（ ）
A. 阴道纵隔
B. 处女膜闭锁
C. 双子宫
D. 无子宫
E. 纵隔子宫

28. 细菌性阴道病的主要致病菌为（ ）
A. 厌氧杆菌
B. 大肠埃希菌
C. 加德纳尔菌
D. 溶血性链球菌
E. 葡萄球菌

29. 28岁初孕妇，孕32周因全身浮肿及头痛来诊，妊娠前即有面部及下肢浮肿。查血压160/110mmHg，尿蛋白（＋＋＋），可见颗粒管型，经治疗孕37周自然分娩，产后6周，血压降至128/75mmHg，尿蛋白（＋＋），浮肿（＋）。下列诊断以哪种可能性大（ ）
A. 子痫前期
B. 妊娠合并原发性高血压
C. 妊娠合并肾炎
D. 慢性肾炎基础上并发子痫前期
E. 原发性高血压基础上并发子痫前期

30. 下列哪项符合早产的定义（ ）
A. 妊娠 >28，<37 孕周终止者
B. 妊娠 28 ~36 周终止者
C. 妊娠 28 ~38 周终止者
D. 妊娠 28 ~39 周终止者

E. 妊娠＜35 周终止者

二、名词解释（共 5 题，每题 2 分）

1. 原发性闭经
2. 输卵管癌三联征
3. 黑加征
4. 活跃期
5. 恶露

三、简答题（共 5 题，每题 6 分）

1. 宫颈癌的临床表现是什么？
2. 简述胎盘剥离有哪些征象。
3. 简述如何划分产程。
4. 简述卵巢良恶性肿瘤的鉴别。
5. 简述妊娠期高血压疾病的治疗基本原则。

四、病案分析题（共 2 题，每题 15 分）

病案一

某女，35 岁，已婚经产妇。因停经 33 周，双下肢浮肿 2 个月、头痛头晕 5 天，于 2008 年 8 月 7 日入院。患者平素月经规则，末次月经 2007 年 12 月 30 日，停经 40 余天感恶心，呕吐不适。孕早期无感冒，病毒感染史，无放射线接触史。停经 4 个月余感胎动至今，未定期产检。孕 6 个月余始双下肢浮肿，渐加剧，5 天前感头痛，头晕，休息时减轻，无恶心呕吐，无腹痛，无阴道流水流血急诊入院。既往身体健康，G3P1A1，家族中无遗传病史。入院查体：T 36.6℃，P 100 次/分，R 20 次/分，Bp 160/110mmHg，皮肤黏膜稍苍白，无黄染，双肺呼吸音清、两肺底未闻及啰音；心率 100 次/分，心尖区未闻及明显杂音。腹膨隆，腹部皮肤发亮，腹肌紧张，无压痛，移动性浊音阳性，肠鸣音弱，双下肢浮肿（＋＋＋）。专科情况：宫高 30cm，腹围 110cm，头位，浮，胎心 170 次/分。肛诊：宫颈管未消，宫口未开，水囊未及，先露头，S－3。辅助检查：门诊尿常规 PRO（＋＋＋）；胎心监护 NST 示基线变异减弱。

（1）该病例的诊断有哪些？（4 分）

（2）入院后应做的主要检查有哪些？（4 分）

（3）入院后该患者如何处理？（3 分）

（4）妊娠期高血压疾病的预测方法是什么？（4 分）

病案二

某女，25 岁，已婚，平时月经规则，停经 42 天后，阴道少量流血 8 天，突感下腹剧痛，头晕 1 小时。检查：面色苍白，BP 82/53mmHg，P 120 次/分，腹部有压痛，反跳痛，移动性浊音阳性。妇科检查阴道后穹窿饱满，宫颈举痛，宫体后位，增大不明显，右附件可触及直径约 3.5cm 的触痛性包块，质中。

（1）该患者最可能的诊断是什么？（3 分）

（2）诊断依据是什么？（3 分）

（3）有助于明确诊断的辅助检查有哪些？（4 分）

（4）处理原则有哪些？（5 分）

————————— ❀参考答案❀ —————————

一、选择题（1分/题，共30分）

1. D 2. E 3. D 4. E 5. C 6. C 7. D 8. E 9. B 10. C
11. C 12. D 13. D 14. D 15. A 16. C 17. B 18. B 19. B 20. C
21. E 22. D 23. A 24. B 25. C 26. E 27. D 28. A 29. D 30. A

二、名词解释（共5题，每题2分）

1. 是指女性年逾14岁，而无月经及第二性征发育，或年逾16岁，虽有第二性征发育，但无月经。

2. 阴道排液、腹痛和盆腔肿块。

3. 妊娠后由于子宫颈变软及子宫峡部极软，双合诊检查时，感觉宫颈与宫体似不相连。

4. 指从宫颈口扩张3cm至宫口开全。

5. 产后随子宫蜕膜脱落，含有血液及坏死蜕膜等组织经阴道排出。

三、问答题（共5题，每题6分）

1. 早期表现为：①阴道排液（1.5分）；②阴道流血（1.5分）。晚期癌的症状：根据病灶侵犯范围出现不同继发性症状（1.5分），如尿频、尿急、便秘、下肢肿痛等；严重时导致输尿管梗阻、肾盂积水，最后引起尿毒症。到了疾病末期，患者出现恶病质（1.5分）。

2. （1）宫体变硬呈球形，下段被扩张，宫体呈狭长形被推向上，宫底升高达脐上。（1.5分）

（2）剥离的胎盘降至子宫下段，阴道口外露的一段脐带自行延长。（1.5分）

（3）阴道少量流血。（1.5分）

（4）接产者用手掌尺侧在产妇耻骨联合上方轻压子宫下段时，宫体上升而外露的脐带不再回缩。（1.5分）

3. 分娩全过程是从规律宫缩开始到胎儿胎盘娩出为止，简称为总产程。临床上一般分为3个产程。（1.5分）

第一产程：从规律宫缩开始到子宫颈口开全，初产妇约需11~12小时，经产妇约需6~8小时。（1.5分）

第二产程：从子宫颈口开全到胎儿娩出，初产妇需1~2小时，经产妇一般数分钟内即可完成，但也有长达1小时者。（1.5分）

第三产程：从胎儿娩出到胎盘娩出，约需5~10分钟，不超过30分钟。（1.5分）

4.

鉴别内容	良性肿瘤	恶性肿瘤
病史（1.5分）	病程长，逐渐增大	病程短，迅速增大
体征（1.5分）	多为单侧，活动，囊性，表面光滑，常无腹腔积液	多为双侧，固定；实性或囊实性，表面结节状，常有腹腔积液，多为血性

鉴别内容	良性肿瘤	恶性肿瘤
一般情况（1.5 分）	良好	恶病质
B 型超声（1.5 分）	为液性暗区，边界清晰	液性暗区内有杂乱光团、光点，边界不清

5. 妊娠期高血压疾病的治疗基本原则：休息（1 分）、镇静（1 分）、解痉（1 分），有指征的降压（1 分）、利尿（1 分），密切监测母胎情况，适时终止妊娠（1 分）。

四、病案分析题（共 2 题，每题 15 分）

病案一

（1）重度子痫前期；低蛋白血症；胎儿窘迫；孕 3 产 1 孕 33 周头位。

（2）血液检查、肝肾功能、尿总蛋白、眼底检查。

（3）解痉、降压、镇静、促胎儿肺成熟后终止妊娠。

（4）平均动脉压；翻身试验；血液流变学实验；尿钙测定。

病案二

（1）右侧输卵管妊娠破裂出血；失血性休克。

（2）病史：平时月经规则，停经 42 天后，阴道少量流血 8 天，突感下腹剧痛，头晕 1 小时。查体：面色苍白，BP 82/53mmHg，P 120 次/分，腹部有压痛，反跳痛，移动性浊音阳性。妇科检查阴道后穹窿饱满，宫颈举痛，宫体后位，增大不明显，右附件可触及直径约 3.5cm 的触痛性包块，质中。

（3）B 型超声检查、妊娠试验、腹腔穿刺、子宫内膜病理检查。

（4）快速备血、建立静脉通道、输血、吸氧等抗休克治疗，并尽快手术。